Pneumologisches Kolloquium 6

Pneumologisches Kolloquium 6

Bronchialkarzinom

Herausgegeben von

Peter Dorow, Karl-Heinz Rühle und Stefan Thalhofer

mit Beiträgen von

M. Cordes, U. Costabel, R. Dierkesmann, P. Dorow, D. Kaiser, D. Krumhaar, S. Liebig, C. Manegold, H. Riess, K.-H. Rühle, F. Schmidt, H.-J. Scholman, R. Schürmann, M. Strumpf, S. Thalhofer, Th. Weiss, A. Ziegler

Walter de Gruyter
Berlin · New York 1991

Professor Dr. med. Peter Dorow
Abteilung für Pneumologie
DRK-Krankenhaus
Mark-Brandenburg
Akademisches Lehrkrankenhaus
der Freien Universität Berlin
Drontheimer Straße 39
1000 Berlin 65

Dr. med. Stefan Thalhofer
Abteilung für Pneumologie
DRK-Krankenhaus
Mark-Brandenburg
Akademisches Lehrkrankenhaus
der Freien Universität Berlin
Drontheimer Straße 39
1000 Berlin 65

Professor Dr. med. Karl-Heinz Rühle
Zentrum für Pneumologie
und Thoraxchirurgie
Fachklinik Ambrock
Hagen-Westfalen

Das Buch enthält 81 Abbildungen und 64 Tabellen

CIP-Titelaufnahme der Deutschen Bibliothek

Bronchialkarzinom / hrsg. von Peter Dorow ... Mit Beitr. von M. Cordes ... – Berlin ; New York : de Gruyter, 1991
(Pneumologisches Kolloquium ; 6)
ISBN 3-11-012787-3
NE: Dorow, Peter [Hrsg.]; Cordes, Michael; Pneumologisches Kolloquium: Pneumologisches Kolloquium

Satz: Arthur Collignon GmbH, Berlin. – Druck: Gerike GmbH, Berlin. – Buchbinderische Verarbeitung: Dieter Mikolai, Berlin. – Umschlagentwurf: Rudolf Hübler, Berlin.
Printed in Germany

Vorwort

Am 6. 5. 89 fand das 8. Charlottenburger Pneumologische Gespräch statt, welches unter dem Thema – Das Bronchialkarzinom – stand.
Ein derart komplexes und vielschichtiges Krankheitsbild läßt sich zwangsläufig nicht umfassend oder erschöpfend im Rahmen eines eintägigen Symposiums behandeln. Dies war auch von vornherein nicht das Ziel, der Akzent sollte vielmehr in erster Linie in Hauptthemen liegen, die vom wissenschaftlich-theoretischen, wie vom praktisch-klinischen Standpunkt besonderes Interesse versprachen und deren gemeinsame Diskussion angesichts vieler widersprüchlicher Untersuchungsbefunde reizvoll sein mußte.
Das Programm umfaßte drei Themenschwerpunkte: Pathophysiologie, diagnostische Möglichkeiten und therapeutische Maßnahmen.
Über 270 Teilnehmer – Pneumologen, Internisten, Onkologen, Chirurgen, Radiologen, Strahlentherapeuten, Anästhesisten, Pathologen, Pharmakologen und Präventivmediziner – versuchten eine Bestandsaufnehme in Ätiologie, Morphologie, Diagnostik, Therapie und Prävention des Bronchialkarzinoms und seiner Folgeerkrankungen zu erstellen.
Auf die Ätiologie und die Möglichkeiten der Prävention ging F. Schmidt ein. Da ca. 90% der Bronchialkarzinome durch „Rauchen“ hervorgerufen werden, wies er auf die besondere Bedeutung von Aufklärungskampagnen bereits in der Schule hin.
Heftige Diskussionen entzündeten sich an den Vorträgen von U. Costabel zur Pleuraldiagnostik und von Scholman zur histologischen Tumordifferenzierung unter Einbeziehung immunhistochemischer Methoden. Die Wertigkeit von Röntgen-Thorax-Aufnahmen, CT, NMR und Angiographie in der Diagnostik des Bronchialkarzinoms wurden von Th. Weiss dargelegt. Reges Interesse fanden die Präsentation von M. Cordes über neue nuklear-medizinische Methoden mit speziellen Tumorantikörpern sowie der Vortrag von C. Manegold über das Monitoring mit Tumor-Markern.
Auf die operative Therapie gingen D. Krumhaar und S. Liebig ein. Die Möglichkeiten und Grenzen der Chemotherapie wurden von H. Riess kritisch dargestellt. Spezielle Therapieformen wie das endobronchiale Afterloading-Verfahren und die Laser-Therapie wurden von R. Schürmann und R. Dierkesmann vorgestellt. D. Kaiser verwies auf die Möglichkeiten einer verbesserten Operabilität durch Vorbehandlung mit Strahlen-, Laser- oder Chemotherapie.

Rege Diskussionen entzündete der Vortrag von A. Ziegler über die Immuntherapie des Bronchialkarzinoms. Gerade diesem im experimentellen Stadium befindlichen Therapieansatz könnte in Zukunft große Bedeutung zukommen.
Das letzte Thema war der Schmerztherapie gewidmet. M. Strumpf berichtete, daß mit Hilfe der heute vorhandenen pharmako-therapeutischen Möglichkeiten bei allen an einem Bronchialkarzinom leidenden Patienten eine Schmerzfreiheit erzielt werden kann, für den Patienten somit entscheidende Lebensqualität gewonnen wird. In der lebhaft geführten Diskussion wies Strumpf eindringlich auf eine frühzeitige regelmäßige „Schmerz"-Medikation hin.
Das 8. Charlottenburger Pneumologische Gespräch hatte sich ein äußerst interessantes Thema zum Gegenstand gemacht. Mit dem vorliegenden Buch – Pneumologisches Kolloquium 6 – sollen die Ergebnisse dieser Tagung einem größeren Leserkreis zugänglich gemacht werden.
Wir möchten unseren Dank an all jene Kolleginnen und Kollegen aussprechen, die zum Erfolg des 8. Charlottenburger Pneumologischen Gespräches beigetragen haben, insbesondere natürlich den Rednern und auch den Teilnehmern in der Diskussion.

P. Dorow, K.-H. Rühle, S. Thalhofer

Inhalt

Prophylaxe des Bronchialkarzinoms
F. Schmidt 1

Bronchialkarzinom – endoskopische Verfahren
S. Thalhofer, P. Dorow 5

Pleuradiagnostik
U. Costabel, J. Guzman 13

Morphologische Diagnostik von Lungentumoren unter Einbeziehung immunhistochemischer Methoden
H.-J. Scholman, H. Lobeck, R. Kretschmer-Nowakowski, P. Dorow, S. Thalhofer, S. Blümcke 29

Veränderungen der Lungenfunktion und mukoziliaren Clearance bei asymptomatischen Rauchern, Patienten mit chronisch obstruktiver Atemwegserkrankung und Bronchialkarzinom
P. Dorow, H.-J. Scholman, Th. Weiss, R. Felix, S. Blümcke, S. Thalhofer 41

Moderne bildgebende Diagnostik des Bronchialkarzinoms unter besonderer Berücksichtigung der Kernspintomographie
Th. Weiss, R. Bittner, R. Loddenkemper, D. Kaiser, R. Felix 57

Funktionelle präoperative Abklärung des Bronchialkarzinoms
K.-H. Rühle 77

Nuklearmedizinische Methoden in der Diagnostik des Bronchialkarzinoms
M. Cordes, K. Neumann, P. Dorow, G. Barzen, N. Hosten, S. Thalhofer, R. Felix 85

Diagnostischer Wert der Serumtumormarker bei Bronchialkarzinomen
C. Manegold 109

Operative Therapie des Bronchialkarzinoms
D. Krumhaar 123

Operations-Therapie beim kleinzelligen Bronchialkarzinom
S. Liebig 135

Die Chemotherapie beim Bronchialkarzinom
H. Riess, S. Serke, D. Huhn 149

Strahlentherapie des Bronchialkarzinoms
S. Thalhofer, Ch. Bassir, P. Dorow 163

Afterloading-Therapie
R. Schürmann, S. Thalhofer, P. Dorow 175

Endobronchiale Laser-Therapie beim Bronchialkarzinom
R. Dierkesmann 181

Verbesserung der Operabilität durch Vorbehandlung
D. Kaiser 189

Immuntherapie
A. Ziegler 201

Schmerztherapie beim Bronchialkarzinom
M. Strumpf, M. Zenz 207

Verzeichnis der erstgenannten Autoren

Dr. Ch. Bassir
Radiologie, Strahlenklinik und Poliklinik, Universitätsklinikum Rudolf Virchow, Standort Charlottenburg, Spandauer Damm 130, 1000 Berlin 19

Dr. M. Cordes
Radiologie, Strahlenklinik und Poliklinik, Universitätsklinikum Rudolf Virchow, Standort Charlottenburg, Spandauer Damm 130, 1000 Berlin 19

Prof. Dr. U. Costabel
Abteilung für Pneumologie/Allergologie, Ruhrlandklinik, Zentrum für Pneumologie und Thoraxchirurgie, 4300 Essen-Heidhausen

Prof. Dr. R. Dierkesmann
Zentrum der Pneumologie und Thoraxchirurgie, Klinik Schillerhöhe, Solitudestraße, 7016 Gerlingen

Prof. Dr. D. Kaiser
Chirurgische Abteilung, Städtisches Krankenhaus Zehlendorf, Örtl. Bereich Heckeshorn, Am Großen Wannsee 80, 1000 Berlin 39

Prof. Dr. Krumhaar
Abteilung für Lungenkrankheiten einschl. Lungenchirurgie, Städtisches Krankenhaus Spandau, Örtl. Bereich Havelhöhe, Kladower Damm 221, 1000 Berlin 22

Prof. Dr. S. Liebig
Zentrum für Pneumologie und Thoraxchirurgie, Krankenhaus Großhansdorf, 2070 Großhansdorf

Prof. Dr. C. Manegold
Klinik für Thoraxerkrankungen der LVA Baden, Krankenhaus Rohrbach, 6900 Heidelberg-Rohrbach

Priv.-Doz. Dr. H. Riess
Abteilung für Innere Medizin mit Schwerpunkt Hämatologie/Onkologie, Universitätsklinikum Rudolf Virchow, Standort Wedding, Augustenburger Platz 1, 1000 Berlin 65

Prof. Dr. K.-H. Rühle
Zentrum für Pneumologie und Thoraxchirurgie, Fachklinik Ambrock, 5800 Hagen 1

Prof. Dr. med. F. Schmidt
Forschungsstelle für präventive Onkologie der Universität Heidelberg, Maybachstraße 14–16, 6800 Mannheim

Dr. H.-J. Scholman
Institut für Pathologie, Universitätsklinikum Rudolf Virchow, Standort Charlottenburg, Spandauer Damm 130, 1000 Berlin 19

Dr. R. Schürmann
Abteilung für Pneumologie, DRK-Krankenhaus Mark-Brandenburg, Drontheimer Straße 39, 1000 Berlin 65

Dr. M. Strumpf
Klinik für Anästhesiologie, Intensiv- und Schmerztherapie, Berufsgenossenschaftliche Krankenanstalten „Bergmannsheil Bochum", Hunscheidtstraße 1, 4630 Bochum

Dr. S. Thalhofer
Abteilung für Pneumologie, DRK-Krankenhaus Mark-Brandenburg, Drontheimer Straße 39, 1000 Berlin 65

Priv.-Doz. Dr. Th. Weiss
Radiologie und Strahlenklinik, Universitätsklinikum Rudolf-Virchow, Standort Charlottenburg, Spandauer Damm 130, 1000 Berlin 65

Prof. Dr. A. Ziegler
Institut für experimentelle Immunologie, Universitätsklinik Marburg, Deutschhausstraße 1, 3550 Marburg

Prophylaxe des Bronchialkarzinoms

F. Schmidt

Das Bronchialkarzinom gilt mit Recht als eine der am meisten gefürchteten Krankheiten, da es seit langem bei der männlichen Bevölkerung den ersten Platz unter den Organlokalisationen der Malignome einnimmt und seine Dauerheilungsaussichten sehr schlecht sind. Dies hängt in erster Linie damit zusammen, daß ca. 70% aller an einem Bronchialkarzinom leidenden Patienten bereits in inoperablem Zustand in die Hand des Therapeuten kommen.

30% aller Krebspatienten bei Männern fallen dem Bronchialkarzinom zum Opfer, der zu 90% dem Rauchen, insbesondere dem Zigarettenrauchen anzulasten ist. Entscheidend haben zu dieser Erkenntnis vor allem mehr als 20 prospektive Studien aus den verschiedensten Ländern beigetragen, die zusammengenommen mehr als 4,5 Millionen Menschen umfassen. Schon in der ersten Prospektivstudie dieser Art von Doll und Hill [2, 3] an 35 000 britischen Ärzten wurde gezeigt, daß 98,2% aller beobachteten Lungenkarzinome bei den rauchenden Ärzten auftraten. Es bestand dabei auch eine klare quantitative Beziehung zur Höhe des Zigarettenkonsums. Zu Ergebnissen in der gleichen Größenordnung kamen praktisch alle diese Prospektivstudien in seltener Übereinstimmung. Aufschluß über den prozentualen Anteil des Rauchens als Lungenkrebsursache lieferte dabei insbesondere die Prospektivstudie von E. C. Hammond [4] an 37 000 statistischen Zwillingen: Es wurden hierbei aus nahezu einer halben Million Fragebögen einer solchen Prospektivstudie diejenigen herausgesucht, die sich in allen Merkmalen, die theoretisch als Lungenkrebsursache in Frage kommen, weitgehend glichen. Insgesamt waren dies 25 verschiedene Merkmale. Der einzige Unterschied bestand darin, daß der eine Zwilling rauchte, der andere nicht. Trotzdem traten auch hier – also nach Eliminierung aller anderen potentiellen Ursachen – 90% aller Lungenkarzinome in der Gruppe der Raucher auf.

Die Lungenkarzinomrate von 1,8% der Nichtraucher überschreitet den Nullpunkt nur unwesentlich. Bei 5 Zigaretten täglich fand sich bereits ein deutlicher Anstieg, der sich fast linear mit steigendem Konsum fortsetzte und bei den Kettenrauchern von 40 und mehr Zigaretten das 32fache der Lungenkrebsrate der Nichtraucher erreichte. Diese Studie von Doll und Hill [2, 3] an britischen Ärzten ist besonders aufschlußreich, weil die Ärzte über das ganze Land verteilt wohnten, so daß man annehmen darf, daß sie auch den Luftverunreinigungen aus Industrie und Autoverkehr – der einzigen ernstzunehmenden Alternative – in etwa gleichem Ausmaß ausgesetzt waren wie die britische Durchschnittsbevölkerung.

Die Alternative Rauchen oder andere Umweltverschmutzungen als Kausalfaktor für den Lungenkrebs ist heute eindeutig entschieden [5]. Raucher auf dem Lande erkranken etwa sechsmal häufiger an Bronchialkarzinomen als Nichtraucher in der Stadt. Die Bronchialkarzinomrate in der Stadt ist zwar höher als auf dem Lande, dieser Faktor hängt jedoch in erster Linie damit zusammen, daß der Durchschnittszigarettenkonsum in der Stadt wesentlich höher ist als in ländlichen Gebieten. Ulmer [6] konnte ebenfalls keine gesicherten Hinweise auf einen wesentlichen Einfluß allgemeiner Luftverunreinigungen auf die Bronchialkarzinomrate feststellen. Auch die Beobachtung, daß die Lungenkrebsrate in den Industriegebieten von Nordrhein-Westfalen in der gleichen Größenordnung wie im übrigen landwirtschaftlichen genutzten Schleswig-Holstein liegen, weist darauf hin, daß die Luftverschmutzungen aus Industrie und Autoverkehr – von einer relativ kleinen Zahl von Arbeitsplätzen besonderer Kanzerogenexposition wie etwa in der Asbest-Industrie abgesehen – allenfalls als Ko-Faktor in Frage kommen.

Nach der jährlichen, vom Bundesgesundheitsministerium herausgegebenen Sozial- und Arbeitsstatistik ist das durch Asbest induzierte Karzinom mit Abstand das wichtigste „Berufskarzinom". Circa 150 bis 200 Todesfälle jährlich sind darauf zurückzuführen. Wird jedoch diese relativ geringe Zahl von Todesfällen durch Asbest-Krebs in Relation zu den fast 27 000 Lungenkrebstoten pro Jahr gesetzt, wird überzeugend klar, daß auch Asbest als ätiologischer Faktor weit im Hintergrund steht. Dies gilt insbesondere, wenn berücksichtigt wird, daß auch die Todesfälle an Lungenkrebs durch Asbest fast nur bei Rauchern auftreten.

Krebserzeugende Stoffe unterscheiden sich von anderen Giften bekanntlich durch ihre eindeutige Summationswirkung. Bereits sehr geringe Dosen führen zur Bildung von irreversiblen Tumorkeimanlagen. Weiter hinzukommende Kanzerogendosen summieren sich im Regelfall, bis ein kritischer Schwellenwert überschritten wird, der – bei entsprechender individueller Disposition – die klinische Manifestation eines Tumors zur Folge hat. Im Falle des Asbestkrebses führt jedoch das Zusammenwirken der Tabakrauchkanzerogene mit Asbestfasern nicht nur zu einer Summationswirkung, sondern zu einem Potenzierungseffekt, der bei starken Rauchern nicht weniger als das 95fache der Lungenkrebsrate der Nichtraucher erreicht.

Das Bronchialkarzinom hat beim weiblichen Geschlecht noch nicht das Ausmaß wie bei den Männern erreicht. Dies hängt in erster Linie damit zusammen, daß Frauen erst in den 50er Jahren in verstärktem Ausmaß die männliche Lebensgewohnheit des Rauchens übernommen haben, so daß bei vielen von ihnen die Latenzzeit der Entstehung von Bronchialkarzinomen von 20 bis 30

Jahren noch nicht erfüllt ist. In den USA, wo sich das Rauchen von Frauen schon mehrere Jahre früher in stärkerem Maße ausbreitete als bei uns, hat jedoch das Bronchialkarzinom in einigen Bundesländern den bisher führenden Brustkrebs bereits von der ersten Stelle der Organlokalisation des Krebses verdrängt. Der Zeitpunkt ist absehbar, wo diese Entwicklung auch bei uns eintritt. Die Lungenkarzinomrate bei Frauen steigt in der Bundesrepublik viel stärker an als bei Männern. Der Anstieg betrug allein in den letzten 5 Jahren ca. 25%.

Die Gesundheitsschädlichkeit des Passivsrauchens ist unbestritten. Dies sind Feststellungen der WHO [7] und praktisch aller wissenschaftlich kompetenten Gremien [9, 10, 11]. Eine Expertenkonferenz der International Agency for Research on Cancer (IARC) in Lyon sowie ein unabhängiges wissenschaftliches Komitee „on Smoking and Health“ in Großbritannien kamen zu dem Schluß, daß die Erhöhung der Lungenkrebsrate bei Nichtrauchern durch Passivrauchen zwischen 10 und 30% betragen dürfte. Die umfangreichste Dokumentation über die Gesundheitsschädlichkeit des Passivrauchens enthält der Report des Surgeon General der USA (1986) [1, 12].

Der größte Teil der Schadstoffe des Tabakrauches wird nicht vom Raucher selbst mit dem sogenannten Hauptstrom beim Ziehen an der Zigarette aufgenommen, sondern gelangt mit dem Nebenstrom in den sehr viel längeren Zugpausen in die Umgebungsluft, wo er zwangsläufig auch die Passivraucher gefährden muß. Bei den krebserzeugenden Nitrosaminen, von denen man bisher ca. 1 Dutzend im Tabakrauch nachgewiesen hat, ist die Menge im Nebenstrom ca. 50 mal höher als im Hauptstrom, den nur der Raucher selbst einatmet. Es liegen mehrere Untersuchungen dafür vor, daß mit Rauchern verheiratete Nichtraucherinnen wesentlich häufiger an Lungenkrebs erkranken als mit Nichtrauchern verheiratete [7, 13, 14]. In mehreren dieser Studien wurde zudem auch eine klare Dosis-Wirkungs-Beziehung zwischen der Lungenkrebsrate und der Dauer bzw. Intensität des Passivrauchens festgestellt. Auch tierexperimentell ist die karzinogene Wirkung des Passivrauchens durch die Auslösung von 10% Kehlkopfkrebs bei passivrauchenden Goldhamstern gesichert (Forschungsinstitut der Deutschen Zigarettenindustrie [1, 15]). Essenberg et al. [16] konnten die Lungentumorrate in disponierten Mäusestämmen durch Passivrauchen zum Teil bis auf 91% steigern.

Zur Prävention des Bronchialkarzinoms ist es deshalb unumgänglich, die Rauchgewohnheiten der Bevölkerung nachhaltig zu verändern [17]. Der Schwerpunkt der Bemühungen muß auf diejenigen verlagert werden, die noch nicht rauchen. Kinder und Jugendliche müssen motiviert werden, Nichtraucher zu bleiben. Ferner bleibt zu fordern, daß Ärzte und insbesondere Pneumologen die dazu erforderlichen Denkanstöße geben und sich vorbildlich verhalten.

Die Frage nach den Rauchgewohnheiten sollte zu einem integrierenden Bestandteil des ärztlichen Beratungsgesprächs gemacht werden. Jeder Patient sollte darüber hinaus mit besonderem Nachdruck über die möglichen Folgen des Rauchens aufgeklärt werden.

Literatur

[1] Schmidt, F., in: Chronische Bronchitis **1** (1975) 54–68.
[2] Doll, R., A. B. Hill, in: Brit. Med. J. **1** (1954) 1451.
[3] Doll, R., R. Petro, in: Brit. med. J. **2** (1976) 1525–1536.
[4] Hammond, E. C., in: „Smoking and Health" Report of the Advisory Committee to the Surgeon General. U. S. Department of Health Education and Welfare 1964.
[5] Schmidt, F., in: Med. Tribune Nr. **36** (1980) 46.
[6] Ulmer, W. T., in: Das Bronchialkarzinom im Stadt-/Landfaktor. Thieme-Verlag, Stuttgart–New York 1982.
[7] Schmidt, F., in: Med. Welt **38** (1984) 1084–1089.
[8] WHO: Pressemitteilung Nr. 36, 1986.
[9] Bundesgesundheitsamt: Pressemitteilung Nr. 23, 1987.
[10] Sachverständigenbeirat für Umweltfragen des Bundesumweltministeriums: Sondergutachten über die Gesundheitsschädlichkeit des Passivrauchens, 1987.
[11] Deutsche Forschungsgemeinschaft (Hrsg.: D. Henschler): Passivrauchen am Arbeitsplatz. Verlag für Chemie Weinheim, 1985.
[12] U. S. Department of Health and Human Services: The Health Consequences of Involuntary Smoking. A Report of the Surgeon General, 1986.
[13] Remmer, H., in: Dtsch. Med. Wschr. **112** (1987) 1054–1059.
[14] Junge, B., in: Kassenarzt Nr. **5** (1986) 32–36.
[15] Dontenwill, W. et al., in: J. Nat. Cancer Inst. **51** (1973) 1781–1832.
[16] Essenberg, J. M. et al., in: West. J. Surg. **63** (1955) 265–267.
[17] Stjernswärd, J. et al., in: New England J. Med. **315** (1986) 965.

Bronchialkarzinom — endoskopische Verfahren

S. Thalhofer, P. Dorow

Die Diagnostik des Bronchialkarzinoms umfaßt eine Vielzahl aufeinander aufbauender diagnostischer Schritte. Neben Anamnese und körperlicher Untersuchung, Labor- und Funktionsuntersuchungen sowie Röntgen-Thorax-Aufnahmen inklusive Tomographie und Durchleuchtung gilt die Bronchoskopie, sei sie flexibel oder rigide, bereits zu den ersten diagnostischen Schritten noch vor weiteren bildgebenden Verfahren wie dem Computertomogramm oder dem NMR (Abb. 1).

Nach der Bronchoskopie mit entsprechenden bioptischen Verfahren, seien es Zangenbiopsate, Katheterbiopsien, transbronchiale Punktionen oder eine bronchoalveoläre Lavage, schließen sich weitere diagnostische Verfahren an (Abb. 2).

Bei primär positiven Biopsieergebnissen erfolgen, soweit nicht bereits geschehen, weitere Biopsien zum Staging. Je nach Befund sollten danach Thorakoskopie, Mediastinoskopie mit entsprechenden Lymphknotenbiopsien oder eine Thorakotomie durchgeführt werden. Bei negativem Ausfall des Biopsieergebnisses ist bei zentralen mediastinalen Prozessen die Mediastinoskopie oder auch die Thorakotomie angezeigt. Bei peripher gelegenen Prozessen schließt sich die perkutane transthorakale Punktion oder eine Thorakotomie an. Sind die Veränderungen pleural gelegen, erfolgt die Punktion, die Pleurabiopsie, die Thorakoskopie oder aber auch die Thorakotomie.

Eine invasive pneumologische Diagnostik umfaßt die Bronchoskopie, die Thorakoskopie, die Mediastinoskopie sowie die chirurgische Lungen- und Pleurabiopsie. Durch die modernen bildgebenden Verfahren werden thorakoskopische Untersuchungen und diagnostische chirurgische Pleurabiopsien bei Erkrankungen im Bereich der Brustwand mehr und mehr in den Hintergrund gedrängt [6]. Die rein diagnostische Thorakoskopie besitzt jedoch einen hohen Stellenwert bei der Diagnostik der von der Pleura ausgehenden Krankheiten, insbesondere bei einer Pleuritis exsudativa sowie disseminierten Lungenerkrankungen [7. 13].

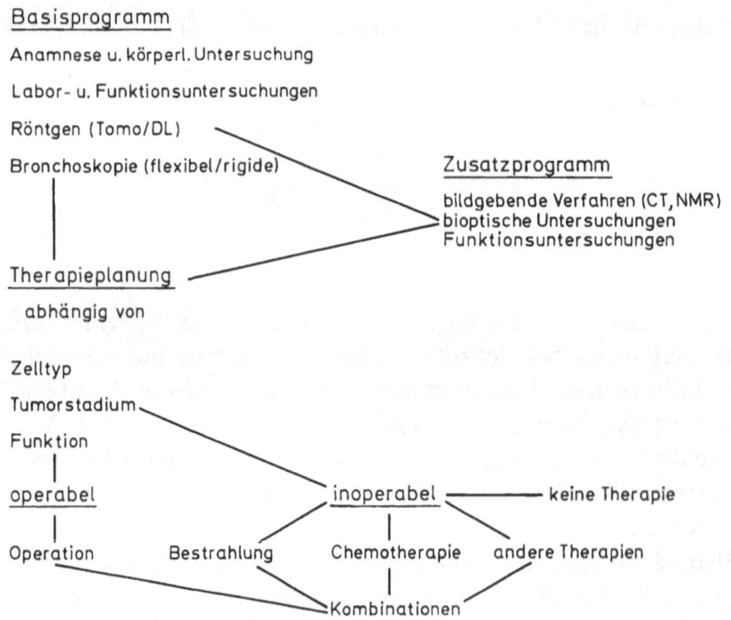

Abb. 1 Diagnostik des Bronchialkarzinoms

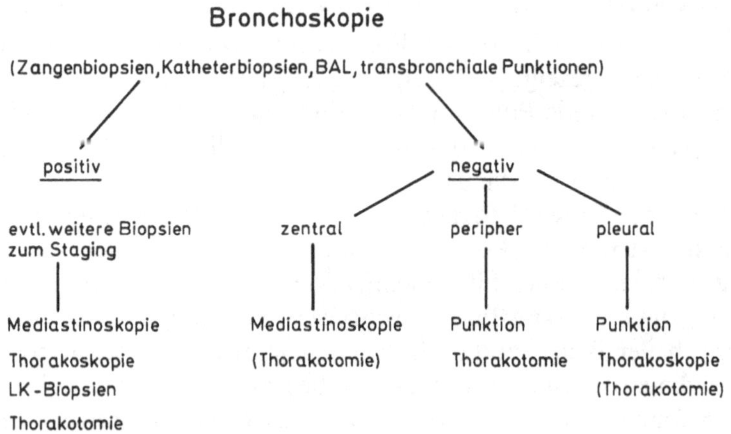

Abb. 2 Diagnostik des Bronchialkarzinoms

Geschichtliche Entwicklung

Bronchoskopien wurden erstmals 1897 von Gustav Killian beschrieben. Ihm war es am 30. März 1897 gelungen, einen aspirierten Fremdkörper (Knochensplitter) aus dem rechten Hauptbronchus eines Bauern zu entfernen [12]. Zur weiteren Fortentwicklung der Bronchoskopie trug entscheidend Jackson bei, der für die Bronchoskopie spezielle Instrumente und Methoden entwarf, u. a. den Lichtleiter im Bronchoskop.

Erst 1969 erlebte die Bronchologie einen revolutionären Einschnitt durch die Einführung des flexiblen Fiberbronchoskops durch den Japaner Ikeda [9, 10, 11].

Zur Durchführung einer flexiblen Bronchoskopie gibt es mehrere Möglichkeiten der Patientenvorbereitung. Wir bevorzugen eine 15-minütige Verneblung eines Lokalanästhetikums sowie eines Beta-2-Adrenergikums mittels Ultraschallvernebler. Anschließend erfolgt eine zusätzliche Lokalanästhesie des Nasenrachenraums. Hierdurch wird die flexible Bronchoskopie von den meisten Patienten – auch ohne starke Sedierung – sehr gut toleriert.

Indikation zur Bronchoskopie

Hämoptysen, jeglicher Verdacht auf ein zentrales oder peripheres Bronchialkarzinom, jede Atelektase oder unklare Infiltrate sind absolute Indikationen zur Bronchoskopie. In diese Gruppe gehört zusätzlich ein unklarer chronischer, therapieresistenter Reizhusten. Weitere Indikationen stellen der Verdacht auf Tuberkulose, diffuse interstitielle Lungenerkrankungen, der Verdacht auf Bronchiektasen und die Durchführung einer bronchoalveolären Lavage dar. Bei Thoraxtraumata, bei mediastinalen, hilären oder pleuralen Prozessen sowie selbstverständlich zur Therapiekontrolle z. B. nach Resektion und Zytostase sind Indikationen zur Bronchoskopie gegeben.

Viele pneumologische Abteilungen benutzen heute zunehmend das flexible Instrument. Die Nachteile des Fiberbronchoskops liegen einmal in den hohen Kosten, der umständlichen Reinigung sowie Wartung, teuren Reparaturen und der Möglichkeit, nur kleine Biopsate zu entnehmen. Der große Vorteil der Fiberbronchoskope liegt in der Möglichkeit, schonend für den Patienten in einem geringen Zeitaufwand und ohne Narkose abeiten zu können. Durch die Einsicht in kleinere Segmente ist die diagnostische Ausbeute höher als beim starren Gerät.

Der eigentliche und wichtigste Vorteil des rigiden Instruments liegt in seiner weiten Lichtung und der Möglichkeit, den Patienten in Vollnarkose und Relaxation gut untersuchen zu können. Die weite Lichtung erlaubt das Einführen

größerer Zangen, dickerer Katheter sowie von Tamponaden und Koagulationssonden.
Eine rigide Bronchoskopie muß bei allen mittelschweren oder schweren pulmonalen Blutungen durchgeführt werden. Unerheblich ist hierbei die Blutungsursache, sei sie durch Bronchiektasen, Gefäßanomalien oder Tumoren bedingt. Nur durch die rigide Bronchoskopie ist nach Absaugen des Blutes durch einen dicken Katheter eine ausreichende pulmonale Ventilation zu gewährleisten. Nach Identifizierung der Blutungsquelle wird die Blutung durch Tamponade und/oder Koagulation gestillt. Bei dem makroskopischen Verdacht auf ein Adenom sollte die Probeentnahme nur mittels eines starren Instrumentes erfolgen. Im Falle einer schweren Blutung kann dann sofort eine Tamponade erfolgen, oder aber das Bronchoskop sofort in den Hauptbronchus der gesunden Seite geschoben werden, so daß eine adäquate Ventilation jederzeit gewährleistet ist. Aus gleichen Gründen sollten größere Granulombildungen oder Tumore der Trachea bzw. der Hauptbronchien nur durch das rigide Bronchoskop abgetragen werden. Bei einer Laser-Therapie kann zwar die Koagulation durch ein Bronchofiberskop durchgeführt werden, das „Schneiden" sollte wegen der Gefahr des Auftretens schwerer Blutungen nur durch das liegende rigide Bronchoskop erfolgen. Durch die Allgemeinanästhesie können die sehr unangenehmen Wärmesensationen der Patienten vermieden werden. Bei alleiniger Laser-Therapie mittels Fiberbronchoskop werden in der Literatur Mortalitätsraten bis zu 10% beschrieben. Die Domäne der rigiden Bronchoskopie liegt in der paediatrischen Bronchologie [3, 4, 5].
Beim Vorliegen eines hyperreagiblen Bronchialsystems sollte ebenfalls primär auf die rigide Bronchoskopie zurückgegriffen werden. In diesen Fällen halten wir die Kombination von rigider und flexibler Bronchoskopie in Einzelfällen für sehr sinnvoll.

Diagnostische Maßnahmen

Bei der diagnostischen Bronchoskopie unterscheidet man spezielle Techniken. Mögliche Biopsate können mit Zange, Bürste, Kürette oder Saug-Katheter entnommen werden. Bei peripheren Rundherden wird die Biopsie üblicherweise unter zweidimensionaler Durchleuchtung durchgeführt. Eine transbronchiale Lungenbiopsie, z. B. mit der Zange, sollten ebenso wie die transbronchiale oder transtracheale Nadelbiopsie zu den Standardverfahren gehören. Die bronchoalveoläre Lavage hat ihre Bedeutung insbesondere bei diffusen interstitiellen Prozessen. Die transbronchiale Lungenbiopsie dient der Gewinnung von Schleimhaut jenseits des endoskopisch erreichbaren Bereiches, so wie zur Gewinnung von Lungengewebe aus den Peribronchien. Bei der transbronchialen

Lungenbiopsie erzielt man optimale Ergebnisse beim Vorliegen von relativ gleichmäßigen Veränderungen der Lungenstruktur sowie beim Vorliegen von diffusen bilateralen Lungenverschattungen.

Komplikationen

Allgemeine Komplikationen der Bronchoskopie mit Biopsie liegen in dem Auftreten eines Pneumothorax, von Blutungen sowie von Bronchospasmen. Credle et al. zeigten in einer Aufstellung von 1974, daß bei 24 521 Fiberbronchoskopien schwere Komplikationen wie Blutungen, Atemstillstand oder Pneumothorax in 22 Fällen, von leichten Komplikationen wie Spasmen, Rhythmusstörungen oder Heiserkeit in 68 Fällen auftraten. Todesfälle waren 3 zu verzeichnen [2].

Die Komplikationen der transbronchialen Lungenbiopsie liegen deutlich höher. Zu den Hauptkomplikationen gehören das Auftreten von Blutungen an der Biopsiestelle sowie eines Pneumothorax. Herf et al. mußten bei 2.628 transbronchialen Lungenbiopsien immerhin 13 Todesfälle hinnehmen. Schwere Blutungen waren davon in 9 Fällen, Entspannungsthorax in einem Fall eingetreten [8].

Im Literaturvergleich wird bei der transbronchialen Lungenbiopsie das Auftreten von Pneumothoraces im Mittel mit 5,5%, von schweren Blutungen mit 1–4% und von Todesfällen mit 0,2% angegeben.

In unserer Abteilung wurden 1988/89 2 179 Bronchoskopien durchgeführt, davon entfielen 1 732 transbronchiale Lungenbiopsien. Ein Pneumothorax trat in einem Fall, eine schwere Blutung in einem anderen Fall auf. Todesfälle hatten wir keine zu verzeichnen.

Die Vorbeugung von Risikofaktoren bleibt deshalb Hauptziel, um schwere Komplikationen zu vermeiden. Bei Risikogruppen wie z. B. bei Vorliegen eines schweren Emphysems, von respiratorischer Insuffizienz, Immundefekten, Azothämie oder von hämorrhagischer Diathese muß an Alternativverfahren gedacht werden.

Unter Umständen sollte zur Vorbeugung von z. B. beim Vorliegen einer respiratorischen Insuffizienz oder von hämorrhagischer Diathese eine starre Bronchoskopie durchgeführt werden, da sich hierbei das handling von Komplikationen häufiger als wesentlich einfacher erweist. Zusätzlich sollte beachtet werden, daß beim Vorliegen von Bronchiektasen keine transbronchialen Biopsate entnommen werden sollten. Beim Vorliegen eines pulmonal-arteriellen Hypertonus darf eine transbronchiale Lungenbiopsie unter keinen Umständen entnommen werden, da lebensbedrohliche Blutungen resultieren können. Hier muß unter Umständen auf Alternativmethoden (z. B. chirurgische Lungenbiopsie) zurückgegriffen werden.

Beim Auftreten von Blutungskomplikationen gelten allgemeine Regeln. Hauptziel muß die Gewährleistung einer ausreichenden Ventilation sein. Zur Vermeidung von Unruhe sollte der Patient vorsichtig sediert werden. Für die Gewährleistung einer ausreichenden Oxygenation ist gleichzeitig die Sauerstoffinsufflation zu erhöhen. Der Patient sollte anschließend auf die blutende Seite gelegt werden, um ein Freihalten der kontralateralen Seite zu gewährleisten. Das Fiberbronchoskop wird in das betroffene Segment eingekeilt. Durch Spülung mit kalter physiologischer Kochsalzlösung und Instillation von Noradrenalin (1 : 10 000) wird versucht, die Blutung zum Sistieren zu bringen.
Die intravenöse Gabe von Hämostyptika ist nach wie vor umstritten. Eine Tamponade kann auch eventuell mittels Ballonkatheter erfolgen. Hierbei bleibt zu beachten, daß der Ballonkatheter nur ungenügend fixiert werden kann und deshalb leicht dislociert.
Bei schweren Blutungskomplikationen, das heißt dem Auftreten einer Blutung von über 50 ml, sollte die Ventilation durch eine Umintubation mit dem starren Bronchoskop oder einem Doppellumentubus sichergestellt werden. Bei beiden Methoden wird der Patient anschließend mechanisch ventiliert.
Neben diesen Maßnahmen sind die Kreislaufverhältnisse durch einen parenteralen Flüssigkeitsersatz sicher zu stellen.

Schlußfolgerung

Zur Gewährleistung einer größtmöglichen Sicherheit für den Patienten muß deshalb bei der diagnostischen Bronchoskopie die Beherrschung beider Methoden, sowohl der Fiberbronchoskopie als auch der rigiden Bronchoskopie vorausgesetzt werden. Die bronchoskopische Diagnostik des Bronchialkarzinoms sollte wegen der geschilderten Komplikationen unserer Meinung nach insbesondere den Pneumologen und den Thoraxchirurgen vorbehalten bleiben. Die Therapie hat dann stationär durch die betroffenen Fachgebiete gemeinsam zu erfolgen.

Literatur

[1] Arabian, A., S. V. Spagnolo: Chest **86** (1984) 519–523.
[2] Credle, W. F., J. F. Smiddy, R. C. Elliot: Am. Rev. Respir. Dis. **109** (1974) 67.
[3] Dierkesmann, R., A. Huzly: Endoscopy **17** (1985) 49–53.
[4] Dierkesmann, R.: Tumor Diagnostik u. Therapie **7** (1986) 10–12 (Suppl. 1).
[5] Dierkesmann, R.: Internist **23** (1982) 283–286.
[6] Greschuchna, D.: Pneumologie **43** (1989) 119–121.
[7] Greschucha, D.: Therapiewoche **33** (1983) 3973.

[8] Herf, S. M., P. M. Suratt, N. S. Arosa: Am Rev. Respir. Dis. **115** (1977) 708.
[9] Ikeda, S., N. Yanai, S. Ishikawa: Keio J. Med. **17** (1968) 1.
[10] Ikeda, S.: Ann. Otol. (1979) 916.
[11] Ikeda, S., E. Tsuboi, R. Ono, S. Ishikawa: Jap. J. Clin. Oncol. **1** (1971) 55.
[12] Killian, G.: Münch. Med. Wschr. (1898). In: F. Zöller: Arch. Otolaryng **82** (1986) 656.
[13] Maaßen, W.: Endoscopy **4** (1972) 95.
[14] Nakhosteen, J. A., D. C. Zavala: Atlas u. Lehrbuch der flexiblen Bronchoskopie. Springer Verlag, Berlin – Heidelberg – New York 1983.

Pleuradiagnostik

U. Costabel, J. Guzman

Einleitung

Pleuraergüsse bereiten auch heute noch häufige diagnostische Probleme. Trotz Einsatz moderner diagnostischer Methoden lassen sich, abhängig vom Krankengut und den eingesetzten Untersuchungstechniken, 10 bis 30% aller Pleuraergüsse ätiologisch nicht klären [18, 27, 28]. Bei Pleuraergüssen, die im Rahmen der Abklärung von Patienten mit Bronchialkarzinom auffallen, ist der Nachweis von Tumorzellen im Pleuraerguß von großer prognostischer Bedeutung: In der Regel gelten diese Patienten als inoperabel und haben eine schlechte Prognose. Ein Pleuraerguß bei Patienten mit Bronchialkarzinom ist jedoch nicht automatisch mit einer malignen Ursache zu assoziieren. Die unterschiedlichsten Mechanismen können nämlich bei Malignompatienten zum Auftreten von Pleuraergüssen führen [38]. Neben Metastasierung in die Pleura können auch eine Lymphgefäßobstruktion durch den Tumor, ein Bronchusverschluß mit poststenotischer Pneumonie, Lungenembolien, die gehäuft bei Malignomen auftreten, sowie eine Hypoproteinämie im Rahmen der Grundkrankheit zum Pleuraerguß führen. Daraus ergibt sich, daß in jedem Fall eine Pleuraergußanalyse im Hinblick auf die zugrundeliegende Ursache auch bei Patienten mit bekanntem malignem Tumor vorgenommen werden muß.
Im allgemein-internistischen Krankengut stehen ätiologisch die kardialen Stauungsergüsse (Transsudate) mit einer Häufigkeit von 30 bis 40% an der Spitze, gefolgt von den infektiösen Ergüssen (20–30%). Erst an dritter Stelle kommen

Tabelle 1 Häufigkeit von Pleuraergüssen bekannter Ätiologie in allgemein-internistischer Abteilung (nach Light, 1983 [23])

Herzinsuffizienz	40%
Parapneumonisch	30%
Maligne	15%
Lungenembolie	10%
Leber-Zi mit Ascites	4%
Gastrointestinal	2%
Kollagenose/Vasculitiden	0,5%
Tuberkulose	0,2%

Tabelle 2 Häufigkeit von Pleuraergüssen in einem pneumologischen Zentrum

	Hirsch, 1979 [18] n = 300	Martensson, 1985 [28] n = 334
Maligne	39%	47%
Tuberkulose	18%	4%
Empyem	13%	7%
Parapneumonisch		7%
Herzinsuffizienz		3%
Verschiedenes	10%	5%
Unklar	30%	21%

hier die malignen Ergüsse (10–20%) sowie Ergüsse nach Lungenembolien (5–10%) [27] (s. Tab. 1). Ganz anders ist die Situation in einem pneumologischen Zentrum, welches überwiegend mit chronischen Ergüssen konfrontiert wird. In diesem Kollektiv steht der maligne Erguß an erster Stelle, gefolgt vom tuberkulösen Erguß und vom Empyem (Tab. 2).

Maligne Pleuraergüsse entwickeln sich bei etwa jedem dritten Krebskranken. Bei etwa 10% dieser Patienten ist ein Pleuraerguß das erste Symptom der malignen Erkrankung, wobei sich der Primärtumor dann meist in der Lunge findet [29].

Der häufigste Primärtumor bei malignem Pleuraerguß ist das Bronchialkarzinom, gefolgt vom Mammakarzinom und Lymphom- bzw. Leukämieinfiltraten und dem Ovarialkarzinomen (Tab. 3). Alle übrigen Primärlokalisationen machen zusammen nur noch 15% aus. In 5–10% bleibt der Primärtumor unbekannt. Daraus ergibt sich die Konsequenz, daß nach Ausschluß der erstgenannten 4 Tumorarten auf eine invasive Primärtumorsuche verzichtet werden kann, da unabhängig vom möglichen Primärtumor die therapeutischen Maßnahmen lediglich palliativer Natur sind und angesichts der kurzen verbliebenen Überlebenszeit längerdauernde stationäre Aufenthalte mit großem diagnostischen Programm nicht sinnvoll sind.

Tabelle 3 Primärtumor beim malignen Pleuraerguß

	Johnston 1985 [15] n = 472	Light 1983 [23]
Lunge	36%	33%
Mamma	15%	25%
Lymphom/Leukämie	16%	17%
Ovarial-Ca	8%	5%
Alle übrigen	15%	14%
Primär-Tu unbekannt	10%	6%

Im folgenden werden die verschiedenen diagnostischen Möglichkeiten zur Abklärung von Pleuraprozessen besprochen, insbesondere im Hinblick auf die Relevanz für Patienten mit Bronchialkarzinomen. Es versteht sich, daß bereits anamnestische und klinische Befunde (Thrombosen, Gelenkbeschwerden bei Autoimmunkrankheiten, Herzinsuffizienz, Leberzirrhose, Niereninsuffizienz, Pankreatitis) ätiologisch richtungsweisend sein können. Um den Rahmen dieser Arbeit nicht zu sprengen, kann auf die allgemeindiagnostischen Möglichkeiten nicht weiter eingegangen werden, und die Besprechung konzentriert sich auf die Techniken mit direktem diagnostischem Zugriff auf das Organ Pleura.

Bildgebende Verfahren

In der Röntgen-Thoraxübersichtsaufnahme wird ein Pleuraerguß frühestens dann feststellbar, wenn er mehr als 200–300 ml beträgt. Sensitiver ist die Röntgen-Thoraxaufnahme in Seitenlagerung sowie die Sonographie, mit der sich auch kleinste Ergußmengen nachweisen lassen. Eine Übersicht über die verschiedenen Techniken zur Feststellung eines Pleuraergusses ist in Tabelle 4 dargestellt.

Tabelle 4 Techniken zum Ergußnachweis

Technik	Min. Ergußmenge (ml)
Perkussion	300–400
Röntgen-Thoraxübersicht	200–300
Röntgen in Seitenlagerung	200
Sonographie	<100
Computer-Tomographie	<100

Die Computertomographie kann besonders hilfreich sein bei der Abgrenzung von abgekapselten Pleuraergüssen, insbesondere auch Pleuraempyemen gegenüber intrapulmonalen Abszessen. Bei massiven Ergüssen mit totaler Verschattung eines Hemithorax kann mit Hilfe des Computertomogramms die Abgrenzung von soliden Tumoranteilen, umgebendem Lungenparenchym und Pleuraergußflüssigkeit vorgenommen werden. Dies ist auch mit konventionellen Röntgen-Schichtaufnahmen nicht zu erreichen. Eine weitere Domäne der Computertomographie stellen die asbestinduzierten pleuralen Erkrankungen dar (s. Tab. 5). Insbesondere zum Nachweis von Pleuraplaques, den charakteristischen Markern einer aus Asbestexposition, hat sich die Computertomographie (Abb. 1) als wesentlich sensitiver als das konventionelle Röntgen-Thoraxbild erwiesen, wobei eine Ausnahme lediglich die Zwerchfellplaques darstellen, die

Tabelle 5 Pleuraveränderungen bei Asbestexposition

- Pleuraplaque
- diffuse Pleurafibrose
- benigner asbestinduzierter Pleuraerguß

- malignes Pleuramesotheliom

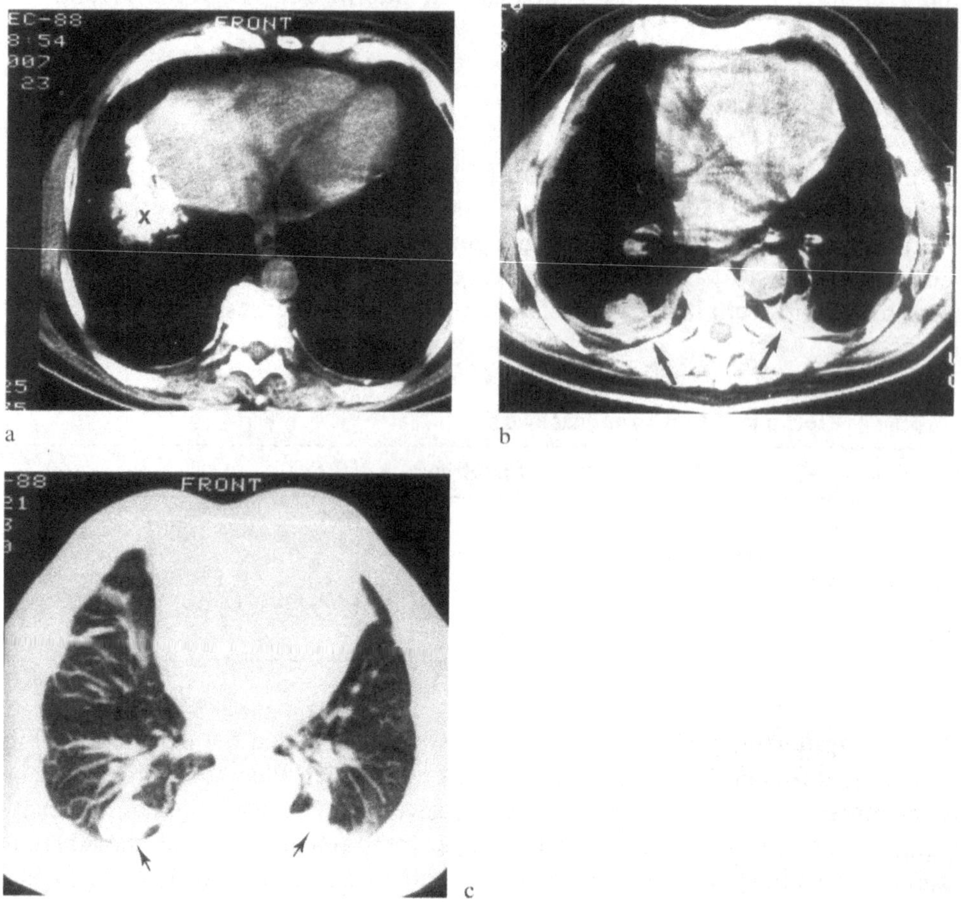

a b c

Abb. 1 CT-Befunde bei Pleuraveränderungen (die Abbildungen verdanken wir Herrn Dr. Beume, Velbert)

a) Beidseits dorsal paravertebral zarte, teils verkalkte Pleuraplaques. Zusätzlich großflächig angeschnittene verkalkte Plaque des rechten Diaphragma (mit X markiert)
b) Beidseitige Kugelatelektasen, Weichteilfenster
c) Beidseitige Kugelatelektasen, Lungenfenster

in der Standardthoraxaufnahme häufiger erfaßt werden. Untersuchungen der eigenen Arbeitsgruppe [21] ließen bei einem asbestexponierten Patientenkollektiv Pleuraplaques mittels Computertomographie in 74% der Fälle gegenüber nur 32% mittels Standard-Röntgen-Thoraxbild aufdecken.
Der Nachweis von Pleuraplaques kann für Patienten mit Bronchialkarzinom von versicherungsrechtlicher Konsequenz sein: Seit der neuesten Berufskrankheitenverordnung ist ein Bronchialkarzinom bei bekannter Asbestexposition auch bei alleiniger Pleuraasbestose (z. B. Nachweis von Pleuraplaques) als Berufskrankheit anzuerkennen und zu entschädigen.
Auch zur Abgrenzung maligner Rundherde von asbestinduzierten Rundatelektasen [17], auch Kugelatelektasen oder Pseudotumoren genannt, haben sich CT-Kriterien [5] als besonders wertvoll erwiesen (Tab. 6, Abb. 1).

Tabelle 6 Asbestinduzierte Rundatelektase

CT-Kriterien
1. Periphere Lokalisation
2. Spitzer Winkel mit der Pleura
3. Benachbarte Pleura verdickt
4. Größte Dichte in der Peripherie
5. „Kometenschweif"-Phänomen

Analyse des Pleurapunktats

Eine diagnostische Punktion, evtl. in gleicher Sitzung kombiniert mit einer Pleurablindbiopsie sollte bei allen neu aufgetretenen Pleuraergüssen erfolgen. Hierauf kann nur in wenigen Ausnahmen verzichtet werden. Dazu gehören zum Beispiel sichere Stauungsergüsse bei dekompensierter Herzinsuffizienz oder geringe Ergußmengen bei einer Pleuritis viraler Genese. Wenn sich solche Ergüsse jedoch nicht rasch zurückbilden, muß auch hier punktiert werden.

Aussehen

Nach dem optischen Eindruck des Pleurapunktats werden die in Tabelle 7 gezeigten Ergußformen unterschieden. Dem *seriösen Erguß* von hellgelber bis dunkelgelber Farbe kann ein Transsudat oder Exsudat zugrundeliegen, das Ursachenspektrum ist riesig. Findet sich ein *serosanguinöses* (blutig tinigert) oder *haemorrhagisches* (Erythrozyten über 100.000/µl oder Haematokrit über 1%) Aussehen, so ist am häufigsten an eine maligne Ursache, an einen Lungeninfarkt oder an einen Haematothorax zu denken. Bei *purulenten* (eitrigen)

Tabelle 7 Pleuraergußformen nach optischem Eindruck

serös	Transsudat
	Exsudat
serosanguinös	
hämorrhagisch	
purulent	
chylös	

Tabelle 8 Pleuraergußfarbe und Ätiologie (nach Martensson et al., 1985 [28])

	maligne	benigne	idiopathisch
hämorrhagisch n = 44	86%	7%	7%
serosanguinös n = 65	57%	11%	32%
serös n = 13	43%	32%	25%

Ergüssen deutet ein fötider Geruch auf Anaerobier hin. Ein *chylöser Erguß* hat ein milchiges Aussehen und sollte durch den Nachweis von Chylomikronen und hohen Triglyzeridwerten (über 110 mg/dl) vom ebenfalls milchig aussehenden *pseudochylösen Erguß* (mit Nachweis von Cholesterinkristallen) unterschieden werden.

Nach einer Studie von Martensson et al. [28] sind knapp 40% aller Ergüsse, 70–80% aller malignen Ergüsse, haemorrhagisch oder serosanguinös. Im Einzelfall kann der makroskopische Aspekt lediglich einen orientierenden Hinweis auf die zugrundeliegende Ätiologie liefern (s. auch Tab. 8).

Laborchemie

Die wichtigsten zu bestimmenden Laborwerte sind Eiweiß, LDH, Amylase und Glukose. Diese Bestimmungen sollten immer parallel im Erguß und im Serum vorgenommen werden. Sinnvoll ist die Unterteilung der Ergüsse in Transsudate und Exsudate. Hierfür haben sich die in Tabelle 9 gezeigten Kriterien bewährt. Transsudate treten bei erhöhtem hydrostatischem oder erniedrigtem kolloidosmotischen Druck im Blut auf (onkotisch/hydrostatische Genese), die häufigsten Grundkrankheiten sind Herzinsuffizienz, Leberzirrhose oder Niereninsuffizienz/nephrotisches Syndrom sowie Hypalbuminämie. Zu beachten ist allerdings, daß Transsudate nach Diuretikagabe oder Dialyse eindicken könne, so

Tabelle 9 Laborchemische Kriterien für ein Exsudat

Eiweiß Pleura/Serum > 0,5 und/oder
LDH Pleura/Serum > 0,6 und/oder
LDH Pleura > 200 und/oder
Eiweiß Pleura > 30 g/l

daß sie einen höheren Eiweißgehalt besitzen (Pseudoexsudat). Auch können gelegentlich maligne oder entzündliche Ergüsse einen geringeren Proteingehalt aufweisen und wie ein Transsudat imponieren.

Bei ausschließlicher Beurteilung nach dem Proteingehalt werden 9% der Transsudate und 11% der Exsudate falsch zugeordnet [22].

Die *Amylase* ist bei pankreatogenem Erguß erhöht. Ca. 10% aller Patienten mit Pankreatitis weisen einen Pleuraerguß auf, der praktisch immer linksseitig lokalisiert ist [18]. Besonders häufig tritt ein Pleuraerguß bei Pankreaspseudozysten auf, nach einer Studie bei 6 von 11 Patienten, wobei in einem Fall auch ein rechtsseitiger und in einem anderen Fall beidseitige Ergüsse vorlagen [40].

Die *Glukose* ist beim infektiösen und malignen Erguß im Vergleich zum Serum deutlich erniedrigt. Dies ist auf die erhöhte Glukoseutilisation durch Bakterien bzw. Tumorzellen zurückzuführen, so daß der Grad der Erniedrigung mit der Zahl der Bakterien bzw. dem Ausmaß der Tumorausbreitung korreliert. So steigen beim tuberkulösen Erguß bei niedrigem Glukosegehalt die Chancen für eine positive Tb-Kultur [25], beim malignen Erguß mit niedriger Glukose ist die Prognose deutlich schlechter als bei normalem Glukosegehalt [36]. Besonders stark erniedrigt ist die Glukose im Pleuraerguß bei rheumatoider Arthritis und der Lupus-Pleuritis [7, 32].

Der *pH-Wert* reagiert ähnlich wie die Glukose. Bei malignem Erguß mit erniedrigtem Pleura-pH-Wert (kleiner 7,35) ist die mittlere Überlebenszeit mit 2–3 Monaten wesentlich kürzer als mit 10 Monaten bei normalen pH-Werten [36] (s. Abb. 2). Ein pH-Wert im Pleuraerguß kleiner 7,30 läßt auch ein schlechtes Ansprechen auf eine sklerosierende Verödungstherapie erwarten [7, 37, 38, 39]. Stark erniedrigte pH-Werte sind dringend verdächtig auf eine Oesophagusperforation. Auch bei rheumatoider Arthritis und der Pupus-Pleuritis ist der pH-Wert erniedrigt.

Immunologische Untersuchungen sollten gezielt eingesetzt werden: So sind bei rheumatoider Arthritis Rheumafaktoren im Pleuraerguß erhöht, bei systemischem Lupus erythematodes antinukleäre Antikörper [7, 32] und/oder LE-Zellen nachweisbar. Komplementfaktoren wie C 3 und C 4 können bei diesen Krankheiten im Erguß vermindert sein.

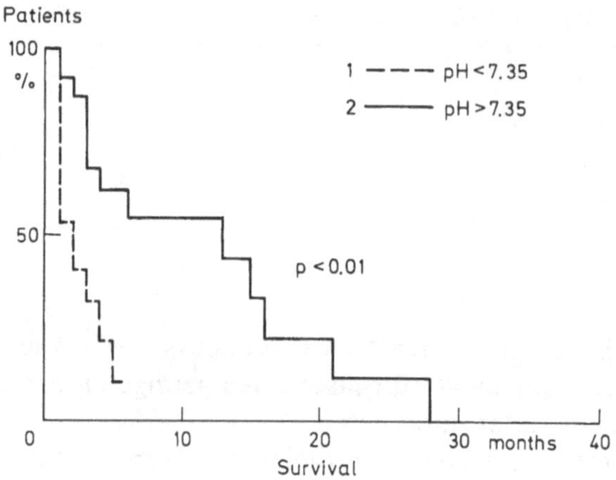

Abb. 2 pH-Wert im Pleuraerguß und Überlebenszeit der Patienten bei malignem Pleuraerguß (nach Rodriguez et al., 1989 [36])

Weitere biochemische und immunologische Parameter sind beschrieben worden, jedoch bislang ohne klinisch-diagnostische Relevanz geblieben. Dazu zählen das Cholesterol (hoch bei Exsudat, niedrig bei Transsudat), Lysozym, Interferon-Gamma und Adenosin-Deaminase (alle bei tuberkulösen Ergüssen erhöht, insbesondere im Vergleich zu niedrigen Werten bei malignen Ergüssen) sowie die Hyaloron-Säure (hoch bei Mesotheliom, niedrig beim Karzinom). Sensitivität und Spezifität der genannten Parameter für die jeweiligen Konditionen sind jedoch nicht hoch genug, um diese Bestimmungen generell zu empfehlen [6, 16, 20, 23, 26, 31, 34, 42, 43]. Unter den Tumormarkern im Pleurapunktat hat sich bislang lediglich das CEA mit einer Sensitivität von 50–70% bewährt [8]. Weitere Marker wie Tissue Polypeptid Antigen (TPA) und die neuron-spezifische Enolase (NSE) sind in der Routine bislang nicht etabliert [30, 33].

Bakteriologie

Nach erster Differenzierung mittels Färbung des mikroskopischen Direktpräparates sollten *aerobe* und *anaerobe* Kulturen angelegt werden, möglichst vor Einleitung einer antibiotischen Therapie. Auch an spezielle Nachweismethoden für *Pilze* und *Parasiten* (Echinokokken, Amöben u. a.) muß gedacht werden. Beim *tuberkulösen* Pleuraerguß gelingt der kulturelle Nachweis von Mykobakterien in der Ergußflüssigkeit nur in etwa 30% der Fälle. Wird die Ergußflüssigkeit zusammen mit einer Pleurablindbiopsie untersucht, lassen sich in 40% der Fälle Mykobakterien anzüchten, in Kombination mit der Thorakoskopie

sogar in 80% [25]. Am zuverlässigsten gelingt die Diagnose einer tuberkulösen Pleuritis jedoch histologisch an thorakoskopisch gewonnenem Material, nämlich in 95% der Fälle [25].
Generell liegt die diagnostische Sicherheit der bakteriologischen Untersuchung von Ergüssen zwischen 35 und 50% [41].

Zytologie

Die zytologische Analyse kann sich auf den Nachweis von Tumorzellen beschränken. Eine differentialzytologische Auszählung der Entzündungszellen ist ohne große klinisch-diagnostische Relevanz, da mit Ausnahme purulenter Ergüsse regelmäßig die Lymphozyten die dominierende Zellpopulation stellen, unabhängig von der Ätiologie des Pleuraergusses [11].
Lediglich eine extreme Lymphozytose von über 95% mit einem Mesothelienanteil unter 1% und auffallend kleinen Makrophagen kann als relativ charakteristisch für einen tuberkulösen Erguß angesehen werden [10, 13]. Auch die Bestimmung der Lymphozytensubpopulationen in Ergüssen gestattet keine Abgrenzung verschiedener Entitäten, da sich regelmäßig im Vergleich zum peripheren Blut leicht erhöhte Prozentsätze an CD4+ T-Helfer-Lymphozyten finden [13].
Einem erhöhten Eosinophilenanteil von über 30% kann ein prognostischer Wert beigemessen werden, da bei diesem Befund ein maligner Erguß weitgehend ausgeschlossen werden kann. Erhöhte Eosinophilenprozentsätze werden besonders bei den „idiopathischen" Ergüssen registriert [28].
Die konventionelle zytologische Untersuchung erreicht eine diagnostische Trefferquote von 40–60% [1, 26]. Gründe für unterschiedliche Trefferquoten liegen in der Erfahrenheit des Zytologen, in der Tumorart (hoch bei Adenokarzinom,

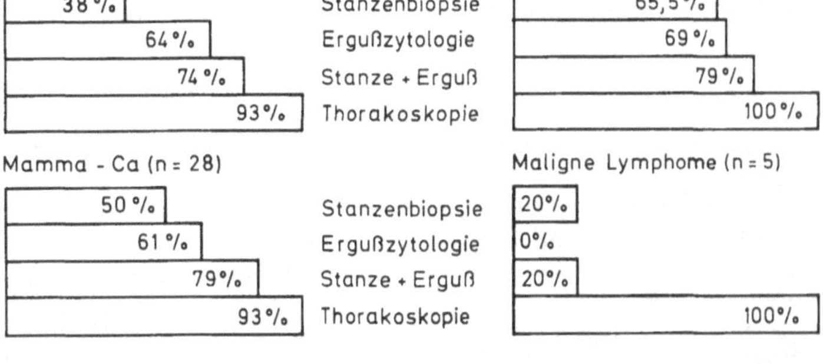

Abb. 3 Trefferquoten verschiedener histologischer und/oder zytologischer Methoden beim malignen Pleuraerguß verschiedener Tumortypen (nach Loddenkemper, 1983 [25])

niedrig bei Hodgkin und anderen malignen Lymphomen), der Versand- und Ausstrichtechnik (empfehlenswert sind heparinisierte Behälter zur Vermeidung von Zellverklumpungen). Abbildung 3 zeigt die Trefferquoten der zytologischen und/oder histologischen Diagnoseverfahren bei verschiedenen Tumorarten [25].

Immunzytologie

Nach eigenen Erfahrungen kann die zytologische Trefferquote durch Einsatz immunzytologischer Methoden um 20 bis 30% gesteigert werden, so daß dann fast die Trefferquote der Thorakoskopie erreicht wird. Zur Anwendung im eigenen Labor kommt dabei eine Immunperoxydase-Adhäsionsobjektträger-Methode nach Bross [3, 4, 8]. Zellmembranantigene auf Tumorzellen werden mittels monoklonalen Antikörpern nachgewiesen. Tabelle 10 zeigt das Ergebnis der immunzytologischen Reaktion von Zellen verschiedener Malignome. Neben der besseren Sensitivität kann auch eine höhere Spezifität erreicht werden. So gelingt z. B. durch den monoklonalen Antikörper CEA bei negativer Reaktion der Tumorzellen der sichere Ausschluß eines Pleuromesothelioms [12]. Ähnlich verhält sich auch der Antikörper Leu-Ml. Ein anderer Antikörper, My 4, wiederum reagiert praktisch mit allen Mesotheliomen, jedoch in keinem Fall mit Zellen eines Adenokarzinoms oder kleinzelligen Bronchialkarzinoms. Der Antikörper EMA ist wiederum unspezifisch (reagiert praktisch mit allen Karzinomen und auch mit dem Mesotheliom), jedoch sehr sensitiv zum Nachweis von Tumorzellen. Neben den epithelialen Tumoren können auch Lymphom-Ergüsse durch Anwendung dieser Methode sicher diagnostiziert werden, maligne B-Zell-Lymphome durch den Nachweis von zahlreichen B-Lymphozyten im Erguß und Dokumentation einer monoklonalen Kappa- oder Lambda-Population. Auch eine Subklassifizierung der Lymphome ist möglich [14]. Insgesamt konnte durch Einsatz dieser Methode die Trefferquote mit der konventionellen Zytologie auf 91 von 93 Fällen gesteigert werden [11]. Neben der Tumorkonstellation (CEA negativ, Leu-Ml negativ, My 4 positiv) des Mesothelioms erlauben auch morphologische Kriterien (Zell-Lagerung, Kon-

Tabelle 10 Pleuraerguß: Immunzytologische Reaktion von Tumorzellen verschiedener Malignome

	Adeno-Ca n = 40	Kleinzeller n = 13	Mesotheliom n = 12
EMA	40/40	11/13	12/12
CEA	31/40	6/13	0/12
Leu Ml	40/40	11/11	0/12
My 4	0/40	0/13	11/12

figuration der Zelloberfläche mit feinem Haarbesatz) eine sichere Unterscheidung zum metastasierten Adenokarzinom der Pleura [9] (s. Abb. 4 und 5). Insbesondere wenn Tumorzellen nur zu einem geringen Prozentsatz (1% der Gesamtzellzahl) in der Ergußflüssigkeit vorhanden sind, hat sich diese Methode als sensitiver im Vergleich zur konventionellen Zytologie erwiesen.

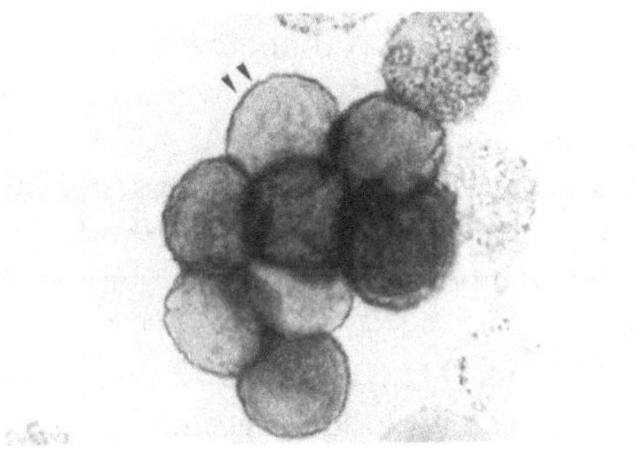

a

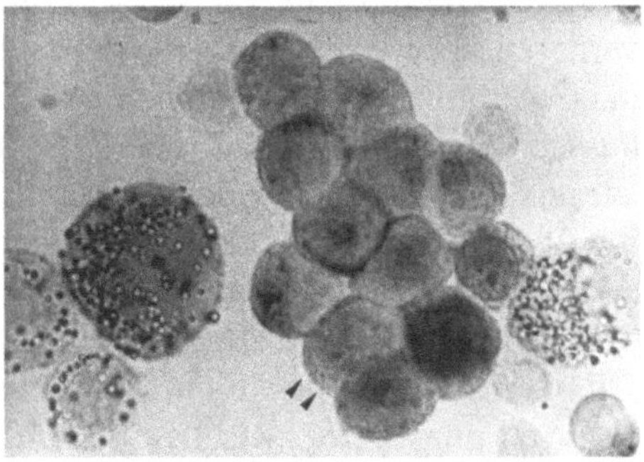

b

Abb. 4 a) Tumorzellen eines malignen Pleuraergusses bei Mammakarzinom. Immunzytochemische Membranreaktion mit dem MAb CEA 3-13. Die Tumorzellen zeigen eine braune Markierung der Zelloberfläche (Pfeile). Keine Kerngegenfärbung. Makrophagen (ma)
b) Kontrollimmunzytochemische Reaktion = ohne ersten Antikörper. Die Tumorzellen zeigen keine Membranreaktion (Pfeile). Primärvergrößerung 1000 ×

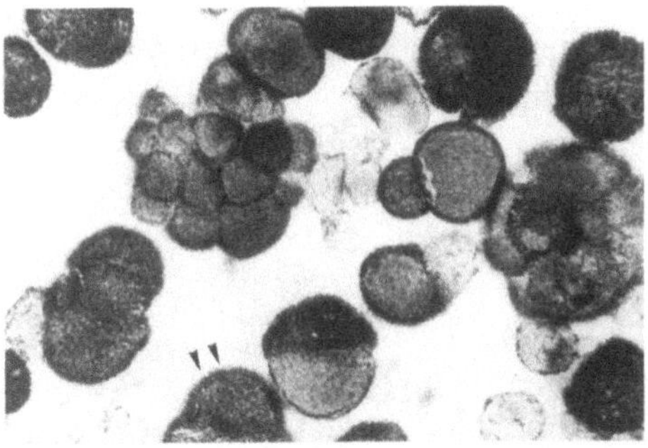

a

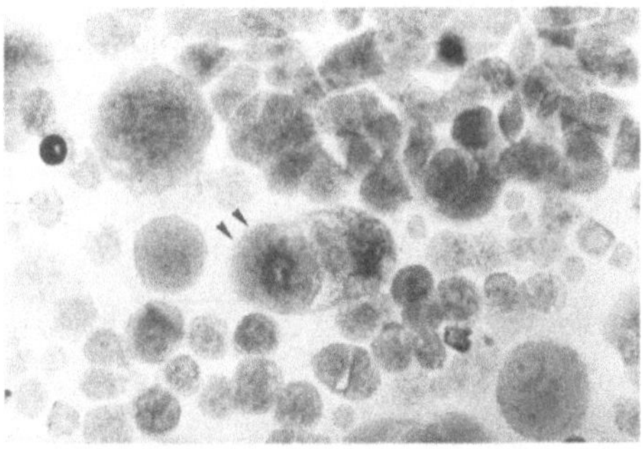

b

Abb. 5 a) Immunzytochemische Reaktion von Tumorzellen eines malignen Pleuramesothelioms mit dem Mab BMA-120. Die Zellen zeigen eine positive Immunreaktion der Zellmembranen, die typischerweise lange Zytoplasmaausläufer zeigen (Pfeile).
PAP – Adhäsionsobjektträgermethode
b) Kontrollimmunzytochemische Reaktion ohne ersten Antikörper. Die Tumorzellen (Pfeile) zeigen keine Membranreaktion.
Primärvergrößerung: 400 ×

Bioptisch/endoskopische Verfahren

Auch nach Anwendung der bisher aufgeführten Diagnoseverfahren bleibt nicht selten die Ätiologie des Pleuraergusses ungeklärt. Daher kann auf bioptische Methoden nicht verzichtet werden. Die Pleurablindbiopsie wird an gewissen Zentren, so auch am eigenen Haus, in der Regel in einer Sitzung mit der diagnostischen Pleurapunktion gemeinsam durchgeführt, um keine Zeit zu verlieren. Diese Blindbiopsie kann mit verschiedenen Nadeln bzw. Stanzen nach Abrams, Cope, Ramel und Trucut-Stanze vorgenommen werden. Voraussetzung für diese Methode ist, daß noch genügend Pleuraerguß vorhanden ist, um eine Verletzung der Pleura visceralis und der Lunge zu vermeiden. Nur die Pleura parietalis kann bioptisch angegangen werden. Die Methode ist komplikationsarm, wenn am Oberrand der Rippe biopsiert wird, um eine Verletzung der Interkostalgefäße zu vermeiden.
Die Trefferquote der Pleurablindbiopsie liegt im Mittel bei 60% mit einer Schwankungsbreite zwischen 40 und 80% [27, 28]. Besonders geeignet ist die Pleurablindbiopsie zum Nachweis einer malignen oder tuberkulösen Ursache. Als letzter diagnostischer Schritt ist die Thorakoskopie zu nennen. Ihre Trefferquote zum Nachweis von sekundären malignen Pleuraergüssen liegt bei 96% [2, 27]. Diese Methode bietet weitere Vorteile wie makroskopische diagnostische Hinweise bei Ergüssen anderer Ätiologie, beim Mammakarzinom die Möglichkeit der ausreichenden Materialentnahme z. B. zur Hormonrezeptorbestimmung, beim Bronchialkarzinom die Klärung der Frage, ob Tumoreinbruch in die Pleura oder lediglich Begleiterguß vorliegt, was im Hinblick auf die Operabilität von Bedeutung ist, sowie bei Asbestexponierten die visuelle Beurteilung von Pleurahyalinosen und Pleuraplaques sowie die gleichzeitige Entnahme von Lungengewebe zur Asbestkörperchenveraschung.

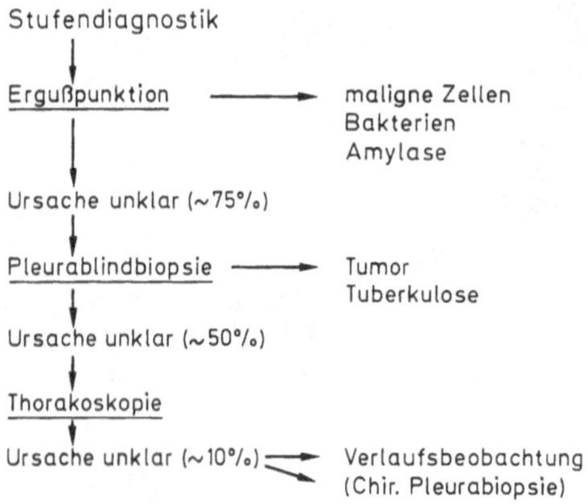

Abb. 6 Stufendiagnostik beim Pleuraerguß (nach Loddenkemper et al. 1982 [24])

Zusammengefaßt sollte bei der Pleuradiagnostik das in Abbildung 6 gezeigte Stufenschema immer dann eingeschlagen werden, wenn eine kardiale Dekompensation als wahrscheinliche Ursache des Pleuraergusses ausgeschlossen ist, was nach Rückbildung des Ergusses unter diuretischer Therapie und klinischer Rekompensation der Herzinsuffizienz angenommen werden kann. Der erste Schritt, evtl. gleich kombiniert mit einer Pleurablindbiopsie, sollte die Ergußpunktion sein. Wenn maligne Zellen nachweisbar sind, Bakterienkulturen positiv werden, oder die Amylase stark erhöht ist und damit bereits die Ursache des Ergusses klar ist, kann auf die weiteren Methoden verzichtet werden. Die Pleurablindbiopsie bringt insbesondere die Steigerung der diagnostischen Trefferquote bei malignem oder tuberkulösem Erguß. Bleibt die Ursache auch danach unklar, was in etwa 50% der Fall ist, sollte die Thorakoskopie angeschlossen werden. Hierdurch läßt sich die Zahl der sogenannten idiopathischen Ergüsse auf unter 10% sinken. In diesen 10% ist meistens die Verlaufsbeobachtung ausreichend. Bei Patienten mit Bronchialkarzinom kann aber im Zweifelsfall zur Klärung der Operabilität die Klein-Thorakotomie notwendig werden, ggf. mit Erweiterung zur großen Thorakotomie und radikaler Resektion.

Literatur

[1] Brandt, H. J., R. Loddenkemper: Thorakoskopie und Pleurabiopsie. In: F. Trendelenburg: Handbuch der inneren Medizin, Bd. IV/4A, 356–381. Springer, Berlin–Heidelberg–New York–Tokio, 1985.

[2] Cantó-Armengod, A.: Diagnostic results in secondary malignant pleural effusions. Pneumolologie **43** (1989) 58–60.

[3] Costabel, U., K. J. Bross, H. Matthys: The immunoperoxidase slide assay: A new method for the demonstration of surface antigens on bronchoalveolar lavage cells. Bull. Eur. Physiopathol. Respir. **21** (1985) 381–387.

[4] Bross, K. J., C. A. Pangalis, C. Staatz: Demonstration of cell surface antigens and their antibodies by the peroxidase-antiperoxidase method. Transplantation **25** (1978) 331–334.

[5] Doyle, T. C., G. A. Lawler: CT features of rounded atelectasis of the lung. AJR **143** (1984) 225–228.

[6] Fontan Bueso, J., H. Verea Hernando, J. Perez Garcia-Buela et al.: Diagnostic value of simultaneous determination of pleural adenosine deaminase and pleural lysozyme/serum lysozyme ratio in pleural effusions. Chest **93** (1988) 303–307.

[7] Good, J., T. King, V. Antony, S. Sahn: Lupus pleuritis: Clinical features and pleural fluid characteristics with special reference to pleural fluid antinuclear antibodies. Chest **84** (1983) 714–718.

[8] Großer, H., J. Mai, W. Matthiessen et al.: Sensitivität und Spezifität der CEA-Bestimmung bei thorakoskopisch diagnostizierten Pleuraergüssen. Prax. Pneumol. **39** (1985) 947–948.

[9] Guzman, J., U. Costabel, K. J. Bross et al.: The value of the immunoperoxidase slide assay in the diagnosis of malignant pleural effusions in breast cancer. Acta Cytol. **32** (1988) 188–192.

[10] Guzman, J., U. Costabel, K. J. Bross et al.: Macrophage size determinations in the diagnosis of tuberculous effusions. Analyt. quant. Cytol. Histol. **10** (1988) 371–374.
[11] Guzman, J.: Immunzytochemische Charakterisierung von Ergüssen seröser Körperhöhlen maligner und nicht-maligner Genese. Habilitationsschrift Freiburg i. Br. 1989.
[12] Guzman, J., K. J. Bross, G. Würtemberger, U. Costabel: Immunocytology in pleural malignent mesothelioma. Chest **95** (1989) 590–595.
[13] Guzman, J., K. J. Bross, G. Würtemberger et al.: Tuberculous pleural effusions: lymphocyte phenotypes in comparison with other lymphocyte-rich effusions. Diagn. Cytopathol., in press.
[14] Guzman, J., K. J. Bross, U. Costabel: Malignant lymphoma in pleural effusions. An immuncytochemical cell surface analysis. (Zur Publikation eingereicht.)
[15] Johnston, W. W.: The Malignant Pleural Effusion. Cancer **56** (1985) 905–909.
[16] Hamm, H., U. Brohan, R. Bohmer, H. P. Missmahl: Cholesterol in pleural effusions. A diagnostic aid. Chest **92** (1987) 296–302.
[17] Hillerdal, G.: Rounded atelectasis. Clinical experience with 74 patients. Chest **95** (1989) 836–841.
[18] Hirsch, A. et al.: Pleural effusions. Laboratory tests in 300 cases. Thorax **34** (1979) 106–112.
[19] Kaye, M. D.: Pleuro-pulmonary complications of pancreatitis. Thorax **23** (1968) 297–306.
[20] Klockars, M., T. Pettersson, H. Riska, P. E. Hellström: Pleural fluid lysozyme in tuberculosis and non tuberculosis pleurisy. Br. Med. J. **1** (1976) 1381.
[21] Konietzko, N., H. Teschler, U. Costabel et al.: Das CT bei asbestinduzierten pleuropulmonalen Erkrankungen. 20. Jahrestagung d. Österreichischen Gesellschaft für Lungenerkrankungen u. Tuberkulose, Mai 1989.
[22] Light, R. W., J. J. MacGregor, P. C. Luchsinger, W. C. Ball: Pleural effusions: the diagnostic separation of transudates and exudates. Ann. Intern. Med. **77** (1972) 507.
[23] Light, R. W.: Pleural diseases. Lea & Febiger, Philadelphia 1983.
[24] Loddenkemper, R., J. Engel, H. Fabel et al.: Diagnostisches Vorgehen beim Pleuraerguß. Prax. Klin. Pneumol. **36** (1982) 447–449.
[25] Loddenkemper, R.: Diagnostik des Pleuraergusses. Internist. Welt **6** (1983) 293–301.
[26] Loddenkemper, R.: Neoplasmen der Pleura. In: F. Trendelenburg: Handbuch der inneren Medizin, Band IV/4B, 540–581. Springer, Berlin–Heidelberg–New York–Tokio 1985.
[27] Loddenkemper, R.: Optische, bioptische, zytologische und laborchemische Untersuchungen bei Pleuraergüssen. Prax. Klin. Pneumol. **42** (1988) 373–376.
[28] Martensson, G., K. Pettersson, G. Thiringer: Differentiation between malignant and non-malignant pleural effusion. Eur. J. Respir. Dis. **67** (1985) 326–334.
[29] Monte, S. A., H. Ehya, W. R. Lang: Positive effusion cytology as the initial presentation of malignancy. Acta Cytol. **13** (1987) 448–451.
[30] Niwa, Y., H. Kishimoto, K. Shimokata: Carcinomatous and tuberculous pleural effusions. Comparison of tumor markers. Chest **87** (1985) 315–355.
[31] Ocana, I., J. M. Martin-Vazquez, R. M. Segura et al.: Adenosine deaminase in pleural fluids. Chest **84** (1983) 51–54.
[32] Pettersson, T., M. Klockars, P.-E. Hellström: Chemical and immunological features of pleural effusions: comparison between rheumatoid arthritis and other diseases. Thorax **37** (1982) 354–361.

[33] Pettersson, T., M. Klockars, B. Fröseth: Neuron-specific enolase in the diagnosis of small-cell lung cancer with pleural effusion: a negative report. Eur. Respir. J. **1** (1988) 698–700.
[34] Pettersson, T., B. Fröseth, H. Riska, M. Klockars: Concentration of hyaluronic acid in pleural fluid as a diagnostic aid for malignant mesothelioma. Chest **94** (1988) 1037–1039.
[35] Ribera, E., I. Ocana, J. M. Martinez-Vazquez et al.: High level of interferon gamma in tuberculous pleural effusion. Chest **93** (1988) 308–311.
[36] Rodriguez-Panadero, F., J. Lopez-Mejias: Survival time of patients with pleural metastatic carcinoma predicted by glucose and pH studies. Chest **95** (1989) 320–324.
[37] Rodriguez-Panadero, F., J. Lopez-Mejias: Low glucose and pH levels in malignant pleural effusions. Am. Rev. Respir. Dis. **139** (1989) 663–667.
[38] Sahn, S. A.: The pleura. Am. Rev. Respir. Dis. **138** (1988) 184–234.
[39] Sahn, S. A., J. T. Good: Pleural fluid pH in malignant effusions. Diagnostic, prognostic and therapeutic implications. Ann. Intern. Med. **108** (1988) 345–349.
[40] Shetty, A. N. et al.: Pseudocysts of the pancreas: an overview. South. Med. J. **73** (1980) 1239–1242.
[41] Steven, A. S.: The differential diagnosis of pleural effusions. West. J. Med. **137** (1982) 99.
[42] Verea Hernando, H. R., J. F. Masa Jimenez, L. Dominguez Juncal et al.: Meaning and diagnostic value of determining the lysozyme level of pleural fluid. Chest **91** (1987) 342–345.
[43] Vladutiu, A. O.: Pleural effusion. Futura Publishing Company Mount Kisco, New York 1986.

Morphologische Diagnostik von Lungentumoren unter Einbeziehung immunhistochemischer Methoden

H.-J. Scholman, H. Lobeck, R. Kretschmer-Nowakowski, P. Dorow, S. Thalhofer, S. Blümcke

Zielsetzung der bronchoskopischen Diagnostik

Die bronchoskopische Diagnostik hat einerseits die Inspektion des Bronchialtraktes zum Ziel, andererseits dient sie vor allem der Gewinnung von Gewebeproben aus verdächtigen Arealen, um an ihnen den krankhaften Prozeß morphologisch exakt zu sichern. Es geht primär um die Frage, ob ein Tumor vorliegt und wie er einzuordnen ist. Andere Fragestellungen, z. B. nach granulomatösen Entzündungen, sind auch von Bedeutung, sollen aber hier nicht weiter behandelt werden.

Methodisches, WHO-Klassifikation

Das bioptisch gewonnene Material gelangt meistens in fixiertem Zustand – in der Regel in einer 5–10%igen Formalinlösung – zur histologischen Untersuchung. Die oft sehr kleinen Proben werden in Paraffin eingebettet, geschnitten und zunächst routinemäßig mit Hämatoxylin-Eosin (HE) gefärbt.
Nach der mikroskopischen Betrachtung der ersten HE-gefärbten Schnitte entscheidet sich das weitere Vorgehen. Finden sich Tumoranteile, so werden die Zellen zunächst morphologisch charakterisiert und, sofern möglich, einer bestimmten Tumorkategorie entsprechend der WHO-Klassifikation [7] (s. Tab. 1) zugeordnet. Bei der 1. Gruppe, den malignen epithelialen Tumoren, stehen das Plattenepithel-, das kleinzellige, das Adeno- und das großzellige Karzinom im Vordergrund. In der 2. Gruppe befinden sich die nichtepithelialen Tumoren, die vom Knorpel, vom fibrösen, neuralen, Gefäß- oder Muskelgewebe ausgehen. An 3. Stelle sind die Mesotheliome aufgeführt. Diese nehmen immer schon auf Grund ihrer Morphologie eine Sonderstellung ein. Nicht so selten sind ferner maligne Lymphome und maligne Melanome. Sie sind in der 4. Gruppe („verschiedene Tumoren") aufgeführt. Die Metastasen, als die häufigsten

Tumoren der Lunge überhaupt, stehen in der 5. Gruppe. Die 6. Gruppe umfaßt Tumoren, die mit den konventionellen histologischen Routinetechniken nicht zu klassifizieren sind. Mit Hilfe moderner Methoden lassen sie sich aber meist doch noch klassifizieren. In der 7. und letzten Gruppe wurden tumorähnliche Läsionen zusammengefaßt, darunter auch entzündliche Pseudotumoren.

Tabelle 1 WHO – Klassifikation der Lungentumoren (nach Sobin et al., 1981 [1])

		Gutartig	Bösartig
I.	Epitheliale Tumoren	Papillome Adenome (Dysplasien, Ca in situ)	Plattenepithelkarzinom Kleinzelliges Karzinom Adenokarzinom Großzelliges Karzinom Adenosquamöses Karzinom Karzinoidtumor Bronchialdrüsenkarzinome Sonstige
II.	Nichtepitheliale („soft tissue"-) Tumoren	Lipom Fibrom Neurofibrom Lymphangiom Hämangiom Leiomyom Granularzelltumor Chondrom	Fibrosarkom Neurofibrosarkom Hämangiosarkom Leiomyosarkom Mal. Hämangioperizytom
III.	Mesotheliale Tumoren	(Benignes) Mesotheliom	Malignes Mesotheliom
IV.	Verschiedene Tumoren	Klarzelltumor Paragangliom (Chemodektom) Teratom	Karzinosarkom Pulmonales Blastom Malignes Melanom Maligne Lymphome Sonstige
V.	Metastasen		
VI.	Unklassifizierte Tumoren		
VII.	Tumorähnliche Läsionen	Hamartome Lymphoprolif. Prozesse „Tumorlets" Eosinoph. Granulom „Sklerosierendes Hämangiom" Entz. Pseudotumor Sonstige	

Morphologische Charakteristika wichtiger Bronchialtumoren

Nach einschlägigen Statistiken tritt das Plattenepithel-Karzinom am häufigsten (40% der Fälle) auf [3]. Bei der histologischen Untersuchung wird der Tumor zunächst nach seiner spezifischen Zelleistung, d. h. nach dem Grad der Verhornung beurteilt. Wie in Abbildung 1 dargestellt, bildet ein G1-Karzinom viel Horn. Ein G3-Karzinom ist in der Regel unverhornt. In die Charakterisierung wird ferner der Grad der Zellatypie, der gewebliche Aufbau und das Invasionsverhalten mit einbezogen.

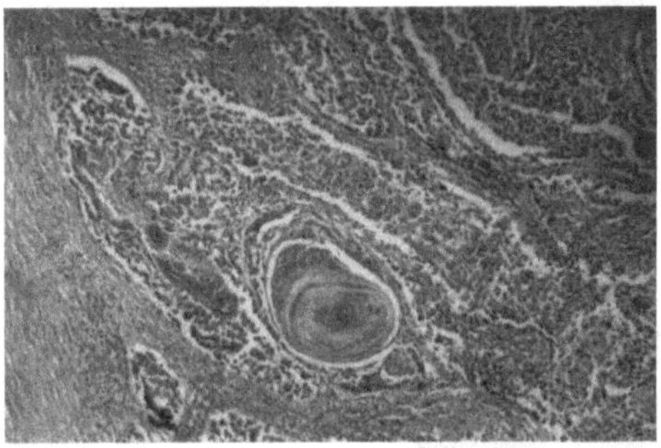

Abb. 1 (64jährig m., HE × 120) Gut differenziertes verhornendes Plattenepithel-Karzinom der Lunge

Das kleinzellige Karzinom tritt in etwa der gleichen Häufigkeit wie das Plattenepithel-Karzinom auf [4]. Folgende Subklassen sind histologisch abgrenzbar: der Haferkorntyp, der Intermediärzelltyp und der kombinierte Haferkorntyp mit plattenepithelialen und/oder adenomatösen Anteilen. In Abbildung 2 ein Beispiel: An der Oberfläche findet man bereits metaplastisches Bronchialepithel. Die Mucosa wird auf breiter Front von den kleinen lymphoiden Zellen dieses Karzinoms durchsetzt. Herdförmig greifen die Tumorzellen bereits auf die Muscularis mucosae über. Man kann die für diesen Tumor typischen lymphangiotischen Infiltrate gut erkennen. Gelegentlich findet man in Biopsien ausschließlich diese Lymphangiosis carcinomatosa, der eigentliche Primärtumor ist in der Biopsie nicht erfaßbar. Da diese Tumorzellen sehr empfindlich sind, kommt es bei der Entnahme häufig zu Quetschartefakten, die die Beurteilbarkeit mitunter erheblich erschweren können. Eine eindeutige Tumorklassifizierung gelingt dann mit der konventionellen Histologie nicht mehr. In kleinsten noch erhaltenen Tumorzellgruppen kann jedoch oft mit Hilfe der Immunhistochemie doch noch eine Abgrenzung gegenüber einem malignen Lymphom vorgenommen werden: Positivität der Tumorzellen für die in allen

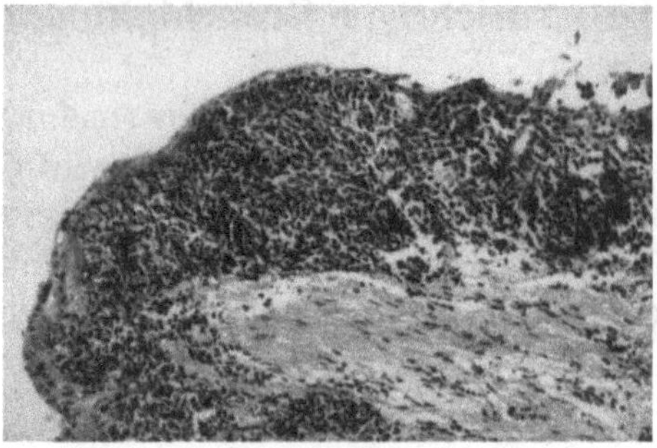

Abb. 2 (63jährig m., HE × 150) Kleinzelliges Bronchialkarzinom, Haferkorntyp

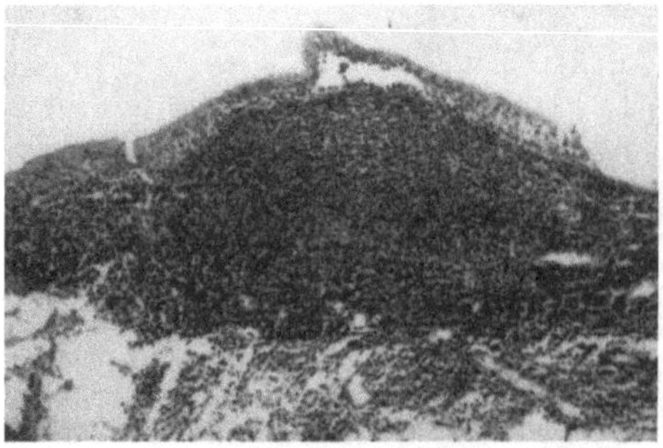

Abb. 3a (79jährig m., HE × 110) Bronchialschleimhautinfiltrate einer chronischen lymphatischen Leukose (CLL)

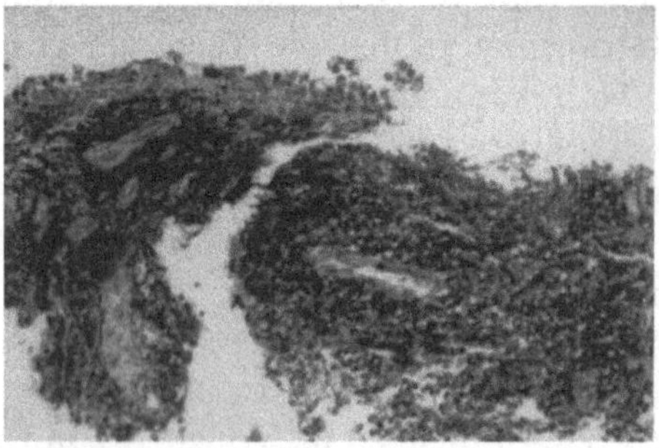

Abb. 3b (gleicher Fall wie in 5a, APAAP, LCA × 175) Positive immunhistochemische Reaktion der Tumorzellen mit LCA

Zellen epithelialen Ursprungs vorkommenden Zytokeratine spricht für ein Karzinom, eine positive Reaktion mit dem praktisch alle Lymphozyten erkennenden Antikörper LCA spricht für einen lymphatischen Ursprung der Tumorzellen. Abbildung 3 a und 3 b zeigen Bronchialwandinfiltrate eines malignen Lymphoms (chronische lymphatische Leukose), die ohne immunhistochemische Untersuchung kaum von einem kleinzelligen Karzinom unterscheidbar sind.
Als weiteres Beispiel sei das Adeno-Karzinom mit einer Häufigkeit von 10% [5] genannt. Nach den verschiedenen Wachstumsmustern unterscheidet man tubuläre, azinäre, papilläre, bronchiolo-alveoläre und solide Karzinome. Diese Tumoren wachsen überwiegend peripher, weshalb die Zytologie oft negativ bleibt. Sie zeigen außerdem meist ein herdförmiges Wachstumsmuster. Der bronchiolo-alveoläre Subtyp aber – auch als Adenomatose oder als Alveolarzell-Karzinom bezeichnet – wächst in der Regel diffus pneumonisch und überkleidet dabei tapetenartig die Alveolarsepten (Abb. 4). Nur beim Adenokarzinom dominieren die Frauen (m : f = 1 : 6), bei allen anderen Bronchial-Karzinomen überwiegen die Männer (m : f etwa 4–6 : 1) [4].

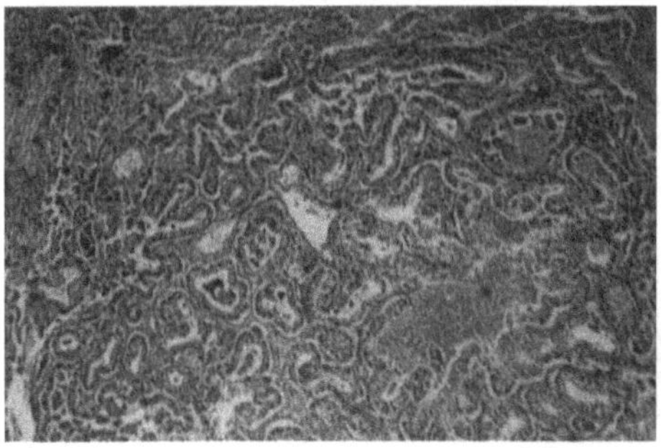

Abb. 4 (62jährig f., HE × 80) Adenokarzinom der Lunge, bronchioloalveolärer Subtyp

Das Karzinoid, mit einer Häufigkeit von 1–2% ein relativ seltener Bronchial-Tumor [1], läßt sich vom Zelltyp her schon nicht mehr so gut von anderen kleinzelligen Lungentumoren abgrenzen. Zwar hilft eine trabekuläre bzw. glanduläre Tumorstrukturierung diagnostisch weiter, z. T. wächst der Tumor aber strukturarm uniform und die Klassifikation wird schwierig. In solch einem Fall kann ebenfalls die Immunhistochemie eine wesentliche Stütze sein. Wegen der meist deutlichen Positivität der Tumorzellen für die Zytokeratine (CK) 8, 18 und 19, für neuronenspezifische Enolase (NSE), Chromogranin (CG) und u. U. Serotonin (ST) kann die Diagnose meist eindeutig gestellt werden.

Immunhistochemische Tumordifferenzierung mit Beispielen

Manche Tumoren bieten histologisch ein relativ monomorphes Zellbild. Wie Abbildung 5a zeigt, lassen sie sich zwar zytologisch auf Grund der Kernpolymorphie, der prominenten Nukleolen und der hohen Mitosezahl als maligne einstufen, eine weitergehende Differenzierung gelingt aber mit der konventionellen Histologie oft nicht. Auch hier hilft die Immunhistochemie weiter. Abbildung 5b zeigt das Tumorgewebe nach Inkubation mit einem alle lymphatischen Zellen erkennenden monoklonalen Antikörper (LCA – Leucocytic common antigen). Die für die APAAP-Technik [2] charakteristische Rotfärbung des Zytoplasmas (Abb. 5b) zeigt, daß die Tumorzellen der lymphatischen Reihe entstammen, also ein malignes Lymphom vorliegt.
In der Regel erfolgt die immunhistochemische Tumordifferenzierung nach einem bestimmten Schema. Mittels sogenannter Leitmarker ermittelt man die Gruppenzugehörigkeit eines Tumors. Die weitere Unterteilung erfolgt in einem zweiten Schritt durch Nachweis sog. Differenzierungsmarker (s. Tab. 2). Mittels

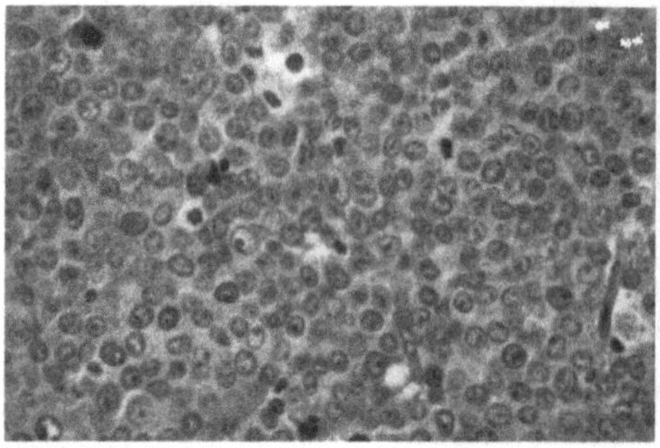

Abb. 5a (63jährig f., HE × 450) Anaplastischer maligner Tumor

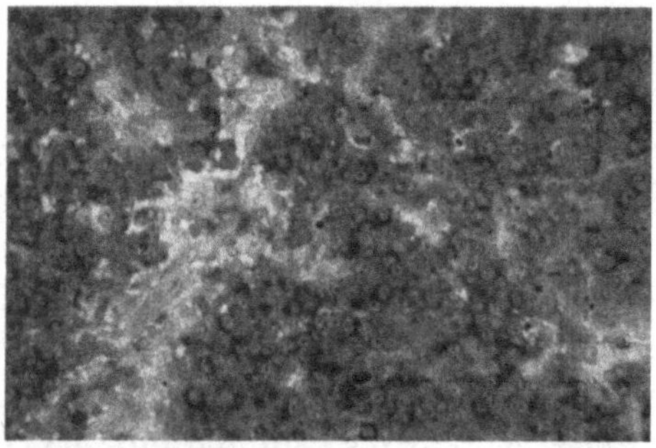

Abb. 5b (gleicher Tumor wie in 4a, APAAP, LCA × 450) Eindeutige Positivität der Tumorzellen für Leukozytenantigen LCA

Tabelle 2 An formalinfixiertem Gewebe anwendbare immunhistochemische „Leitmarker“ und „Differenzierungsmarker“ für die Diagnostik der meisten malignen Lungentumoren sowie Lungenmetastasen (die arabischen Ziffern entsprechen den Zytokeratin-Subtypen).

Leitmarker		Differenzierungsmarker
PAN-Zytokeratin (z. B. KL 1)	Verhornendes Plattenepithel-CA	CK 1, 4, 5, 10 (13) 16
PAN-Zytokeratin (z. B. KL 1)	Nicht verhorn. Plattenepithel-CA	CK 4, 5, 13, 16
PAN-Zytokeratin (z. B. KL 1)	Karzinoide	CK 8, 18, 19; NSE, CG
PAN-Zytokeratin (z. B. KL 1)	Adenokarzinome	CK 8, 18, 19; CEA
PAN-Zytokeratin (z. B. KL 1)	Solide Karzinome	CK 5, (13) 16, 18, 19
PAN-Zytokeratin (z. B. KL 1)	Kleinzellige Karzinome	CK 8, 18; NSE, CG
PAN-Zytokeratin (z. B. KL 1); Vimentin	Anaplastische Karzinome	CK 5, 8, 18, 19
PAN-Zytokeratin (z. B. KL 1); Vimentin	Mesotheliome	CK 8, 18, 19
PAN-Zytokeratin (z. B. KL 1); Vimentin	Leiomyosarkome	Actin, Desmin (CK 8, 18)
Vimentin	Fibrosarkome	Kollagene
Vimentin	Angiosarkome	F-VIII, UEA-1
Vimentin	Neurosarkome	NF, (S-100)
Vimentin	Melanome	S-100, NKI-C3
Vimentin	Mal. Histiozytome	Mac 387, (S-100)
Vimentin; LCA	Mal. Lymphome (MB. Hodgkin / Non-Hodgkin)	B-, T-, Ig

der „Leitmarker“ kann man den histogenetischen Ursprung der Tumorzellen grob bestimmen. Zellen epithelialen Ursprungs besitzen stets Zytokeratin-Filamente, Zellen mesenchymalen Ursprungs dagegen Vimentin. Zellen lymphatischen Ursprungs sind neben Vimentin positiv für Leukozytenantigen (LCA). Da bis heute 20 unterschiedliche Zytokeratine (CK) bekannt sind [6], jedoch die einzelnen Karzinomtypen (analog zu ihren Ursprungszellen) nur bestimmte Zytokeratin-Polypeptide bilden, lassen sich durch Nachweis dieser Zytokeratinsubtypen in den Tumorzellen mittels spezifischer monoklonaler Antikörper lichtmikroskopisch nicht mehr sicher klassifizierbare Karzinome noch weiter unterteilen. Bei Lungenmetastasen von extrapulmonalen Primärtumoren kann man mittels dieser Typisierung und mit Hilfe weiterer spezifischer Marker oft sogar das Ursprungsorgan bestimmen (s. Tab. 3).

Tabelle 3 An Frischgewebe (Gefrierschnitte) mögliche immunhistoschemische Differenzierung von Karzinomen (Metastasen) unterschiedlichen Ursprungs

Tumor	Zytokeratine	Zusatz-Marker
Adeno-Karzinom Lunge	7 8 19	CEA
Adeno-Karzinom Colon	8 18 19	CEA
Adeno-Karzinom GG/Pankreas	7 8 18 19	CEA
Mamma-Karzinom	7 8 18 19	Hormon-Rez.
Leberzell-Karzinom	8 18	AFP
Nierenzell-Karzinom	8 19	Vimentin
Schilddrüsen-Karzinom	8 18	Thyreoglob.
Mesotheliom	7 8 18 19	Vimentin
Prostata-Karzinom	7 8 18 10	PSA, PAP

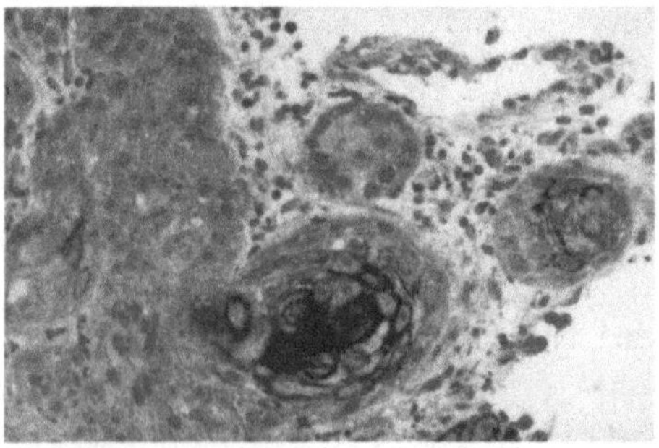

Abb. 6 (73jährig m., APAAP, CK 10/1 × 300) Mäßig differenziertes verhornendes Plattenepithel-Karzinom der Bronchialwand. Verhornende differenziertere Zellen sind positiv für CK 10/1.

Bei Plattenepithelkarzinomen kann die meist mit einem besseren Differenzierungsgrad verbundene Neigung der Tumorzellen zur Verhornung durch damit verbundene Positivität für Zytokeratin 10/1 verdeutlicht werden (Abb. 6). Gut differenzierte, nichtverhornende Plattenepithelkarzinome besitzen dagegen häufig Zytokeratin 13 und sind negativ für CK 10 (s. Tab. 2). Maligne Mesotheliome sind durch ihre Koexpression von Zytokeratinen und Vimentin in den Tumorzellen immunhistochemisch von Lungenkarzinomen abgrenzbar (Abb. 7a, 7b). Neben diesen Intermediärfilamenten ist die immunhistochemische Bestimmung weiterer sog. Tumormarker zur endgültigen Klassifizierung der Tumorzellen hilfreich.

Adeno-Karzinome der Lunge, aber auch des Kolons, bilden meistens carcinoembryonales Antigen (CEA, Abb. 9). Lungenmetastasen von Schilddrüsenkarzinomen lassen sich durch den Nachweis der Produktion von Thyreoglobulin in den Tumorzellen abgrenzen (Abb. 8). Das kleinzellige Karzinom ist

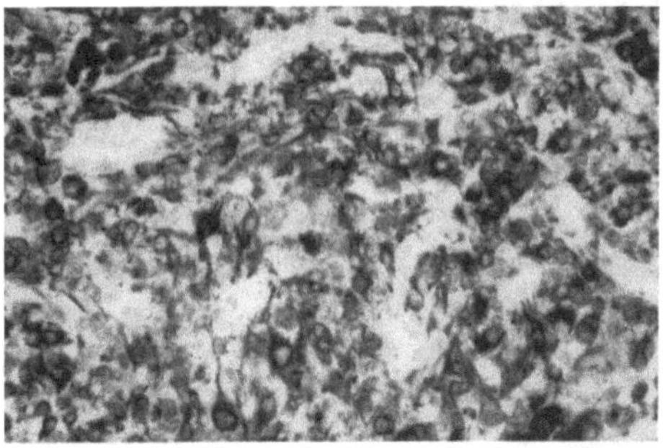

Abb. 7a (70jährig f., APAAP, KL1 × 250) Pleuramesotheliom mit deutlicher Positivität der meisten Tumorzellen für Zytokeratin

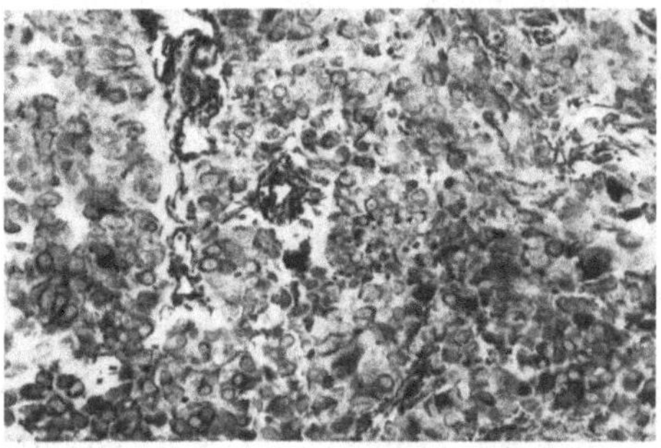

Abb. 7b (gleicher Fall wie 7a, APAAP, VIM × 200) Deutliche Positivität der Mesotheliomzellen auch für den Mesenchymmarker Vimentin

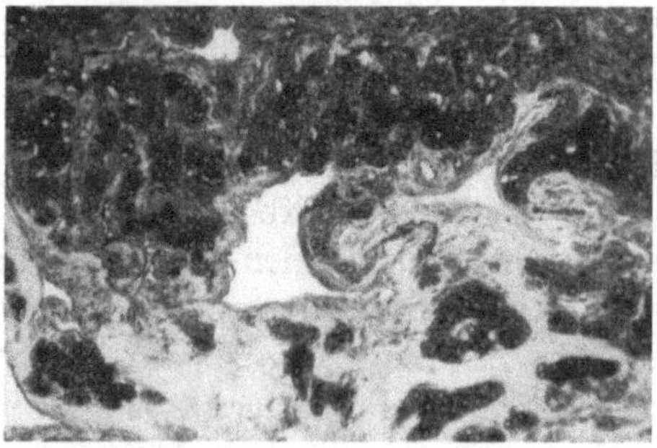

Abb. 8 (55jährig f., APAAP, TG × 75) Schilddrüsenkarzinom-Metastase mit starker Positivität der Zellen für Antikörper gegen Thyreoglobulin

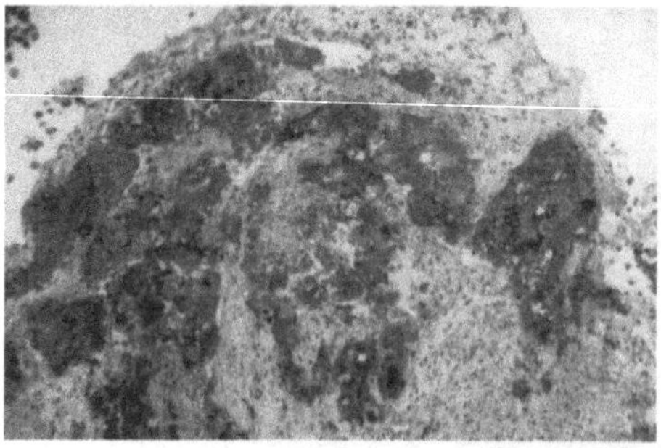

Abb. 9 (67jährig m., APAAP, CEA × 100) Mäßig differenziertes Adeno-Karzinom der Lunge. Die Tumorzellen zeigen deutliche Positivität für karzinoembryonales Antigen

zusätzlich positiv für neuronenspezifische Enolase (NSE) und Chromogranin (CG). Neurale Tumoren sind zusätzlich positiv für Neurofilamente, Gefäßtumoren für Faktor-VIII-Protein, die von der Muskulatur ausgehenden Tumoren für das Intermediärfilament Desmin sowie auch für Actin. Die Tumorzellen maligner Melanome enthalten zusätzlich S-100-Protein, neuronenspezifische Enolase (NSE) und sind in letzter Zeit auch mit spezifisch-reagierenden monoklonalen Antikörpern (z. B. NKI-C3) eindeutig darstellbar. Maligne Lymphome können durch spezielle Antikörper bereits im Paraffinschnitt in B- und T-Lymphome vom Hodgkin- oder non-Hodgkin-Typ unterteilt werden.
Da bestimmte Antikörper nicht mit formalinfixiertem Gewebe reagieren, sollte vor einer Fixierung überlegt werden, ob ein Teil des Materials nicht tiefgefroren (flüssiger Stickstoff) oder in frischem Zustand (in physiol. Kochsalzlösung) umgehend an das histologische Labor übersandt wird. Dies ist z. B. zur weiteren Subklassifikation sowie zum Nachweis der Monoklonalität maligner Lym-

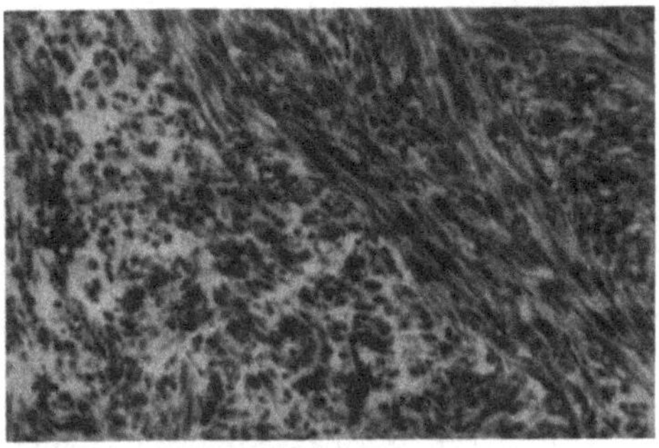

Abb. 10 (70jährig m., Desmin × 200) leiomysarkom. Die Tumorzellen sind deutlich positiv für Desmin

phome notwendig. Auch die immunhistochemisch sehr exakt bestimmbare und für die weitere Therapie oft wichtige Bestimmung der Proliferationsrate der Tumorzellen ist nur an Frischmaterial möglich.
Die unter Umständen notwendige Darstellung von CK 7 ist bisher ebenfalls nur an Frischmaterial möglich. So kann ein primäres Adeno-Karzinom der Lunge, das CEA-positiv ist (Abb. 9), von der Lungenmetastase eines ebenfalls CEA-positiven Adeno-Karzinoms des Kolons durch das bei letzterem stets fehlende CK 7 unterschieden werden.
Abbildung 10 zeigt ein letztes Beispiel einer immunhistochemischen Differenzierungshilfe. Das Gewebsbild dieses Lungentumors ließ sich mit den herkömmlichen histologischen Methoden nicht eindeutig einem niedrig differenzierten Karzinom oder einem sarkomatösen Prozeß zuordnen. Mit dem Nachweis von Desmin (rote Zellfärbung) war der myogene Ursprung dieses Tumors bewiesen.

Zusammenfassung

Grundlage der morphologischen Tumordiagnostik ist nach wie vor die Lichtmikroskopie. Voraussetzung ist die möglichst schonende, aber ergiebige Gewebsentnahme. Eine wesentliche Erweiterung der morphologischen Auswertung bringt die immunhistochemische Untersuchungstechnik. Durch den damit möglichen Nachweis spezifischer Zellmarker (z. B. Intermediärfilamente, onkofetale Proteine, Membranmarker lymphatischer Zellen, Hormone und Hormonrezeptoren) ist heute eine eindeutige Klassifikation der Mehrzahl der Lungentumoren möglich und somit die Voraussetzung für einen optimalen Einsatz der therapeutischen Möglichkeiten gegeben.

Literatur

[1] Carter, D., I. C. Eggleston: Tumors of the lower respiratory tract. In: W. H. Hartmann (Hrsg.) Atlas of Tumor Pathology, 2nd Series, Fasc. 17, AFIP, Washington D. C. 1980.
[2] Cordell, J. L., B. Falini, W. N. Erber et al.: Immunoenzymatic labeling of monoclonal antibodies using immune complexes of alkaline phosphatase and monoclonal anti-alkaline phosphatase (APAAP complexes). J. Histochem. Cytochem. **32** (1984): 219–229.
[3] Eck, H., R. Haupt, G. Rothe: Die gut- und bösartigen Lungengeschwülste. In: Handbuch Spez. Pathol. Histol., Bd. III/4, Springer, Berlin–Heidelberg–New York 1969.
[4] Hartung, W.: Atemwege, Lungen, Pleura. In: W. Remmele (Hrsg.): Pathologie, Bd. I, S. 703–856, Springer, Berlin–Heidelberg–New York–Tokio 1984.
[5] Kaiserling, E.: Zur Pathologie der bronchopulmonalen Tumoren. Krankenh. Arzt **61** (1988): 567–577.
[6] Moll, R.: Epitheliale Tumormarker. Verh. Dtsch. Ges. Pathol. **70** (1987) 28–50.
[7] Sobin, L. H., Y. Shimosato, H. Spencer, R. Yesner: Histological typing of lung cancers. 2nd ed. Internat. histological classification of tumours, No 1. WHO, Geneva 1981.

Veränderungen der Lungenfunktion und mukoziliaren Clearance bei asymptomatischen Rauchern, Patienten mit chronisch obstruktiver Atemwegserkrankung und Bronchialkarzinom

P. Dorow, H. J. Scholman, Th. Weiss, R. Felix, S. Blümcke, S. Thalhofer

Einleitung

Das labyrinthartige Aufzweigen der zur Peripherie ständig enger zulaufenden Atemwege stellt zusammen mit dem mukoziliaren Klärsystem eine hochwirksame Schutzeinrichtung gegenüber inhalierten Substanzen mit Partikelcharakter dar. Das Atemwegssystem ist von der proximalen Trachea bis zu den terminalen Bronchiolen mit einem transportbefähigten Epithel ausgekleidet, das der ad oralen Eliminierung von Schleim, abgestoßenen Zellbestandteilen und inhalierten Fremdkörpern dient. Es sind zwei Strukturen, die im komplexen Zusammenspiel die pulmonale Selbstreinigung unterhalten:

1. das bronchiale Flimmerepithel und
2. der bronchiale Mukus.

Die Oberfläche einer jeden bronchialen Flimmerhaarzelle ist mit etwa 200 Zilien besetzt, von denen jedes eine durchschnittliche Länge von 0,6 µm und eine mittlere Stärke von 0,2 µm aufweist. Die Ziliendichte ist im zentralen Atemwegsabschnitt am höchsten und nimmt zur Peripherie hin ab. Die Zilien schlagen oralwärts kräftiger als peripherwärts, wobei in einem peitschenschlagähnlichen Bewegungsmuster der Transport effektiver oralwärts gerichtete Schlag 2 bis 3 mal schneller als die refraktäre Rückbewegung erfolgt. Die normale menschliche Flimmerfrequenz streut in einem Bereich von 10 bis 20 Hertz und ist abhängig von Temperatur und Luftfeuchtigkeit. Der Zilienschlag, der sich koordiniert im Verband metachromer Felder vollzieht, zeigt eine enge Beziehung zur zellulären Energieproduktion, die ihrerseits ATP-abhängig ist [18]. Nach heutigem Erkenntnisstand liegt das tracheobronchiale Sekret zweischichtig dem Flimmerepithel auf, wobei eine niedrig visköse Solphase und eine höher visköse Gelphase unterschieden werden können [19]. Die Kläreffektivität der beiden mukoziliaren Komponenten – Mukus und Zilien – ist in hohem Maße von der rheologischen Beschaffenheit des Mukus abhängig.

Mit dem mukoziliaren Selbstreinigungssystem steht der Lunge ein äußerst wirksames Schutzsystem zur Verfügung. Zu bedenken ist jedoch, daß selbst unter umweltfreundlichen Bedingungen jeder Mensch täglich mehr als 1 Milliarde Aerosol- bzw. Staubpartikel inhaliert, die z. T. pathogene Eigenschaften besitzen und bei unzureichender Ausscheidung im Bronchialtrakt zu Entwicklung von Krankheiten beitragen können. Es besteht eine enge pathogenetische Verknüpfung von gestörter mukoziliarer Klärfunktion und chronisch obstruktiver Atemwegserkrankung sowie Bronchialkarzinom.

Mukoziliare Clearance

Die Effizienz des adoralen Partikeltransportes durch das mukoziliare System der Lunge ist durch kameraszintigraphische Registrierung der Halbwertzeit korrigierten Impulsabfalls über die Zeit meßbar. Nach elektronischer Kennzeichnung beliebig wählbarer Lungenzonen lassen sich Zeitaktivitätskurven erstellen, wobei die Klärrate der radioaktiven Partikel in Prozent der initial registrierten Aktivität (= 100%) angegeben wird.
Mittels eines modifizierten Düsenverneblers wurden ^{99m}Tc-markierte Millimikrosphären der mittleren Größe von 0,5 µm versprüht und vom aufrechtsitzenden Patienten unter standardisierten Bedingungen für eine Dauer von 5 Minuten in Atemmittellage inhaliert. Unmittelbar nach Inhalationsende wurden am in Rückenlage befindlichen Patienten über den divergierenden Kollimator eine gamma-kameraventrale pulmonale Radioaktivität registriert und in nahtlosen Sequenzen von je 60 Sekunden Dauer dem angeschlossenen Prozeßrechnersystem übertragen. Die Dokumentation erfolgte simultan in Form von Analogszintiphotos sowie anhand von Polaroidaufnahmen vom Bildschirm des EDV-Systems. Besonders interessierende Lungenteilbereiche ließen sich elektronisch kennzeichnen und einer gesonderten Auswertung zuführen.
Der Anteil peripher deponierten Aerosols wurde mit Hilfe des Aerosol-Penetration-Index (API) quantifiziert. Der Aerosol-Verteilungs-Index (AVI) ist geeignet, auch unterhalb der visuellen Schwelle gelegene pulmonale Radioaktivitätsschwankungen aufzuzeigen und zahlenmäßig zu objektivieren. Der Index entspricht dem Variationskoeffizienten der unterschiedlichen Durchschnittsradioaktivitäten der peripheren, zentralen, apikalen, medialen sowie basalen Lungenteilbereiche. Die sich bei zunehmender Bronchialstenosierung verstärkende Verteilungsstörung der Aerosolpartikel teilt sich durch ein Anwachsen der Indexzahlen mit.

Lungenfunktion

Die Lungenfunktion erlaubt u. a. die Erkennung obstruktiver Ventilationsstörungen, wobei auch überwiegend periphere obstruktive Ventilationsstörungen erkannt werden können. Die Bestimmung des Atemwegswiderstandes (RAW), thorakalen Gasvolumen (TGV) und forciert exspiratorischen Volumen in der 1. Sekunde (FEV1,0) erfolgt in einem volumenkonstanten Bodyplethysmographen (Masterlab)*. Zusätzlich erfolgte die Bestimmung des closing volume (CV) mit der Bolusmethode. Die maximale exspiratorische Flußvolumenkurve wurde mit dem Pneumotachographen jeweils drei Mal registriert. Zur Auswertung wurde diejenige Flußvolumenkurve herangezogen, die den höchsten peakexspiratorischen Flow aufwies. Auf ihr wurden neben dem Spitzenfluß wie maximale exspiratorische Flußrate bei 75, 50 und 25% der forcierten Vitalkapazität abgetragen. Anschließend wurde ein Helium-Sauerstoff-Gemisch (80% Helium plus 20% O_2) bis zur Äquilibrierung geatmet und erneut eine exspiratorische Flußvolumenkurve geschrieben. Nach Übereinanderspielen der mit Raumluft und der mit dem wenig dichten Helium-Sauerstoff-Gemisch geatmeten Flußvolumenkurven erfolgte die Festlegung des Übergangs- bzw. Schnittpunktes beider Kurvenverläufe, der den Point of isoflow kennzeichnet. Eine Dysfunktion der Lungenperipherie im Sinne einer small airways disease wurde dann unterstellt, wenn das Closing volume (CV) auf über 0,9 l erhöht war, der Quotient Closing volume und Vitalkapazität (CV/VC) einen Wert von 20% überstieg sowie der Point of isoflow mehr als 20% der auf der Flußvolumenkurve ermittelten forciert exspiratorischen Vitalkapazität betrug.

Ergebnisse

a) Asymptomatische Raucher

Untersucht wurden 210 asymptomatische Raucher eines mittleren Lebensalters von 46,7 Jahren. Der jüngste war 23 Jahre alt, der älteste 54 Jahre alt. Bei allen Männern bestanden anamnestisch Hinweise auf einen Nikotinabusus von 26 Zigaretten / die (minimal 20, maximal 45 Zigaretten / die), wobei die Dauer des Rauchens im Mittel 16 Jahre betrug. Bei keinem der Männer bestanden zum Zeitpunkt der Untersuchungen Symptome wie Auswurf oder täglicher Husten. Belastungsdyspnoe oder Anfälle von Luftnot wurden negiert. Hinweise auf eine Linksherzinsuffizienz fehlten ebenfalls. Keiner der Untersuchten bot klinisch oder thoraxröntgenologisch einen Anhalt für eine bronchopulmonale

---

* Diese Untersuchung war nur möglich mit großzügiger Unterstützung der Maria-Sonnenfeld-Gedächtnisstiftung

Erkrankung. Von den 210 untersuchten Männern hatten 42 eine unauffällige Lungenfunktion. Atemwegswiderstand und forciert exspiratorisches Volumen in der 1. Sekunde lagen im Bereich der Soll-Werte (EGKS). Bei allen untersuchten Männern lag das Closing volume unter 900 ml, CV/VC war kleiner als 18% und V-Iso lag nicht über 18%. MEF 50 und MEF 25 wichen nicht mehr als 5% von unseren Soll-Werten ab.
168 Männer zeigten lungenfunktionsanalytisch Veränderungen im Sinne einer rein peripheren obstruktiven Ventilationsstörung. Das Closing volume lag bei allen über 1,1 l, CV/VC über 27% und V-Iso über 26%. Der peak-exspiratorische Flow wich nicht mehr als 8% von unseren Soll-Werten ab. MEF 50 und MEF 25 waren jedoch bei allen 168 Rauchern hochgradig eingeschränkt (Tab. 1).

Tabelle 1 Lungenfunktionswerte von 168 asymptomatischen Rauchern (n = 168). Closing volume (CV), Quotient Closing volume zu Vitalkapazität (CV/VC), Flow of iso (iso), Atemwegswiderstand (RAW), mittelexspiratorischer Flow bei 50% der forcierten Vitalkapazität (MEF 50), mittelexspiratorischer Flow bei 25% der forcierten Vitalkapazität (MEF 25)

CV (l)		CV/VC (%)		Viso (%)		Raw (kPa/l/s)		MEF 50 (l/s)		MEF 25 (l/s)	
$\bar{x}$	± SD	$\bar{x}$	± SD	$\bar{x}$	± SD	$\bar{x}$	± SD	$\bar{x}$	± SD	$\bar{x}$	± SD
1,7	0,6	41	14	38	11	0,28	0,01	2,3	0,6	0,4	0,2

Bei 14 von den 168 lungenfunktionsanalytisch untersuchten asymptomatischen Rauchern erfolgte die Bestimmung der mukoziliaren Clearance. Als Kontrollgruppe dienten 10 lungengesunde Personen (Nichtraucher), die keinen Hinweis auf eine zentrale oder periphere Bronchialobstruktion boten. Die 14 asymptomatischen Raucher hatten ein Lebensalter von 37,4 ± 9,2 Jahren, $\bar{x} \pm SD$. Die 10 lungengesunden Personen hatten ein mittleres Lebensalter von 40,2 ± 10,1 Jahren, $\bar{x} \pm SD$.
Während sich die Klärraten im zentralen, medialen und basalen Lungenbereich bis zur 90. Minute nicht signifikant von jenen des lungengesunden Kontrollkollektivs unterschieden, wurden in der peripheren und apikalen Teilregion bereits ab der 30. Minute statistisch signifikante ($P < 0,05$) Clearancereduzierungen nachweisbar (Abb. 1). Die undifferenzierte Auswertung der rechtsseitigen Gesamtlunge ließ für die Patienten mit small-airways-disease ein Eliminationsniveau erkennen, das lediglich trendartig unterhalb dem bei Lungengesunden zu beobachtenden lag.
Während bei Lungengesunden eine nahezu vollständige (90,6 ± 6,3%, $\bar{x} \pm SD$) Penetration der Testpartikel in den Alveolarraum beobachtet werden konnte,

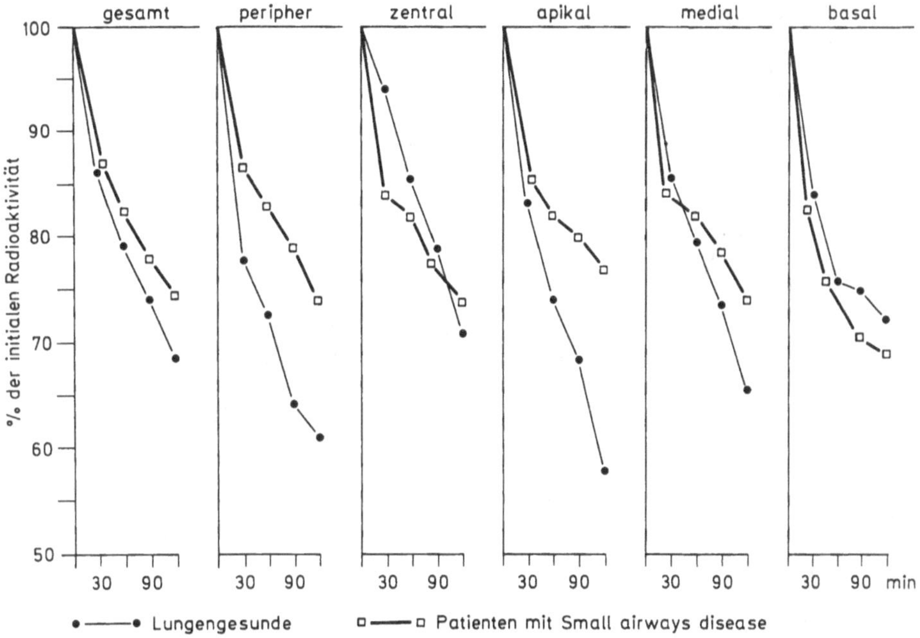

Abb. 1 Mittelwertsverläufe der mukoziliaren Aerosolelimination aus fünf pulmonalen Teilbereichen sowie aus der rechten Gesamtlunge bei Patienten mit small airways disease und bei einem lungengesunden Kontrollkollektiv.

wiesen die Patienten mit einer lungenfunktionsanalytisch nachgewiesenen small airways dysfunction eine alveoläre Retention von 74,0 ± 7,7% auf. Von den small-airways-Parametern korrelierte der Isoflow am engsten mit der alveolären Deposition ($n = 14$, $r = -0{,}6581$, $p < 0{,}01$); für CV ($n = 14$, $r = -0{,}2348$) und den Quotienten CV/VC ($n = 14$, $r = -0{,}4122$) ließen sich keine statistisch signifikanten Wechselbeziehungen herstellen.

b) Chronisch obstruktive Atemwegserkrankungen

Untersucht wurden 98 Patienten mit chronisch obstruktiver Atemwegserkrankung in einem mittleren Alter von 59,7 ± 12,3 ($\bar{x} \pm SD$) Jahren. Bei diesen Patienten bestand eine mittelgradige obstruktive Ventilationsstörung (RAW) 0,62 ± 0,9 ($\bar{x} \pm SD$). Das thorakale Gasvolumen war gegenüber den Soll-Werten im Mittel um 35% ±10 erhöht, das forciert exspiratorische Volumen in der 1. Sekunde lag um 40% ± 12 ($\bar{x} \pm SD$) gegenüber den Soll-Werten niedriger.

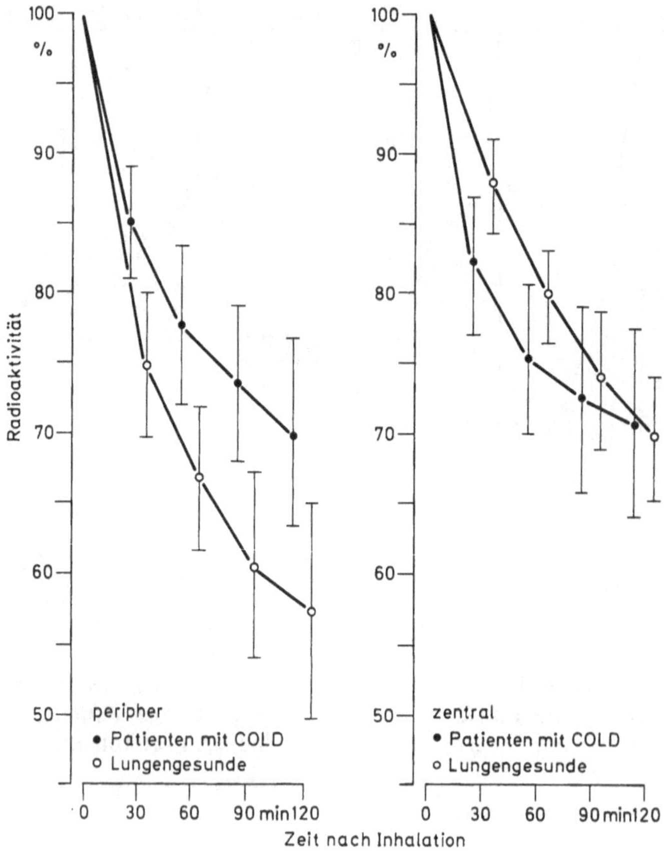

Abb. 2 Mukoziliare Eliminationskurven ($\bar{x} \pm SD$) einer peripheren und zentralen rechtspulmonalen Auswertezone bei Patienten mit COLD und einem lungengesunden Vergleichskollektiv.

Die Eliminationskurven zentraler und peripherer pulmonaler Auswertzonen zeigten charakteristische Merkmale (Abb. 2). Im Vergleich zu einem lungengesunden Kontrollkollektiv war die Klärgeschwindigkeit der Patienten im Bereich der Lungenperipherie statistisch signifikant ($p < 0{,}05$) herabgesetzt, während sie im zentralen Lungenabschnitt zunächst höher (30-Minuten-Meßwert: $P < 0{,}05$) als bei den Lungengesunden lag. Bei Berücksichtigung fünf separater Auswertzonen wurden bei den Patienten mit chronisch obstruktiver Atemwegserkrankung deutliche regionale Unterschiede im Klärverhalten nachweisbar (Abb. 3). Während sich die Eliminationskurven peripherer und apikaler Auswertareale als annähernd gleichsinnig verzögert erwiesen, entsprach der Partikelabstrom aus dem Unterfeldbereich dem pathologisch gesteigerten

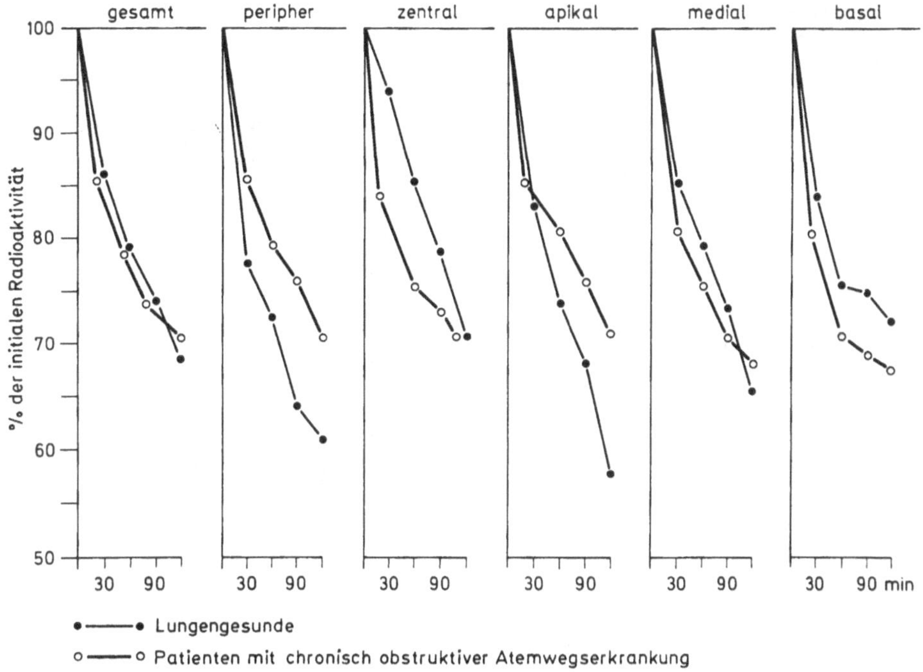

Abb. 3 Mittelwertsverläufe der mukoziliaren Aerosolelimination aus fünf pulmonalen Teilbereichen sowie der rechten Gesamtlunge bei Patienten mit COLD und einer lungengesunden Kontrollgruppe.

Klärniveau der zentralen Lungenregion. Bei undifferenzierter globaler Auswertung der rechten Gesamtlunge resultierte eine Angleichung der regionalen Clearanceunterschiede auf ein Niveau, das dem der lungengesunden Kontrollgruppe entsprach (s. Abb. 3). Während sich die Eliminationskurven peripherer und apikaler Auswertareale als annähernd gleichsinnig verzögert erwiesen, entsprach der Partikelabstrom aus dem Unterfeldbereich dem pathologisch gesteigerten Klärniveau der zentralen Lungenregion.

Mittels des Aerosol-Penetrations-Index sowie anhand des im Alveolargebiet deponierten Aerosolanteils wurde eine Objektivierung der peripheren Eindringtiefe der Inhalatteilchen angestrebt. Bei Berücksichtigung einer gewissen Überschneidung ließ sich der mittlere API der small-airways-Patienten (0,79 $\pm$ 0,16, $\bar{x} \pm$ SD) mit statistischer Signifikanz ($P < 0{,}05$) vom Vergleichswert der lungengesunden Kontrollgruppe abgrenzen (Abb. 4). Die anhand des Aerosol-Penetrations-Index (API) vorgenommene Separation des small-airways-disease-Kollektivs von der Gruppe der Patienten mit chronisch obstruktiver Atemwegserkrankung gelang im Mittelwertsvergleich mit großer Deutlichkeit auf dem

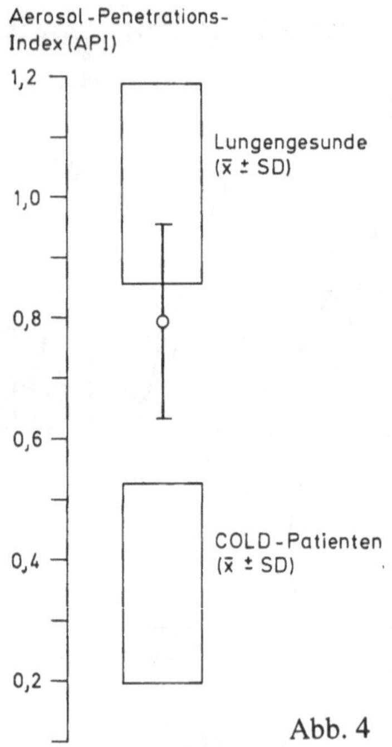

Abb. 4

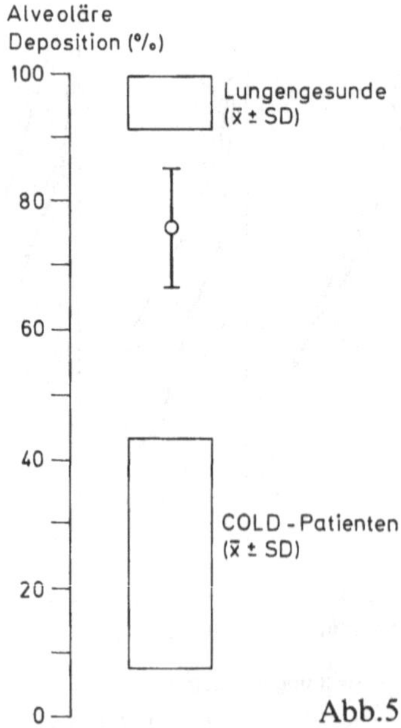

Abb. 5

Abb. 4 Mittlerer API einschl. Standardabweichung der Patienten mit small airways disease. Die Vergleichsdaten lungengesunder Probanden sowie der COLD-Patienten sind mitdargestellt.

Abb. 5 Alveoläre Deposition des Radioaerosols bei Patienten mit small airways disease. Mitdarstellung der Vergleichsmeßwerte des lungengesunden Kollektivs sowie der COLD-Kontrollgruppe.

statistisch höheren Signifikanzniveau von $P < 0{,}01$ (s. Abb. 4). Im Vergleich zum API zeichnete sich die Meßgröße der anhand der 24-h-retentionquantifizierbaren alveolären Aerosolfraktion durch die relativ größere diagnostische Trennschärfe aus. Zwar ließ sich im mit Hilfe dieses Parameters vorgenommenen Mittelwertsvergleich des small-airways-disease-Kollektivs erneut in eine Mittelstellung zwischen Lungengesunden und Patienten mit chronisch obstruktiver Atemwegserkrankung definieren, jedoch war stets eine deutliche Abgrenzung der small-airways-disease-Patienten von der lungengesunden Kontrollgruppe gegeben (Abb. 5). Die durchschnittliche alveolärdeponierte Aerosolfraktion der Patienten mit small-airways-disease ($76{,}2 \pm 8{,}1$, $\bar{x} \pm SD$) differierte zudem bei Lungengesunden und Patienten mit chronisch obstruktiver Atemwegserkrankung gemessenen Vergleichswerten mit großer statistischer Signifikanz ($P < 0{,}01$, s. Abb. 5).

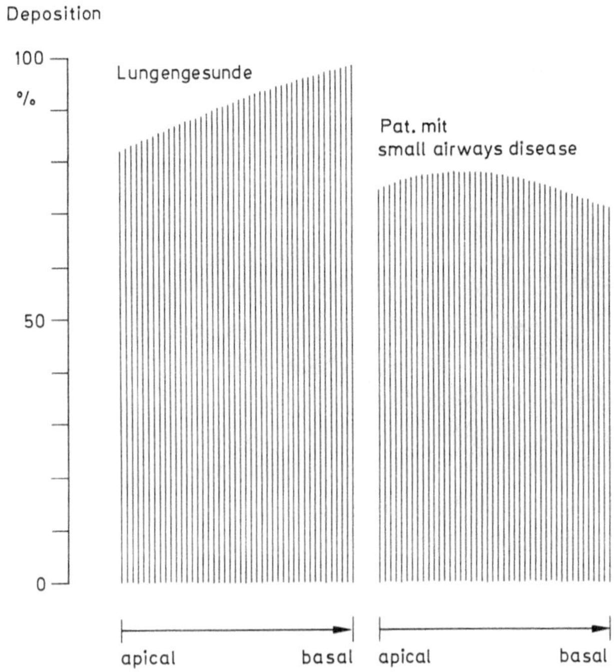

Abb. 6 Profilanalyse der apikokaudalen Aerosoldeposition des rechtspulmonalen Alveolargebietes. Während bei der lungengesunden Kontrollgruppe ein apikokaudales Aktivitätsgefälle besteht, zeigt sich bei den Small-airways-disease-Patienten eine Aufhebung des basiswärts gerichteten Gradienten.

Bei Berücksichtigung dreier apikaler, medialer sowie basaler Lungenzonen wurden regionale Besonderheiten der alveolären Aerosolverteilung deutlich (Abb. 6). Während bei Lungengesunden stets ein in apikokaudaler Richtung zunehmendes Aktivitätsgefälle angetroffen wurde, zeigte sich bei den Patienten mit small-airways-disease eine Aufhebung des mittleren apikokaudalen Gradienten. Letztere war allerdings weniger deutlich ausgeprägt als dies bei den Patienten mit chronisch obstruktiver Atemwegserkrankung mit zentral obstruktiver Ventilationsstörung zu beobachten war (Abb. 7). Anders als bei den Patienten mit chronisch obstruktiver Atemwegserkrankung und Analogie zu den bei Lungengesunden gemachten Beobachtungen ließ sich bei den Patienten mit small-airways-disease keine statistisch absicherbare Differenz im Links-Rechts-Verhältnis des durchschnittlichen gesamt pulmonalen oder alveolären Depositionsniveaus nachweisen.

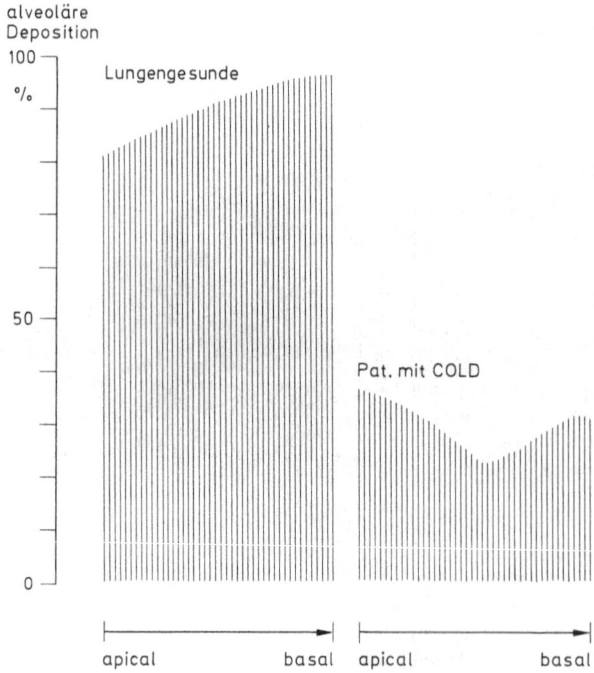

Abb. 7 Profilanalyse der rechtspulmonalen apikokaudalen Aerosoldeposition in der Alveolarregion. Im Gegensatz zur lungengesunden Kontrollgruppe wird bei den untersuchten Patienten mit COLD eine Aufhebung bzw. Umkehr des apikokaudalen Aktivitätsgradienten nachweisbar.

c) Bronchialkarzinom

Untersucht wurden 24 Patienten (mittleres Alter 65,9 $\pm$ 12) mit Bronchialkarzinom. 12 Patienten hatten ein zentral wachsendes Bronchialkarzinom, 11 ein peripher wachsendes Bronchialkarzinom und 1 Patient ein bronchioalveoläres Karzinom. Bis auf 2 Patienten waren alle Raucher. Die beiden Nichtraucher wiesen in der Lungenfunktion lediglich eine geringgradige Erhöhung des Atemwegswiderstandes und leichte Einschränkung des FEV 1,0 auf. MEF 50 und MEF 25 waren gering erniedrigt. Die anderen 22 Patienten hatten sämtlich eine mittelgradige obstruktive Ventilationsstörung (Tab. 2). Alle 24 Patienten zeigten eine hochpathologische mukoziliare Clearance. Die Eliminationskurven im Bereich der rechtsseitigen Apikalregion ergaben zu dem Zeitpunkt 30 - 60 - 90 - 120 Minuten nach Beginn der Registrierung hochsignifikante Unterschiede im Vergleich zu den Werten lungengesunden Kollektivs (Abb. 8). Die Klärraten im zentralen, medialen und basalen Lungenbereich unterschieden sich bis zur 120. Minute signifikant von jenen des lungengesunden Kontroll-

Tabelle 2 Lungenfunktionsparameter bei 22 Patienten mit Bronchialkarzinom. Atemwegswiderstand (RAW), forciert exspiratorisches Volumen in der 1. Sekunde FEV 1,0, Residualvolumen (RV)

	$\bar{x}$	± SD
RaW (kPa/l/s)	0,62	0,23
FEV 1,0 (l)	1,9	0,6
RV (l)	3,2	0,7

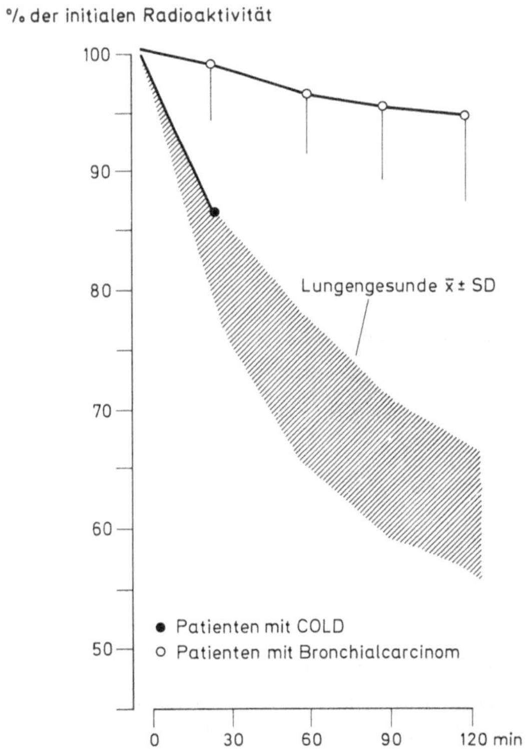

Abb. 8 Mittelwertsverläufe der mukoziliaren Clearance im Bereich der rechtsseitigen Apikalregion bei Patienten mit small airways disease, Patienten mit COLD sowie bei Lungengesunden.

kollektivs. Während die undifferenzierte Auswertung der rechtsseitigen Gesamtlunge für die Patienten mit small-airways-disease ein Eliminationsniveau erkennen ließen, das lediglich trendartig unterhalb dem bei Lungengesunden zu beobachtenden lag, ergaben sich hochsignifikante Unterschiede zu den

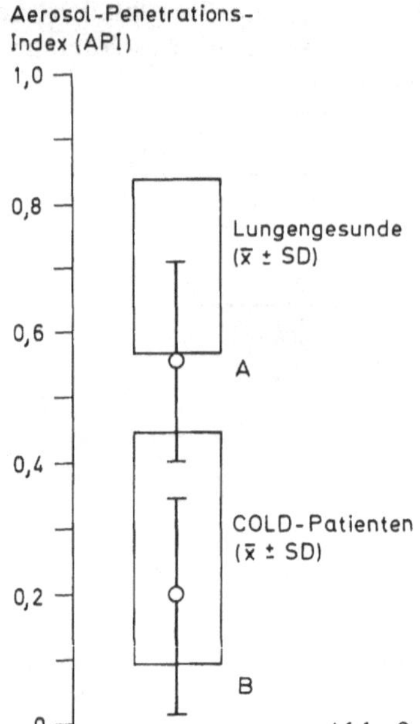

Abb. 9

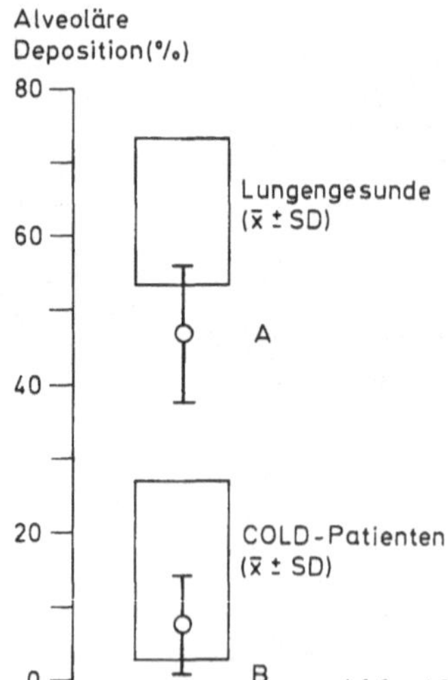

Abb. 10

Abb. 9 Mittlerer API einschl. Standardabweichung
A: small-airways-disease
B: Bronchialkarzinom.

Abb. 10 Alveolär deponierter Aerosolanteil
A: small-airways-disease
B: Bronchialkarzinom.

Patienten mit Bronchialkarzinom. Abbildung 9 zeigt den mittleren Aerosol-Penetrations-Index der Patienten mit small-airways-disease, chronisch obstruktiver Atemwegserkrankung und Bronchialkarzinom. Die Patienten mit peripherer Atemwegsdysfunktion ließen sich sowohl von der lungengesunden Kontrollgruppe als auch vom Kollektiv der Patienten mit chronisch obstruktiver Atemwegserkrankung sowie der Patienten mit Bronchialkarzinom statistisch signifikant separieren. Ein signifikanter Unterschied zwischen Patienten mit chronisch obstruktiver Atemwegserkrankung und Bronchialkarzinom ergab sich nicht. Das mittlere alveoläre Depositionsniveau (Abb. 10) unterschied sich zwischen den Patienten mit chronisch obstruktiver Atemwegserkrankung und Bronchialkarzinom nicht.

Diskussion

Das pathomorphologische Spektrum der Schädigungsmöglichkeiten im peripheren Lungenbereich ist vielfältig. Neben Obstruktionen, die durch in der Atemwegslichtung liegenden Bronchialschleim oder durch Zelldetritus sowie durch entzündliche Exsudate unterhalten werden, können inflammatorische Schwellungen, Kontraktion der glatten Muskulatur und stenosierende Fibrosen der bronchialen bzw. bronchiolaren Schleimhaut zusätzliche Leistungseinschränkungen des Atemwegskalibers verursachen [14]. Ausgehend von der Annahme, daß das Ausbreitungsmuster der chronisch rezidivierenden peripheren Atemwegsobstruktionen zentralwärts ausgerichtet ist, erscheinen Bemühungen um eine Früherkennung dieser peripheren Läsionen sinnvoll. Dies um so mehr, als die fortgeschrittenen zentral obstruktiven Erkrankungsformen keinen kausalen Therapieansatz mehr bieten und bis hin zu respiratorischen Globalinsuffizienzen nur noch symptomatisch behandelt werden können. Die vorliegende Untersuchung zeigt, daß bis auf Nichtraucher alle eine rein periphere obstruktive Ventilationsstörung hatten. Das Ausmaß der Verantwortlichkeit des inhalativen Zigarettenrauchens für die Entwicklung einer Dysfunktion im Bereich der kleinen Atemwege ist durch eine Reihe pathoanatomischer wie auch klinischer [4, 6, 15, 16, 17] Studien hinreichend umrissen. Da unmöglich alle rauchenden Personen zur Abstinenz motiviert werden können, und da hinsichtlich des Entwicklungszeitraumes und Schweregrades einer zigarettenrauchinduzierten Atemwegsläsion erhebliche dosisabhängige wie auch individuell determinierte Unterschiede bestehen, kommt der Identifizierung bereits betroffener Personen und Gruppen eine besondere klinische Bedeutung zu. Ein denkbarer Fortschritt wäre es daher, disponierte Einzelpersonen oder auch Gruppen zu erfassen, und diese dann zu einer Expositionsprophylaxe, d.h. zum Zigarettenrauchverzicht, anzuhalten. Die Treffsicherheit dieser small-airways-Tests ist allerdings durch den Umstand limitiert, daß sie mit methodischen Schwierigkeiten behaftet sind und daß die Meßdaten intraindividuell und stärker noch interindividuell streuen. Die vorliegenden Untersuchungen zeigen, daß die Bestimmung der Flußvolumenkurve und zwar insbesondere die Auswertung des MEF 50 und MEF 25 der größte Sicherheitsfaktor zu sein scheint. Die Anwendung der Radioaerosol-Methode stellt ebenfalls einen empfindlichen Frühindikator gering ausgeprägter pulmonaler Schädigungen dar. Es kann davon ausgegangen werden, daß Raucher eine small-airways-dysfunction entwickeln, die im wesentlichen in einer Einschränkung der mukoziliaren Clearance durch Schädigung des Surfactant-Systems und einer Alteration des epithelialen Zilienapparates begründet liegt. Zwei ziliäre Schädigungsqualitäten sind experimentell belegt [21]: einerseits ein Motilitätsverlust der Zilien mit völliger Inaktivität einzelner oder mehrerer Zilienfelder und andererseits eine morphologisch ablesbare Degeneration von Einzelzilien (Compound-Zilien-

Bildung, Zilienschwellung, Zilienskelettdeformierung) mit ineffektivem Zilienschlag [22, 23]. Der Störung der mukösen Komponente liegt ein relativer Surfaktant-Mangel zugrunde [22]. Insbesondere partikuläre Bestandteile des inhalierten Tabakrauches binden und verbrauchen Surfactant im Alveolarraum. Der reduzierte Surfaktantnachschub in das Bronchiolo-bronchiale System hat einerseits eine Minderung des Antiklebeeffekts und der Transportfähigkeit des Mukus aufgrund einer partiellen Durchmischung einer sonst streng geschichteten Sol- und Gelphase zur Folge [22, 23] und führt andererseits durch ein Wasserungleichgewicht zu einer Instabilität der Solphase. Absinkende visköse Anteile der Mukus-Gelphase können die Zilien fesseln. Letztlich fördert der Surfactant-Mangel die small-airways-dysfunction durch eine Stabilitätsminderung der Bronchioli terminales und respiratorii [25].

Die Störung der Mukoziliarfunktion durch die Noxe Tabakrauch, in ihrem Ausprägungsgrad abhängig von der Dosierung, der Expositionshäufigkeit und -dauer der Noxe, begünstigt eine Keimansiedlung im luftleitenden System mit Epithelalteration und entzündlicher Reaktion. Entzündungsrezidive manifestieren schließlich die Obstruktion auch in mittleren und größeren Bronchien durch eine stenosierende interstitielle Schleimhautfibrose. Eine begleitende Hyper- und Dyskrinie bronchialer Drüsen und ein protrahierter Zilienschaden bis hin zum Zilienverlust schränken die Transportfähigkeit des Schleims erheblich ein. Die resultierende Schleimretention komplettiert die Bronchusobstruktion und unterhält auf Dauer den Entzündungsmechanismus.

Die Schädigung des Bronchialepithels nimmt an Schwere zu bis hin zum Zellverlust. Über eine Basalzellhyperplasie als Zeichen eines protrahierten Zellersatzes kann sich eine Plattenepithelmetaplasie entwickeln. Der vollständige Zilienverlust dieser metaplastischen Zellen begünstigt eine Mukostase und dadurch eine weitere lokale Anreicherung infektiöser und karzinogener Noxen. Eine neoplastische Transformation der Epithelien, ersichtlich an dysplastischen Kern- und Zellveränderungen mit karzinomatöser Entartung wird möglich. Auch die Karzinomzellen bilden keine effektiven Zilien aus, so daß der Mukustransport über dem Karzinomfeld stagniert. Die mukoziliare Clearance ist auch hier deutlich herabgesetzt.

Am Beispiel des chronisch inhalierten Tabakrauches mit den möglichen Folgen für das luftleitende System wird die Bedeutung einer effektiven Schutz- und Reinigungsfunktion durch die mukoziliare Clearance ersichtlich. Die frühzeitige Aufdeckung einer gestörten Mukoziliarfunktion mit geeigneten Darstellungsverfahren erscheint zwingend geboten, da mit einer rechtzeitigen Therapie und Expositionsprophylaxe das Ausmaß der pathogenen Folgen, insbesondere die Manifestation eines Bronchialkarzinoms, erheblich gemildert werden kann.

Literatur

[1] Hogg, J. C., P. T. Macklem, W. M. Thurlbeck, Ch. B. Path: Site and nature of airway obstruction in chronic obstructive lung disease. New Engl. J. Med. **278** (1968) 1355–1360.

[2] Mecklem, P. T.: Obstruction in small airways – a challenge to medicine. Am. J. Med. **52** (1972) 721–724.

[3] Macklem, P. T., J. Nead: Resistance of central and peripheral airways measured by a retrograde catheter. J. Appl. Physiol. **22** (1967) 395–401.

[4] Cosio, M., K. A. Hale, D. E. Niewoehner: Morphologic and morphometric effects of prolonged cigarette smoking on the small airways. Am. Rev. Respir. Dis. **122** (1980) 265–271.

[5] Cosio, M., H. Ghezzo, J. C. Hogg et al.: The relations between structural changes in small airways and pulmonary-function tests. N. Engl. J. Med. **298** (1977) 1277–1281.

[6] Ebert, R. V., P. B. Hanks: Mucus secretion by the epithelium of the bronchioles of cigarette smokers. Br. J. Dis. Chest. **75** (1981) 277–282.

[7] Beck, G. J., C. A. Doyle, E. N. Schachter: Smoking and lung function. Am. Rev. Respir. Dis. **123** (1981) 149–155.

[8] Enjeti, S., B. Hazelwood, S. Permutt et al.: Pulmonary function in young smokers: male–female differences. Am. Rev. Respir. Dis. **118** (1978) 667–676.

[9] Schulz, V.: Small airways disease. Prax. Pneumol. **34** (1980) 187–218.

[10] Bürgi, H.: Biochemie des Bronchialsekretes. Therapiewoche **26** (1976) 8224–8229.

[11] Buist, A. S.: Early detection of airways obstruction by the closing volume technique. Chest **64** (1973) 495–499.

[12] Dorow, P., H. Schmutzler: Relationship between closing volume and age in males at the age of 15–70 years. IRCS med. Science: Biomed. Clin. med. Physiol. Respir. Syst. Social. Occup. Med. **7** (1979) 113.

[13] Frazer, R. G., J. A. Pare: Diagnostic of diseases of the chest. Saunders, Philadelphia 1970.

[14] Dalquen, P., M. Oberholzer: Morphologische Veränderungen beim „small airways disease" und Möglichkeiten der quantitativen Analyse. Atemwegs- u. Lungenkrankh. **5** (1979) 200–203.

[15] Michaels, R., M. Sigurdson, S. Thurlbeck, R. Cheniack: Elastic recoil of the lung in cigarette smokers: The effect of nebulized bronchodilator and cessation of smoking. Am. Rev. Respir. Dis. **119** (1979) 707–716.

[16] Beck, G. J., C. A. Doyle, E. N. Schachter: Smoking and lung function. Am. Rev. Respir. Dis. **123** (1981) 149–155.

[17] Berend, N., A. J. Woolcock/G. E. Marlin: Correlation between the function and structure of the lung in smokers. Am. Rev. Respir. Dis. **119** (1979) 695–705.

[18] Murray, I. F.: Die normale Lunge. Schattauer Verlag, Stuttgart 1978.

[19] Medici, T. C.: Die Rheologie des Tracheobronchialkrebs. Prax. Pneumol. **32** (1978) 505–512.

[20] Iravani, J., S. N. Melville: Long term effect of cigarette smoke on mucociliary function in animals. Respiration **31** (1974) 358–366.

[21] Iravani, J., A. van Ass: Mucustransport in the tracheo-bronchial tree of normal and bronchitic rats. J. Path. **106** (1972) 81–86.

[22] Finely, T. N.: Smoking and lung surfactant. In: Cosmi, E. V., Scarpelli, E. M. (Hrsg.) Pulmonary surfactant system, S. 237–310. Elsevier, Amsterdam–New York–Oxford 1983.

[23] Ailsby, R. L., F. N. Ghadially: Atypical cilia in human bronchial mucosa. J. Path. **109** (1973) 75.
[24] Morgenroth, K., J. Bolz: Morphological feature of the interaction between mucus and surfactant on the bronchiol mucosa. Respiration **47** (1985) 225–231.
[25] Macklem, P. T., D. F. Proctor, J. G. Hogg: The stability of peripheral airways. Resp. Physiol. **8** (1962) 191–198.

Moderne bildgebende Diagnostik des Bronchialkarzinoms unter besonderer Berücksichtigung der Kernspintomographie

Th. Weiss, R. Bittner, R. Loddenkemper, D. Kaiser, R. Felix

Einleitung

Unmittelbar nach Entdeckung der Röntgenstrahlung durch Wilhelm Conrad Röntgen im Jahre 1895 bestand das Bedürfnis, dieses Verfahren zur Diagnostik der Erkrankungen der Thoraxorgane einzusetzen. Die ersten klinischen Erfahrungen mit der damals neuen Röntgenmethode bezogen sich allerdings zunächst auf das Skelettsystem, da die zunächst noch langen Belichtungszeiten der Röntgenaufnahmen lediglich scharfe Abbildungen unbewegter Objekte ermöglichten. Aufgrund der respiratorischen Zwerchfellbewegungen und der Herzeigenpulsation waren die Bildresultate im Bereich der Lunge und des Herzens zunächst unbefriedigend. 1898 gelang Rieder in München eine erste befriedigende Abbildung der Thoraxorgane, nachdem wesentliche technische Verbesserungen durch Rosenthal vorgenommen worden waren. Die unmittelbar nach diesem Zeitpunkt sich rasch entwickelnde klinische Bestimmung des Stellenwertes der Röntgen-Thoraxdiagnostik ist mit den Namen Holzknecht, Assmann sowie Pendergrass verbunden. 1921 stellte der Franzose Bocage das theoretische Konzept zur Verwischungstomographie vor, das 1930 von Vallebona weiterentwickelt wurde. Weitere Fortschritte der Röntgen-Schichtuntersuchung wurden durch technische Verbesserungen der Holländer Bartelink und Ziedes des Plantes ermöglicht.

Insbesondere die Diagnostik der damals häufigen Tuberkulose profitierte von den Vorteilen der thorakalen Röntgendiagnostik. 1924 berichtete der Amerikaner Pancoast über eine die Pleurakuppen durchbrechende tumoröse Erkrankung, die er zunächst für eine besondere Variante der Lungenspitzentuberkulose hielt.

Einen sehr bedeutenden technischen Durchbruch der Röntgendiagnostik ermöglichte der Engländer Hounsfield, als er 1967 einen Prototyp des Röntgen-Computertomographen entwickelte. Im Jahre 1971 wurde erstmals ein Mensch mit dem Computertomographen untersucht, ab 1973 trat das Verfahren in die

klinische Routine ein. Zur gleichen Zeit gelang dem Amerikaner Lauterbur die bildgebende Nutzung des seit 1946 bekannten Verfahrens der Kernspinresonanz. Aufbauend auf den mathematischen Grundlagen der Röntgen-Computertomographie erzeugte er die ersten kernspintomographischen Aufnahmen an unbewegten Objekten. 1976 gelang Mansfield und Maudsley erstmals die kernspintomographische Aufnahme eines Fingers.
Die ersten Thoraxaufnahmen mit dem neuen Verfahren wurden 1977 durch den Amerikaner Damadian angefertigt. In der Folgezeit sicherte sich die Kernspintomographie rasch einen sicheren Platz im diagnostischen Spektrum und ist heute im Bereich der Neuroradiologie unentbehrlich.
Ab 1985 wurde die Kernspintomographie (KST) dann auch im Bereich der Thoraxdiagnostik eingesetzt, wo sie sich mit der Referenzmethode der Computertomographie (CT) messen mußte. In Erweiterung der CT verfügt die Kernspintomographie über die Vorteile einer höheren Weichteilkontrastauflösung und über die Fähigkeit, anatomische Strukturen ohne nachträgliche Rekonstruktionen in drei Raumebenen abzubilden. In ersten Mitteilungen erwiesen sich diese beiden Eigenschaften als vorteilhafte Voraussetzungen, die den Einsatz der KST zur Diagnostik tumoröser thorakaler bzw. mediastinaler Veränderungen rechtfertigten [1–15].

Patienten und Methodik

Bei 133 Patienten mit dringendem Verdacht auf eine intrathorakale bzw. mediastinale Raumforderung wurden kernspintomographische Untersuchungen durchgeführt. Die retrospektive Analyse der endoskopischen und operativen Befunde erfolgte hierbei zusätzlich im kritischen Vergleich mit computertomographischen Untersuchungsdaten. In 87 Fällen wurden histologisch Bronchialkarzinome diagnostiziert. Abgesehen von 13 malignen Veränderungen anderer Art (z. B. Metastasen) und zwei Bronchuskarzinoiden bezogen sich die übrigen Diagnosen auf benigne Veränderungen wie Neurinome (n = 8), bronchogene Zysten (n = 7), Tuberkulose (n = 3) sowie auf teratoide und unspez. tumorähnliche Veränderungen anderer Art (n = 11).
Neben der obligaten Bronchoskopie wurden bei allen Patienten Thorax-Röntgenaufnahmen (einschl. Schichtuntersuchung) sowie eine thorakale Computertomographie durchgeführt. Der zeitliche Abstand zwischen KST und CT betrug in keinem Fall mehr als sieben Tage. Die kernspintomographischen Untersuchungen erfolgten an einem supraleitenden 0,5 Tesla-Magneten. In Abhängigkeit von der Befundlokalisation wurde in axialer, koronarer und sagittaler Schnittebene untersucht. Weitere technische Einzelheiten bei [14] und [15].

Ergebnisse

1. Normale Anatomie

Die Abbildungen 1 und 2 zeigen repräsentative axiale Schnitte unterschiedlicher Höhenlokalisation durch den Thorax. Während sich im Computertomogramm (Abb. 1) die großen mediastinalen Gefäße erst nach ausreichender i.v. Kontrastmittelapplikation abgrenzen lassen, wird in der KST das gleiche diagnostische Niveau bereits im Nativbild erreicht (Abb. 2). Bereits ohne i.v. Kontrastierung stellen sich die blutleitenden und luftleitenden Strukturen im Kernspintomogramm signalarm (schwarz) dar, so daß sie sich von den fetthaltigen signalreichen (weißen) Gewebsanteilen des Mediastinums gut abgrenzen lassen.

2. Tumornachweis

Alle tumorösen Veränderungen waren sowohl mit Hilfe der KST als auch nach Einsatz der CT nachweisbar.

3. Tumordignität

Die Bestimmung der Dignität einer thorakalen tumorösen Veränderung wird immer dann erleichtert, wenn fetthaltige Gewebsanteile nachgewiesen werden können oder eine zystische Beschaffenheit der raumfordernden Struktur offenkundig ist. So weisen die Fettgewebsanteile von Teratomen charakteristische CT-Dichtewerte auf und demaskieren sich kernspintomographisch durch eine hohe Signalintensität.
Bronchogene Zysten waren kernspintomographisch stets durch ihr typisches Signalverhalten diagnostizierbar, wobei nach Änderung der kernspintomographischen Aufnahmeparameter eine weitere pathognomonische Steigerung der Signalintensität im Bereich der eiweißhaltigen Zystenflüssigkeit erzielt wurde (Abb. 3). Eine gleichwertig zuverlässige computertomographische Diagnostik war bei den bronchogenen Zysten nicht erreichbar, da die individuell unterschiedlich stark streuende Dichte der Zystenflüssigkeit (durch Protein- und Kalziumanteile) zu einer Anhebung der Dichtewerte führte und zur Verwechslung mit soliden Tumoren Anlaß gab.
Im Falle der Neurinome konnte die sowohl computertomographisch als auch kernspintomographisch nachweisbare Aufweitung des Foramen intervertebrale die Verdachtsdiagnose richtungsweisend beeinflussen. Es blieb jedoch der Kernspintomographie vorbehalten, eine weitergehende Analyse der intraspinalen Weichteile zu ermöglichen, die den extramedullären Charakter der intraduralen Raumforderung bewies (Abb. 4).

Abb. 1

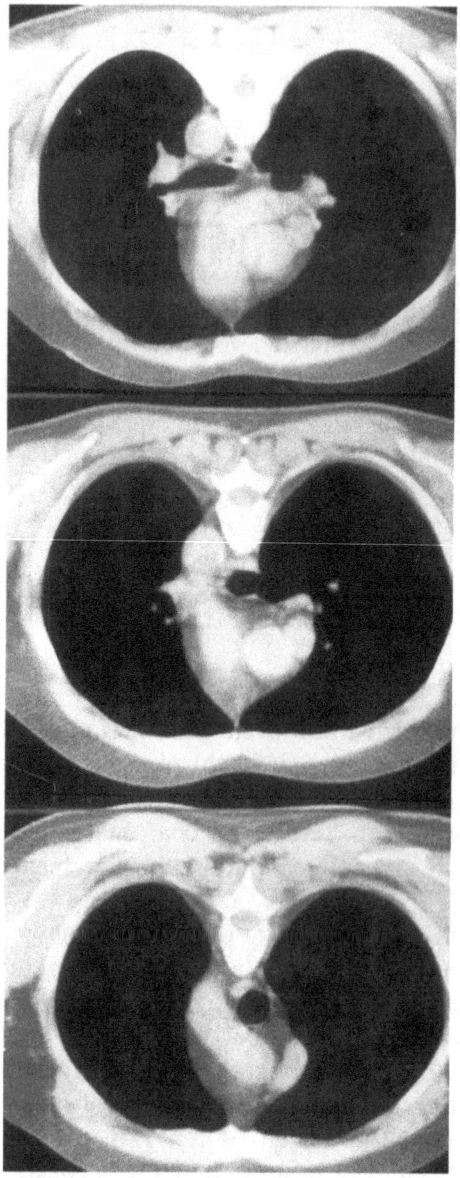

Abb. 2

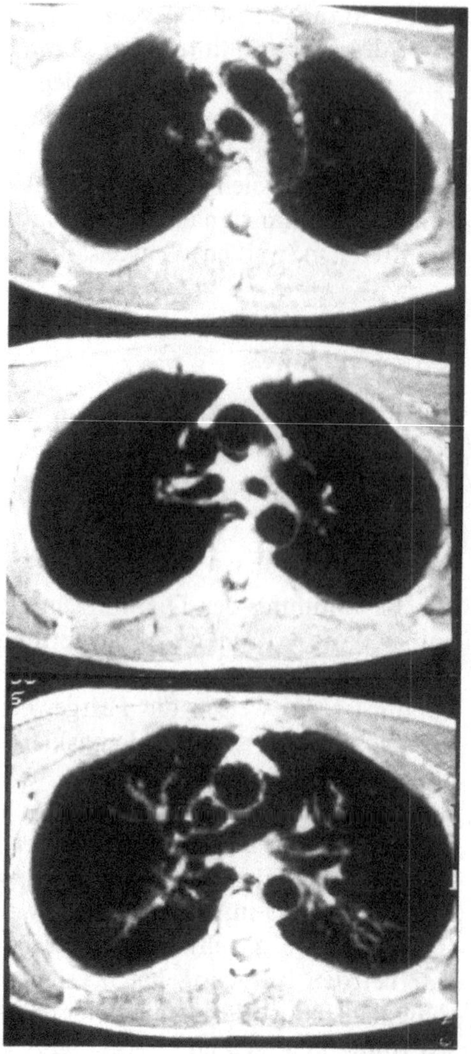

Abb. 1 Axiale computertomographische Schnitte in unterschiedlicher Höhenlokalisation durch das Mediastinum. Gute Abgrenzbarkeit der Gefäßstrukturen nach i. v. KM-Applikation.

Abb. 2 Axiale repräsentative kernspintomographische Schnitte durch das Mediastinum in verschiedenen Höhenniveaus. Die Gefäße sowie die luftleitenden Strukturen stellen sich signallos (schwarz) dar und lassen sich gut von den fetthaltigen signalreichen (weißen) Mediastinalstrukturen abgrenzen.

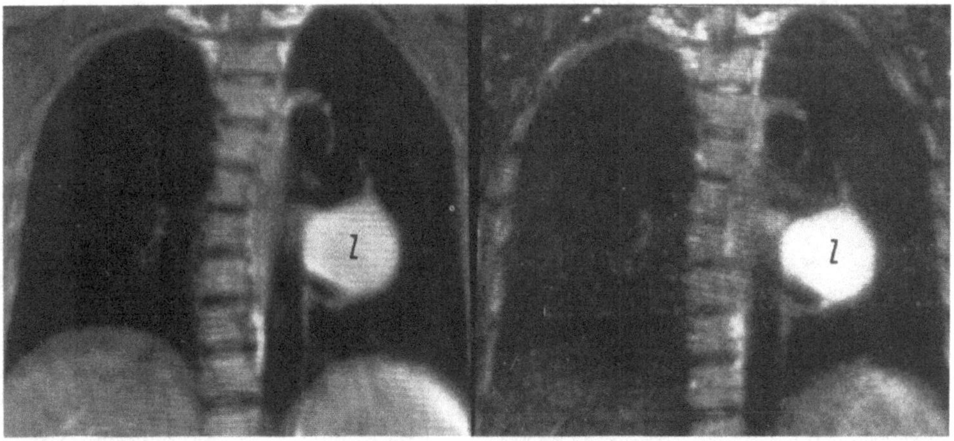

Abb. 3 Linkshiläre bronchogene Zyste mit deutlichem homogenen (hellen) Signalverhalten in den kernspintomographischen Aufnahmen unterschiedlicher Grautonabstufung.

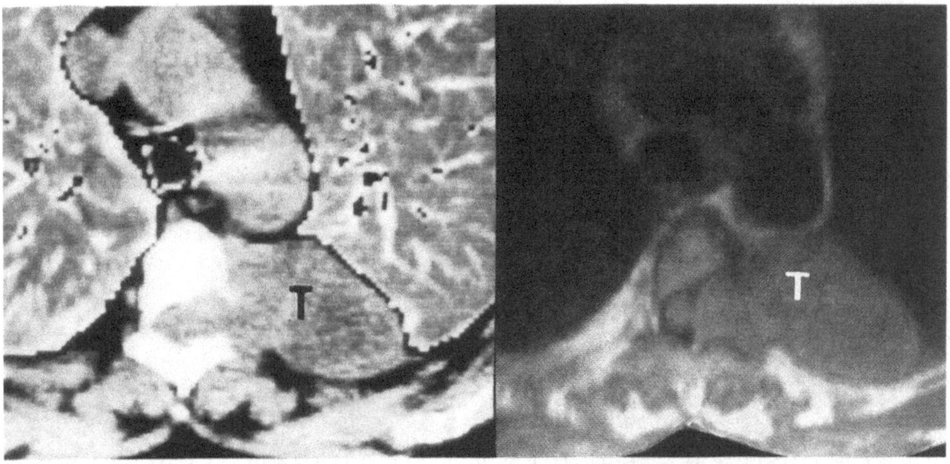

Abb. 4 Thorakales Neurinom mit Aufweitung des linken Foramen intervertebrale. Das Kernspintomogramm (rechts) zeigt den intraspinalen Bezug zum Rückenmark besser als die Computertomographie (linkes Bilddetail).

4. Tumorgröße und Beziehung zur Bifurkation

Die Größenbestimmung onkologischer Veränderungen gelang beiden Schnittbildverfahren immer dann hinlänglich zuverlässig, wenn die Tumoren allseits von belüftetem Lungengewebe umgeben waren oder an anatomische Leitstrukturen wie den Hilus, das Mediastinum oder die Thoraxwand grenzten. Probleme ergaben sich für KST und CT jedoch in jenen Fällen, in denen ein begleitendes retrostenotisches Syndrom vorlag. Unter diesen Umständen erschwerte die unzureichende Trennung der malignen von den dystelektatischen Strukturen eine sichere Größenbestimmung des Tumors (s. nachfolgenden Abschnitt 5).

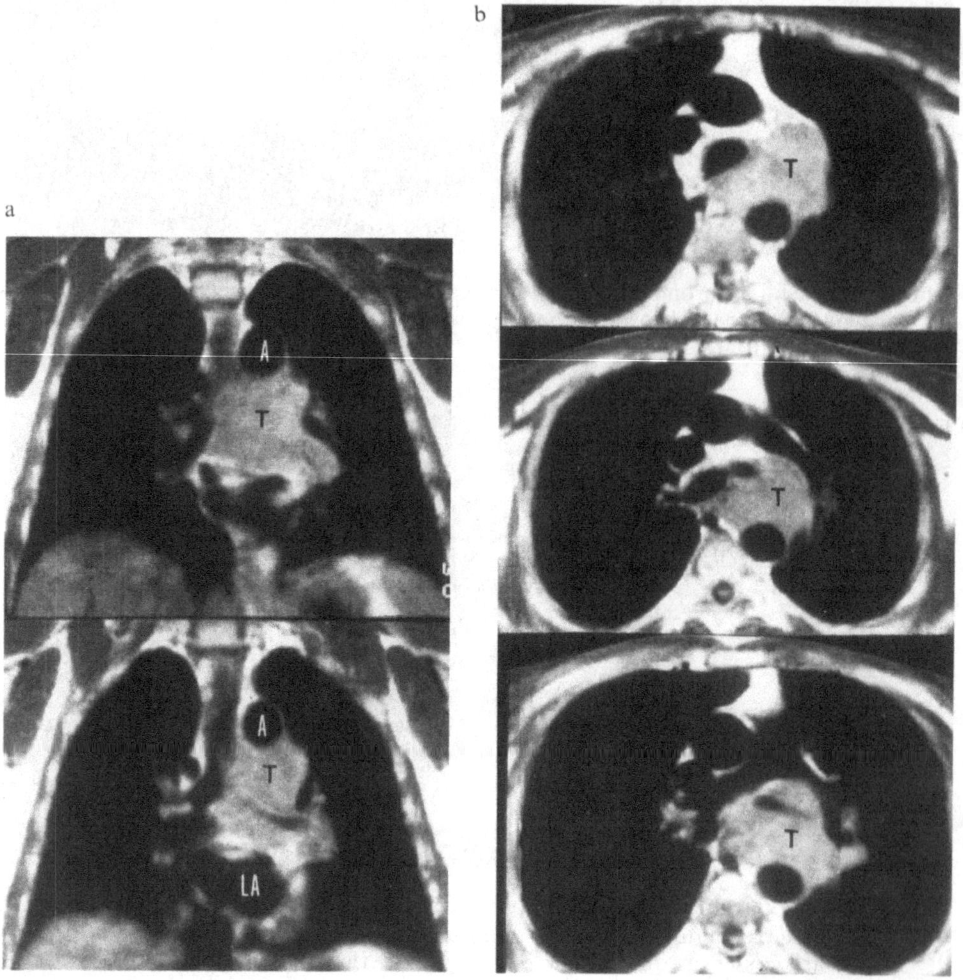

Abb. 5a Koronares Kernspintomogramm in Schnitthöhe der Tracheobronchialverzweigung. Der mit seiner Hauptmasse im aortopulmonalen Fenster befindliche Tumor (T) ummauert die Carina nahezu vollständig (A = Aortenscheitel, LA = linker Vorhof).

Abb. 5b Axiale kernspintomographische Darstellung des in Abbildung 5a gezeigten Bronchialkarzinoms. Mittlere (graue) Signalintensität des Tumors (T) mit guter Abgrenzbarkeit von den signalarmen Gefäßstrukturen und den signalreichen und mediastinalen Gewebsanteilen.

Sowohl die CT als auch die KST gestatteten stets eine zuverlässige Abschätzung der Tumordistanz zur Bronchialbifurkation, wobei die kernspintomographische Möglichkeit die Hauptcarina in koronarer Schnittebene abzubilden als besonderer Vorteil galt (Abb. 5a und 5b).

5. Retrostenotisches Syndrom

Die Röntgenübersichtsaufnahmen zeigten bei 87 Patienten pneumonische bzw. dystelektatische Verschattungen. Eine retrostenotische tumorbedingte Genese dieser Veränderungen wurde in 52 Fällen nachgewiesen. Der Ausbreitungstyp der retrostenotischen Dystelektasen hatte vorwiegend segmentalen bzw. lobulären Charakter und entsprach daher beim Bronchialkarzinom dem T2-Stadium. Aufgabe der radiologischen Schnittverfahren CT und KST ist es, das bronchostenosierende Tumorvolumen aufzufinden, seine Größe zu bestimmen und seine Umgebungsanatomie abzubilden. Insbesondere die Auffindung des Tumors und seine räumliche Trennung vom angrenzenden dystelektatischen Parenchym stellte vor Probleme. Hierbei ließ sich computertomographisch weder die Frage des Tumorausschlusses noch jene der Differenzierung tumoröser und retrostenotischer Nachbarstrukturen befriedigend beantworten. Mit Hilfe der CT war eine diesbezügliche Aussage lediglich in 40% der Fälle möglich. Aus methodischen Gründen erwies sich die Kernspintomographie bei der Trennung beider Gewebsanteile mit einer Trefferquote von 80% als deutlich überlegen. Insbesondere frischere exsudative Pneumonien ließen sich hierbei problemlos vom angrenzenden Tumorgewebe abgrenzen, da ihre hohe Protonendichte zu einer deutlichen Kontrastanhebung führte (Abb. 6a u. b).

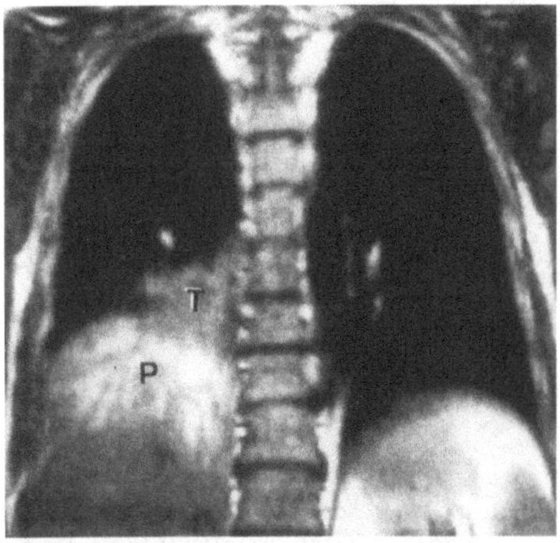

Abb. 6a Rechtszentrales Bronchialkarzinom mit retrostenotischer Unterlappenpneumonie. Im koronaren Kernspintomogramm deutliche Signaldifferenz zwischen Tumor (T) und der flüssigkeitsreichen Pneumonie (P).

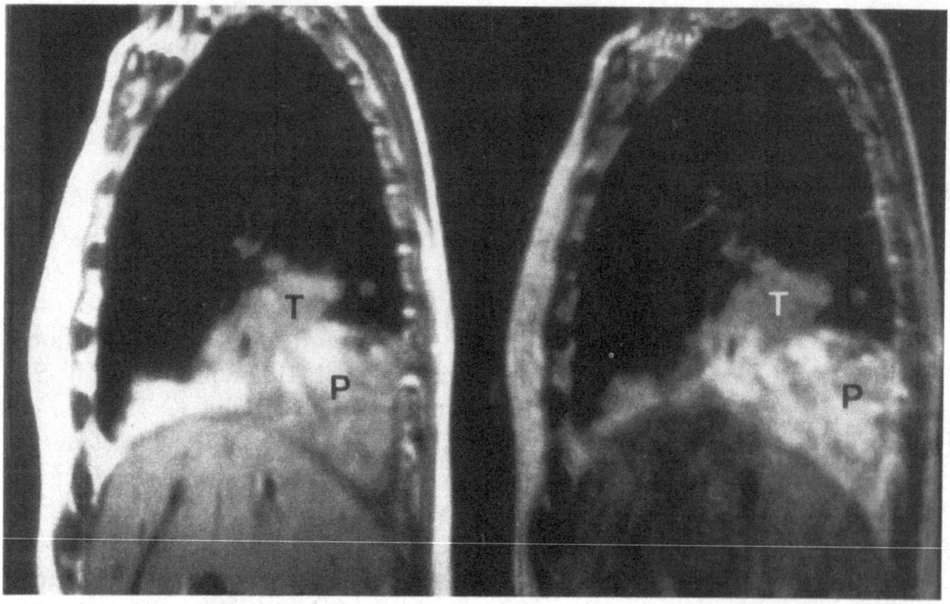

Abb. 6b Das sagittale Kernspintomogramm des in Abbildung 6a gezeigten Patienten zeigt den für exsudative pneumonische Infiltrate (P) typischen Signalgewinn bei Änderung der Aufnahmeparameter (rechtes Bilddetail). Demgegenüber nur leichter Signalverlust des Tumorgewebes (T).

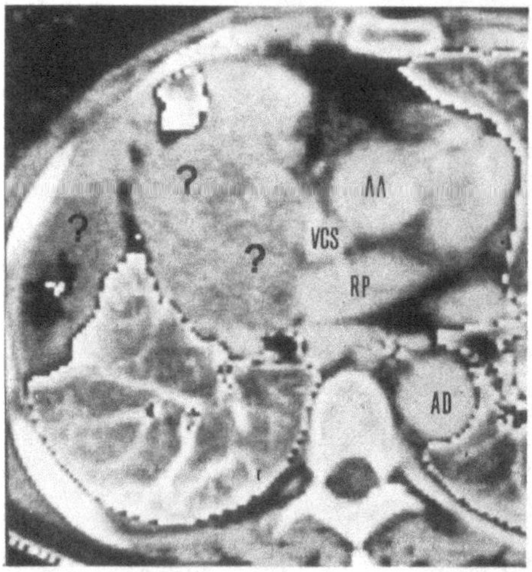

Abb. 7a Rechtshiläres Bronchialkarzinom mit dreiecksförmiger Deformierung der V. cava superior (VCS). Im i. v.-kontrastierten axialen Computertomogramm weichteildichte Raumforderung mit hypodensen Anteilen und Lufteinschlüssen. Übergangsbereich von Tumor und Dystelektase nicht bestimmbar (AA = Aorta ascendens, AD = Aorta descendens, RP = rechte Pulmonalarterie).

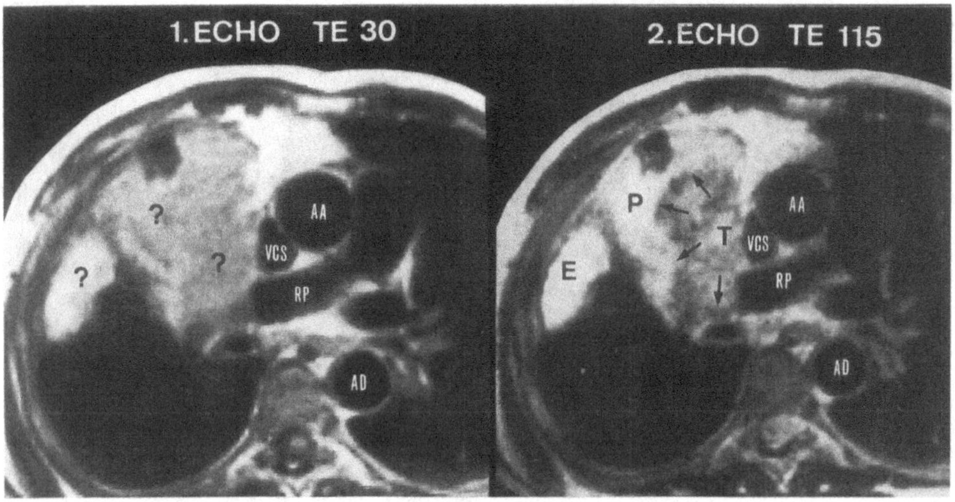

Abb. 7b Gleicher Patient und gleiche Schnittebene wie in Abbildung 7a. Das Kernspintomogramm läßt im 1. Echo (linkes Bilddetail) eine Differenzierung der retrostenotischen Veränderungen ebenfalls vermissen. Bei Änderung der Aufnahmeparameter (rechtes Bilddetail) gute Abgrenzung der Tumorkonturen (T, Pfeile) von der retrostenotischen Pneumonie (P) und der peripheren Erweichungszone (E).

Dystelektatische Veränderungen mit geringer oder fehlender pneumonischer Komponente zeigten demgegenüber oft ein annähernd gleiches Signalverhalten wie der bronchostenosierende Tumor und waren z. B. erst nach Änderung der Aufnahmeparameter (im Sinne T2-gewichteter Aufnahmen) differenzierbar (Abb. 7a u. b). Zum Problem des Tumorausschlusses leistete das Kernspinverfahren einen weitaus wertvolleren Beitrag als die CT. Während die CT-Dichtewerte poststenotischer Lungengewebsanteile und obstruierender maligner Tumoren große Ähnlichkeit besitzen und einem sicheren Tumorausschluß entgegenstehen, erlaubt das höhere Kontrastauflösungsvermögen der KST und seine grundsätzlich andersartige Abbildungsqualität eine verläßlichere Ausschlußdiagnostik (Abb. 8).

6. Thoraxwand- und Zwerchfellinfiltration

Alle im Sinne eines Stadiums T 3 über die Pleura parietalis hinausreichenden Tumoranteile wurden mit Hilfe der CT und KST richtig erkannt. Die Veränderungen hatten sich im Sinne eines Pancoast-Tumors (Abb. 9) entwickelt oder imponierten in Form sog. Ausbrecherkarzinome im Bereich der hinteren (Abb. 10) oder vorderen Thoraxwand bzw. des Zwerchfells.

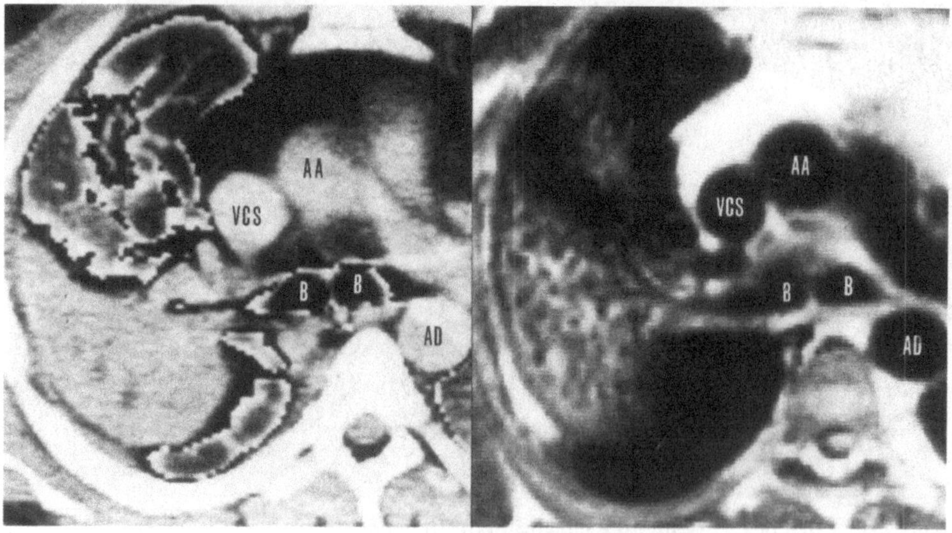

Abb. 8 Chronische Pneumonie ohne Tumornachweis. Im axialen CT (links) homogene Verdichtung des posterioren rechten Oberlappensegments. Kein sicherer Tumorausschluß möglich. Das korrespondierende Kernspintomogramm (rechts) zeigt das signalreiche überwiegend im Interstitium lokalisierte feuchte Infiltrat mit noch belüfteten alveolaren und bronchialen Strukturen (VCS = V. cava superior, AA = Aorta ascendens, AD = Aorta descendens, B = Hauptbronchus).

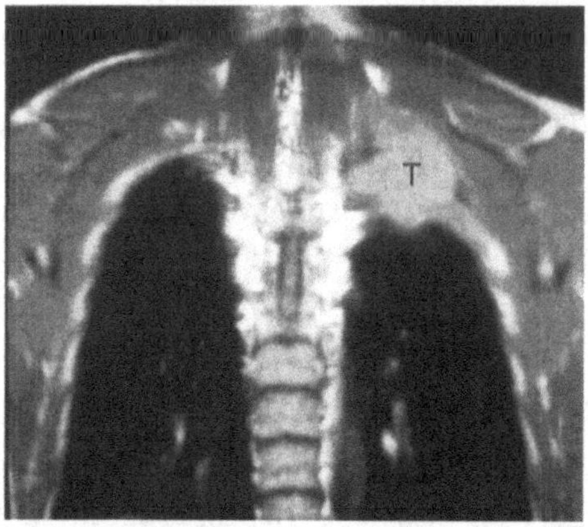

Abb. 9 Linksseitiger Pancoast-Tumor (T). Das koronare Kernspintomogramm zeigt eine gute Differenzierung der Tumorweichteile von den benachbarten gesunden Muskelstrukturen.

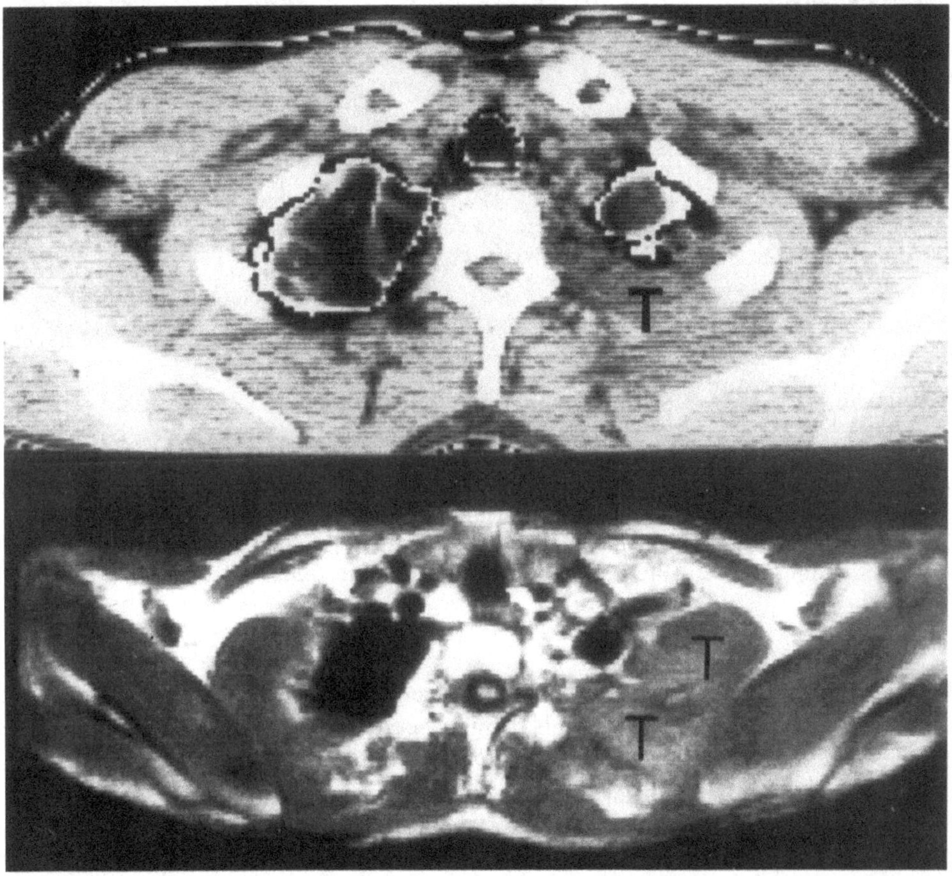

Abb. 10 Axiale Darstellung des in Abbildung 9 gezeigten linksseitigen Pancoast-Tumors (T). Im axialen CT (oben) ist das Tumorgewebe von den umgebenden Muskelstrukturen kaum zu differenzieren. Im axialen Kernspintomogramm (unten) gelingt demgegenüber eine besondere Differenzierung der gesunden und der pathologisch veränderten Weichteilstrukturen.

Während im CT eine verläßliche Definition der Grenzflächen von Tumor und umgebendem gesunden Weichteilgewebe nicht gelang, ermöglichte die KST eine klarere Trennung von pathologischen und gesunden Weichteilgewebsanteilen (Abb. 11).

7. Mediastinale Gefäßbeteiligung

Mit Hilfe der Computertomographie fiel es schwer zu entscheiden, ob eine tumoröse Veränderung in Nachbarschaft der großen Mediastinalgefäße bereits die Wandung des Blutleiters einbezog oder lediglich bis zu ihm heranreichte.

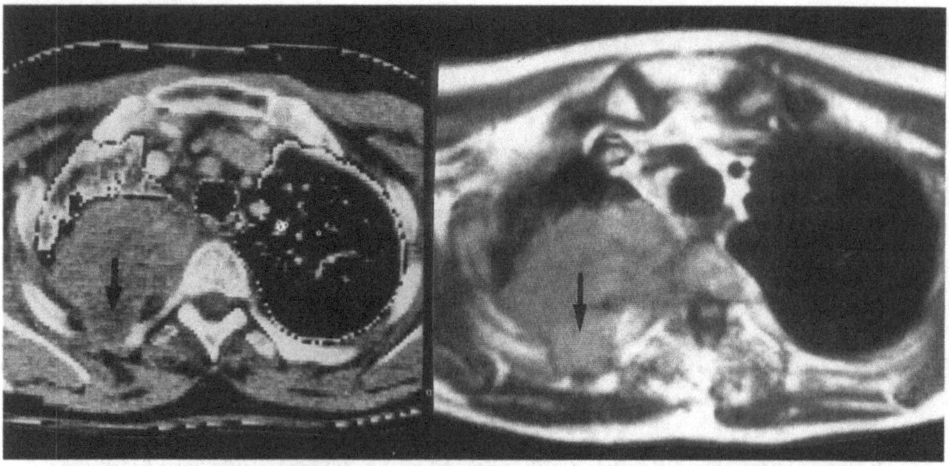

Abb. 11 Axiale Schnittbilder eines in die hintere rechte Thoraxwand infiltrierenden Ausbrecherkarzinoms. Annähernd gleich gute Abbildungsqualität von CT (links) und KST (rechts). Etwas sicherere Abgrenzung der infiltrierenden Tumorgrenzen (Pfeil) im Kernspintomogramm (rechts).

Die Beurteilung der herznahen aortalen Ascendens- und Descendensabschnitte war zudem durch fortgeleitete Pulsationen beeinträchtigt, die eine Feinanalyse der Gefäßwandstrukturen erschwerte. Demgegenüber war der genannte Bereich im EKG-getriggerten Kernspintomogramm besser beurteilbar und ließ unter physiologischen Bedingungen stets eine paraaortale Fettlamelle erkennen, deren Dicke in Abhängigkeit vom Konstitutionstyp und vom Ernährungszustand des betreffenden Patienten variierte (Abb. 12, linkes Bilddetail).

Während die Aorta auch in Fällen ihrer weitgehenden Ummauerung durch Tumorgewebe lediglich mit geringen ovalären Verformungen ihrer Lichtung reagierte, zeigte die A. pulmonalis oft erhebliche Verlagerungen und tumorbedingte Kompressionseffekte. War bei unvollständiger Obliteration der Pulmonalarterie kernspintomographisch meist noch eine ausreichend gute Darstellung der Restlichtung möglich, gelang dies mit Hilfe der CT auch in jenen Fällen nicht, in denen die Vorbedingung einer ausreichend guten i. v. KM-Applikation erfüllt war (Abb. 13). Venöse Gefäße, und hier vor allem die V. cava superior, zeigten deutliche tumorbedingte Verformungen und Engstellungen. Bei schwerwiegender Kompression resultierte das klinische Bild der oberen Einflußstauung (Abb. 14a).

Neben der topographischen Information ermöglichte die KST noch eine ergänzende funktionelle Aussage zur Qualität der intravasalen Strömungsverhältnisse. Die im Einstrombereich von tumorkomprimierten Gefäßabschnitten eintretenden Blutflußverlangsamungen teilten sich über eine Anhebung der

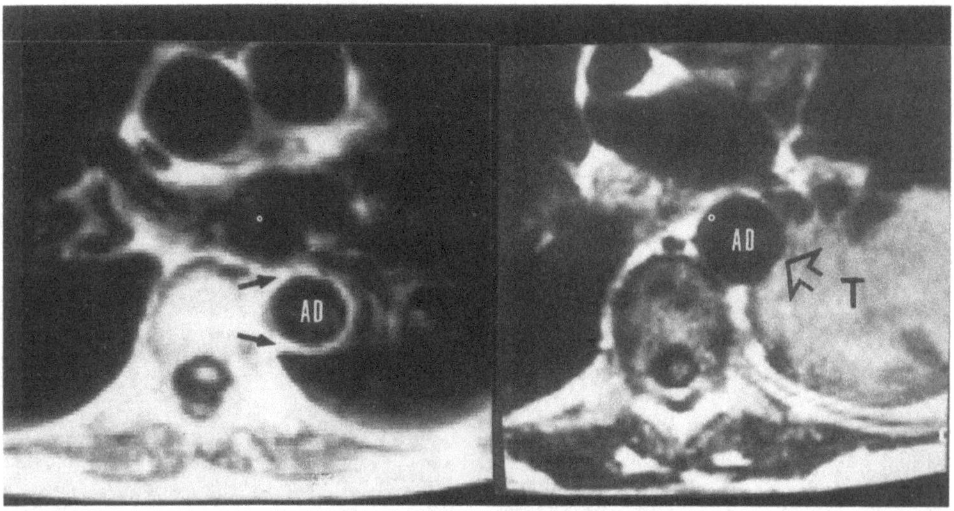

Abb. 12 Bedeutung der paraaortalen Fettlamelle für die Bestimmung der Gefäßwandinfiltration. Linkes Bilddetail: Normaler KST-Situs mit signalreichem intakten paraaortalen Fettsaum (schwarze Pfeile). Rechtes Bilddetail: Tumorinfiltration (T) der äußeren Aortenwand mit Aufbrauchen der paraaortalen Fettlamelle (Pfeil. AD = Aorta descendens).

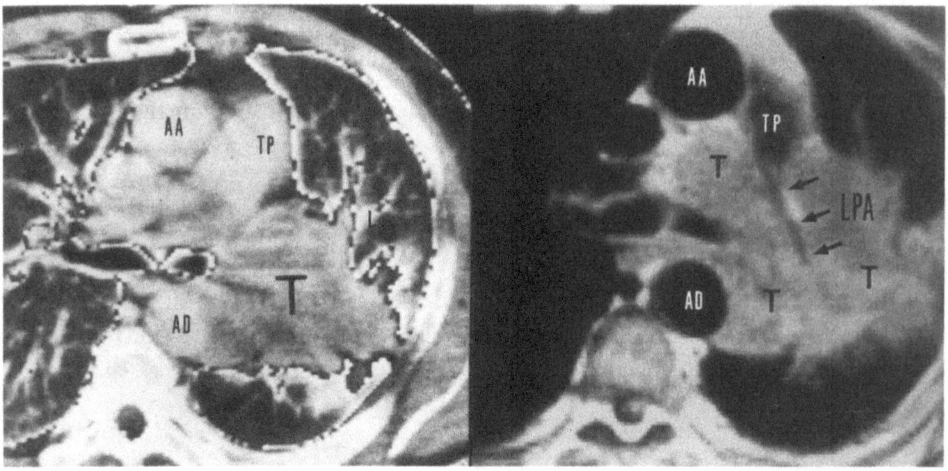

Abb. 13 Bronchialkarzinom. Die mit Hilfe der CT (links) und KST (rechts) angefertigten Schnitte zeigen unterhalb der Bifurkation ausgedehnte parahiläre und mediastinale Tumormassen. In der KST überlegene Darstellung der enggestellten linken Pulmonalarterie (LPA, Pfeile). Verlust der paraaortalen Fettlamelle (AA = Aorta ascendens, AD = Aorta descendens, TP = Truncus pulmonalis).

a

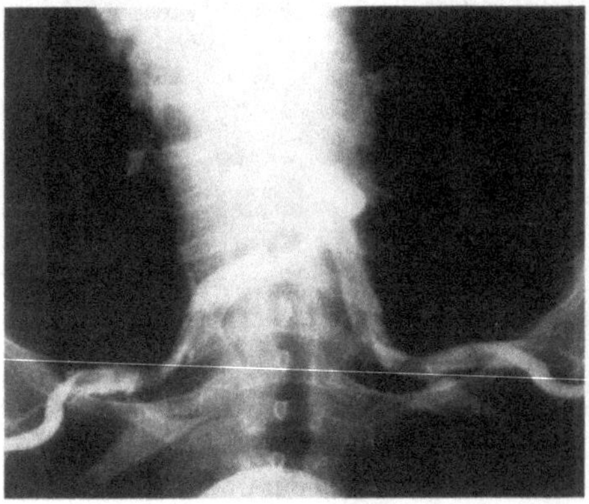

b

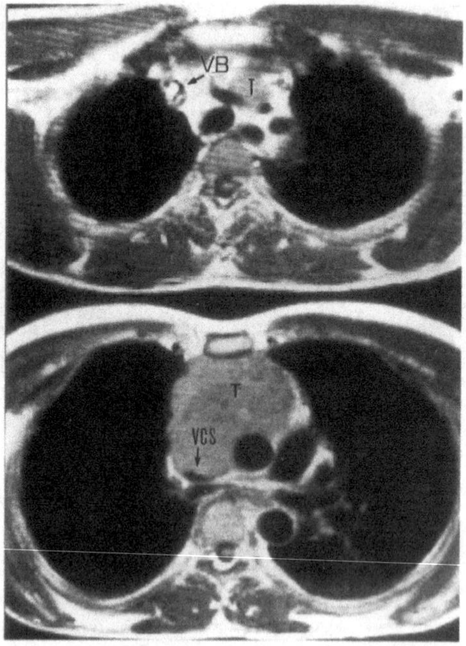

Abb. 14a Oberes Kavogramm mit KM-Stop bei einem Patienten mit malignem Lymphom.

Abb. 14b Gleicher Patient wie in Abbildung 14a. Hochgradige lymphombedingte Engstellung der V. cava superior (VCS) durch die lymphomatösen mediastinalen Tumormassen (T). Im oberhalb der maximalen Kavakompression gelegenen Abschnitt der V. brachiocephalica (VB) führt die verlangsamte Blutströmung zu einem charakteristischen Signalanstieg im Bereich des Gefäßes.

Signalintensität im betroffenen Gefäßabschnitt mit (Abb. 14b, oberes Bilddetail).
Die räumliche Ausdehung der Tumoren mit ihrer konsekutiv komprimierenden Rückwirkung auf die V. cava superior ließ sich in den multiplanaren Abbildungen der Kernspintomographie anschaulich herausstellen (Abb. 14b u. c).

8. Pericardbefall

Der Nachbarschaftsbezug maligner tumoröser Veränderungen zum Pericard ließ sich mit Hilfe von CT und KST beweisen. Bei der EKG-getriggerten Kernspintomographie war hierbei der Umstand zu berücksichtigen, daß sich bereits der physiologische Flüssigkeitsgehalt des normalweiten Pericardialraumes in Form einer sehr signalarmen zarten Wandstruktur häufig darstellen

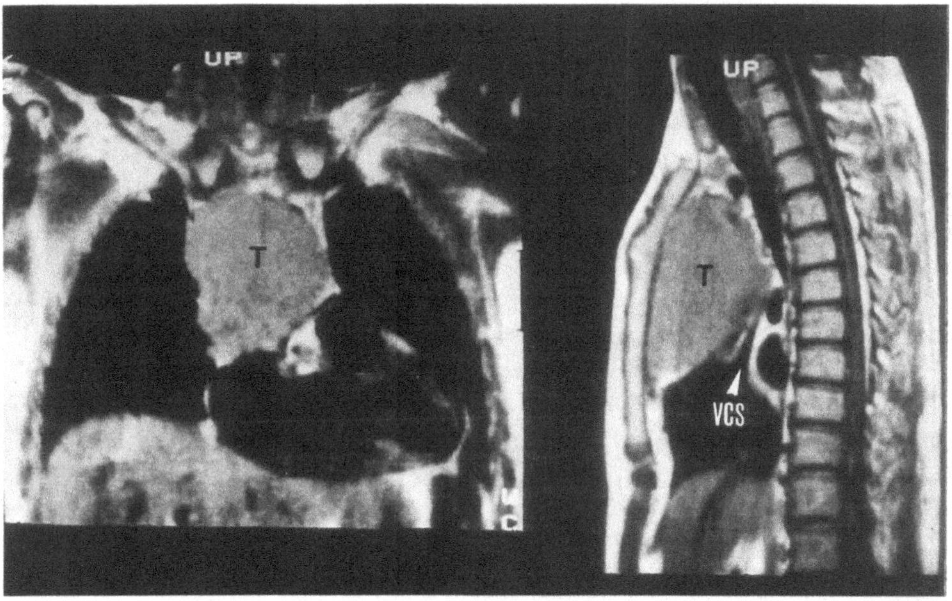

Abb. 14c Koronares (links) und sagittales (rechts) Kernspintomogramm des in Abbildung 14a und b gezeigten Patienten. Die Engstellung des unteren Abschnittes der V. cava superior (VCS) wird deutlich (weiße Pfeilspitze).

ließ. Durchgehende, die gesamte Konvexität der Herzkontur einnehmende Ergußbildungen deuteten auf maligne Flüssigkeitsansammlungen im Bereich des Pericards hin (Abb. 15a u. b). Während hinsichtlich der infiltrativen Komponente für CT und KST weitgehend übereinstimmende diagnostische Resultate erzielt wurden, ergab sich beim Nachweis pericardialer Flüssigkeitsansammlungen ein klarer Vorteil für die Kernspintomographie.

9. Lymphknotenstaging beim Bronchialkarzinom

Bei Berücksichtigung einer kritischen Lymphknotengröße von 15 mm ergaben sich für beide Schnittbildmethoden weitgehend übereinstimmende Trefferquoten bei der Erfassung mediastinaler Lymphknoten. Kernspintomographisch ließen sich wie in der CT alle relevanten Lymphknotenstationen erfassen und beurteilen, wobei im hilusnahen Bereich in einigen Fällen eine Unterscheidung zwischen primärem Tumorwachstum und ersten regionalen Lymphknotenmetastasen nicht möglich war (Abb. 16a u. b). Gegenüber der CT ergaben sich für die KST leichte Vorteile bei der Beurteilung der Hilusanatomie, da das Verfahren eine bessere Trennung von vaskulären Strukturen und Lymphknoten ermöglichte.

a

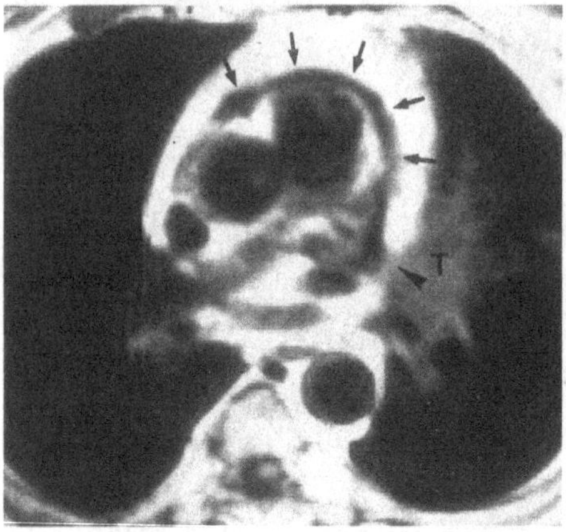

b

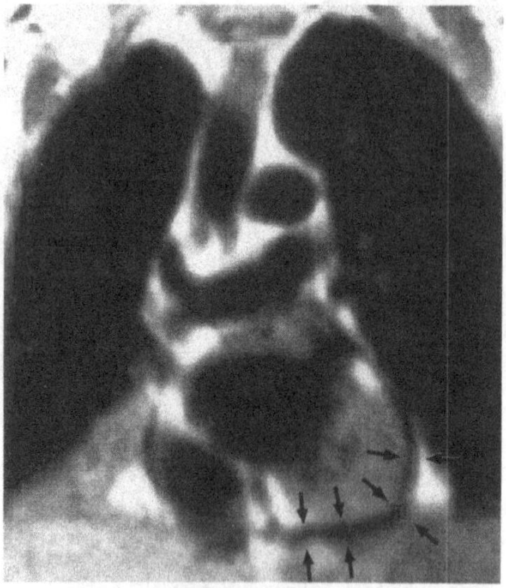

Abb. 15a Linkshiläres Bronchialkarzinom (T) mit Pericarderguß (schwarze Pfeile). Axiales Kernspintomogramm.

Abb. 15b Maligner Pericarderguß (schwarze Pfeile) im koronaren Kernspintomogramm.

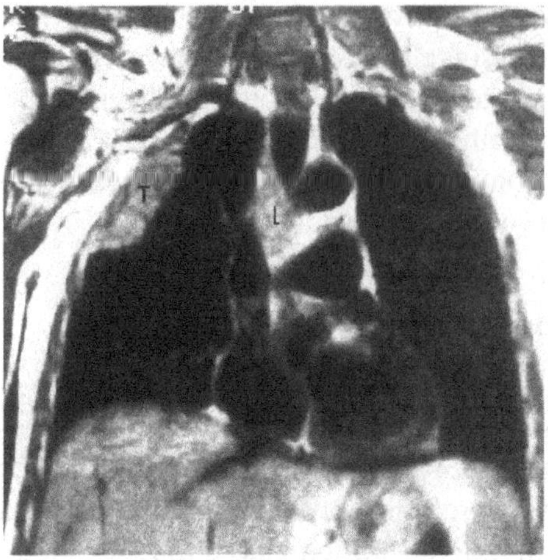

a

b

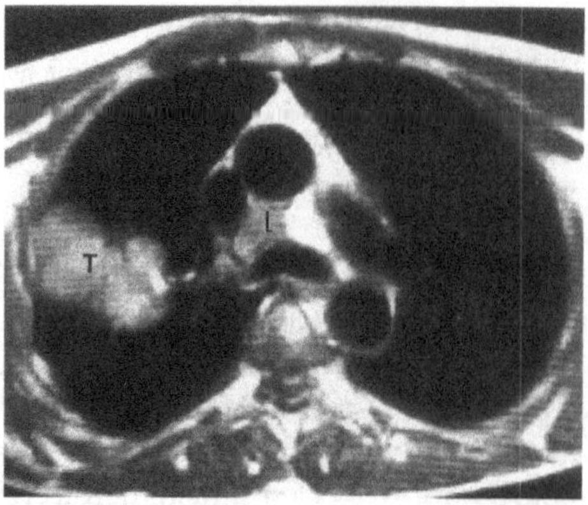

Abb. 16a Peripheres Bronchialkarzinom (T) mit mediastinaler Lymphknotenmetastase (L). Koronares Kernspintomogramm.

Abb. 16b Axiales Kernspintomogramm des in Abbildung 16a dargestellten Bronchialkarzinoms. Gleichzeitige Darstellung von peripherem Primärtumor (T) und mediastinaler Lymphknotenmetastase (L).

Der Umstand, daß vergrößerte Lymphknoten nicht notwendigerweise tumorös verändert sein müssen, sondern regressiv-entzündliche Anteile besitzen können, führte in einigen operativ überprüften Fällen zum „Overstaging“ mit falsch-positivem CT- und KST-Befund.

Diskussion

Voraussetzung für die Therapieplanung bei Patienten mit Bronchialkarzinom ist die vollständige Dokumentation der Tumorausbreitung im Rahmen des Tumorstagings. Insbesondere die Beurteilung einer möglichen Resektabilität (und ihr Ausmaß) ist eng an den Grad der Tumorausbreitung geknüpft. Mit Einführung der CT und neuerdings der Kernspintomographie ergab sich eine deutliche Verbesserung der bildgebenden thorakalen Diagnostik, wobei die Kernspintomographie das diagnostische Niveau der Computertomographie erreicht und darüber hinaus in der Darstellung von Tumorausbreitung und Tumorbegleitbefunden deutliche Vorteile aufweist. Beide Verfahren demonstrieren gleichermaßen ihre Sensitivität im Nachweis von bronchogenen Tumoren. Der hohe Weichteilkontrast der kernspintomographischen Aufnahmetechnik erleichtert die Tumorabgrenzung gegenüber dem signallosen Lungenparenchym und gegenüber den signalintensiv abgebildeten mediastinalen Fettstrukturen. Hinsichtlich der Größenbestimmung der Tumoren lieferten beide Verfahren immer dann weitgehend übereinstimmende Resultate, wenn die Tumorstrukturen von belüftetem Parenchym umgeben waren oder an anatomische Strukturen wie Hilus, Mediastinum oder Thoraxwand grenzten. Vergrößerte Hiluslymphknoten können mit beiden Verfahren gleich sicher dargestellt werden.
Mediastinale Lymphknotenmetastasen sind in der Kernspintomographie sicher abgrenzbar. Der hohe Weichteilkontrast sowie die Möglichkeit, in mehreren Aufnahmeebenen zu untersuchen, führte in der Kernspintomographie zu einer gegenüber der CT höheren Nachweisrate kaudal der Trachealbifurkation gelegener Lymphknotenmetastasen.
Die bekannten Nachteile, welche die Computertomographie bei der Trennung von Tumor und angrenzenden Lymphomen zeigt, galten auch für die Kernspintomographie, ebenso konnte mit beiden Verfahren nicht sicher zwischen entzündlich vergrößerten Lymphknoten und metastatischen Absiedelungen differenziert werden. Bei zentralen oder intermediären Tumoren mit Bronchusobstruktion kann eine Reihe von Veränderungen resultieren, die unter dem Begriff des poststenotischen Syndroms zusammengefaßt werden. Neben konventionellen Röntgentechniken wird üblicherweise vor allem die CT eingesetzt, um das poststenotische Syndrom zu differenzieren und eine genaue Tumorgrößenbestimmung zu ermöglichen. Häufig gelingt aber eine sichere Abgrenzung der

ursächlichen tumorösen Veränderung nicht, weil die Übergangszone zwischen Tumor und Dystelektase bzw. Pneumonie aufgrund nahezu identischer Dichtwerte nicht bestimmbar ist. Hier ergaben sich für die Kernspintomographie eindeutige Vorteile. Durch Änderung der Aufnahmeparameter ließ sich die Signaldifferenz zwischen signalarmem Tumorgewebe und relativ signalintensiverem dystelektatischen Begleitgewebe besser herausarbeiten.

Hinsichtlich der Infiltrationstendenz von Tumoren in die großen Mediastinalgefäße ergaben sich für die Kernspintomographie diagnostische Vorteile. Insbesondere das Zeichen der aortalen Fettlamelle, deren Intaktheit gefordert werden muß, fand seine postoperative Bestätigung als Indikator einer Gefäßwandinfiltration (im Falle der Versehrtheit der Intaktheit dieser Fettlamelle).

Grundlage der Stufendiagnostik thorakaler Tumoren bleibt die konventionelle Röntgenuntersuchung. Insbesondere zur Identifizierung kalkhaltiger Strukturen ist sie unentbehrlich. Im Falle der nachgeschalteten Schnittbildverfahren hat sich in letzter Zeit ein deutlicher Wandel ergeben. Falls es die apparative Ausstattung erlaubt, sollte an die Stelle der herkömmlichen Tomographie sofort eine Computertomographie durchgeführt werden, da sie die räumliche Ausdehnung der Tumoren besser beschreibt und Auskünfte zur Beschaffenheit der Prozesse in Richtung auf ihre zystische oder solide Beschaffenheit gibt. Als idealer Ansatz kann jedoch gelten, daß, falls es die apparativen Voraussetzungen gestatten, die Kernspintomographie unmittelbar den Röntgenübersichtsaufnahmen folgt und den Einsatz der Computertomographie und der Verwischungstomographie entbehrlich macht.

Die sich zur Zeit rasch entwickelnde kernspintomographische Technologie hat bereits zu deutlichen Verkürzungen der ehemals recht langen Untersuchungszeiten geführt und wird, wie im neuroradiologischen Bereich, zu einer raschen Verbreitung des Verfahrens auch in der Thoraxdiagnostik beitragen.

Literatur

[1] Cohen, A. M., S. Creviston, J. P. Li Puma et al.: Nuclear magnetic resonance imaging of the mediastinum and hili: Early impressions ost its efficacy. Am. J. Roentgenol. **141** (1983) 1163–1169.

[2] Döhring, W.: Computertomographie und Kernspintomographie der Lunge. Prax. Klin. Pneumol. **39** (1985) 605–612.

[3] Gamsu, G., D. D. Stark, W. R. Webb et al.: Magnetic resonance imaging of benign mediastinal masses. Radiology **151** (1984) 709–713.

[4] Gamsu, G., W. R. Webb, Ph. Sheldon et al.: Nuclear magnetic resonance imaging of the thorax. Radiology **147** (1983) 473–480.

[5] König, R., G. Gademann, G. van Kaick et al.: Magnetresonanztomographie (MRT) und Computertomographie (CT) bei Bronchialkarzinomen. Fortschr. Roentgenstr. **144** (1986) 377–383.

[6] Krestin, G. P., G. Friedmann, W. Steinbrich: Präoperatives Staging des Bronchialkarzinoms. Aussagekraft der magnetischen Resonanztomographie (MR) im Vergleich zur Computertomographie (CT). Fortschr. Roentgenstr. **144** (1986) 294–299.
[7] Levitt, R. G., H. S. Glazer, Ch. L. Roper et al.: Magnetic resonance imaging of mediastinal and hilar masses: Comparison with CT. Am. J. Roentgenol. **145** (1985) 9–14.
[8] Schulthess, von G. K., K. McMurdo, D. Tscholakoff et al.: Mediastinal masses: MR imaging. Radiology **158** (1986) 289–296.
[9] Steinbrich, W., G. Friedmann, D. Beyer, A. Brouwer: Erste Erfahrungen mit der magnetischen Resonanztomographie (MR) bei tumorösen Erkrankungen des Mediastinums und der Lungenhili. Fortschr. Roentgenstr. **141** (1984) 629–635.
[10] Stender, H.-St.: Computertomographie und Kernspintomographie des Mediastinums. Prax. Klin. Pneumol. **39** (1985) 613–618.
[11] Tobler, J., R. G. Levitt, H. S. Glazer et al.: Differentiation of proximal bronchogenic carcinoma from postobstructive labor collapse using MR imaging: Comparison with CT. Radiology **157** (P) (1985) 306, Abstract.
[12] Webb, W. R., G. Gamsu, D. D. Stark et al.: Evaluation of magnetic resonance sequences in imaging mediastinal tumors. Am. J. Roentgenol. **143** (1984) 723–727.
[13] Webb, R. W., B. G. Jensen, R. Sollitto et al.: Bronchogenic carcinoma: Staging with MR compared with staging with CT and surgery. Radiology **156** (1985) 117–124.
[14] Weiss, Th., R. Loddenkemper, R. Bittner et al.: Kernspintomographie intrathorakaler Tumoren. Fortschr. Röntgenstr. **147** (1987) 486–492.
[15] Weiss, Th., R. Loddenkemper, R. Bittner et al.: Kernspintomographie der oberen Einflußstauung. Roentgen-Bl. **40** (1987) 67–72.

Funktionelle präoperative Abklärung des Bronchialkarzinoms

K.-H. Rühle

Zur Abwägung des peri- und postoperativen Risikos im Rahmen eines resezierenden Eingriffes mit Verlust von Lungenparenchym sind präoperative funktionsdiagnostische Untersuchungen unerläßlich [2, 11, 12, 13, 19]. Erst durch Quantifizierung der Funktionsreserven bzw. des zu erwartenden Funktionsausfalles gelingt es, die peri- und postoperative Letalität zu senken. Das intraoperative Risiko ist bei den heutigen anästhesiologischen Überwachungs- und Therapiemöglichkeiten relativ gering, so daß vor allem die postoperative Phase und auch der Langzeitverlauf die entscheidende Zielgröße einer präoperativen Risikoabschätzung darstellt. In den letzten Jahren haben sich einige Beurteilungskriterien herausgeschält, wobei die benutzten Methoden relativ einfach und für den Patienten zumutbar sind, so daß sie in jeder gut ausgerüsteten Klinik durchgeführt werden können.
Aufwendigere Verfahren wie Bronchospirometrie, Ventilationsblockade sowie die Perfusionsblockade durch Okklusion der Pulmonalarterie mit einem Ballonkatheter und die Radiospirometrie sind durch einfachere Methoden mit ähnlich guten Aussagemöglichkeiten ersetzt worden.
Die Daten, die vor einer Operation erhoben werden, sollten es gestatten, eine Prognose über den möglichen Erfolg abzugeben. Häufig besteht die Fragestellung, ob eine Segmentresektion, Lobektomie oder Pneumonektomie überhaupt noch möglich ist. Im folgenden sollen die zu diesem Zweck wichtigsten routinemäßig bestimmbaren Meßgrößen wie Blutgase, Lungenvolumina, Pulmonalisdruck und maximale Sauerstoffaufnahme besprochen werden.

Arterielle Blutgasanalyse

Normalerweise kann man davon ausgehen, daß bei einem arteriellen PO_2, der bei mehreren Kontrollen unter 50 mm Hg gemessen wird, Inoperabilität angenommen werden muß, da das postoperative Risiko zu hoch ist. Diese Aussage gilt in dem Falle nicht, wenn in dem durch Tumor befallenen Gebiet ein ausgeprägter Shunt vorliegt. Eine solche Situation kann vermutet werden, wenn in dem betreffenden Areal die Ventilation aufgehoben, aber die Perfusion noch nachzuweisen ist. Eine Resektion würde diese Shuntbereiche entfernen und damit zu einer Verbesserung der Ventilations/Perfusionsinhomogenität führen. Eine weitere Inoperabilitätssituation ist dann vorhanden, wenn eine kontinuierliche Erhöhung des $PaCO_2$ über 45 mm Hg gemessen wird. Diese respiratorische Azidose weist immer darauf hin, daß die Einschränkung der Lungenfunktion schon präoperativ sehr ausgeprägt ist. Allerdings sollte die Bestimmung der Blutgase mehrfach, insbesondere nach antiobstruktiver Therapie, erfolgen, um eine optimale Abschätzung der pulmonalen Gasaustauschsituation zu gewährleisten.

Lungenvolumina

Die Bestimmung der Lungenvolumina ist deshalb so wichtig, weil als Folge des thorakalen Eingriffes die atemmechanischen Meßgrößen beeinflußt werden und damit die pulmonalen Reserven eingeschränkt sind. Schon bei abdominellen Eingriffen fällt die Totalkapazität, die Vitalkapazität und die funktionelle Residualkapazität ab. Die Atmung wird flacher mit Erniedrigung des Atemzugvolumens und Erhöhung der Atemfrequenz. Der Gasaustausch, abzulesen an den Blutgasen, zeigt eine Erhöhung des alveolo-arteriellen Sauerstoffdruckgradienten. Die Abwehrmechanismen zur Verhinderung einer Infektion der Lunge sind gestört.

Eine der häufigsten pulmonalen Komplikationen ist die Atelektase, wobei Mikro- und Makroatelektasen beobachtet werden können. Als Ursache der Atelektasen gelten

- retinierte Sekrete, z. B. als Folge der eingeschränkten mukoziliären Clearance;
- ein vermindertes exspiratorisches Reservevolumen; vor allem bei small airways disease und in liegender Position spielt dieser Mechanismus eine wichtige Rolle;
- unter normalen Bedingungen findet man pro Stunde mindestens 10 Atemzüge, die das Dreifache des normalen Atemzugvolumens aufweisen.

Bei Patienten nach abdominellen Eingriffen und zum Beispiel unter einer Schmerztherapie geht die Frequenz der Seufzer-Atmung deutlich zurück; als Folge davon vermindert sich die Compliance.

Die postoperativen Lungenvolumina können durch die Radiospirometrie, z. B. mit 133 Xenon, vorhergesagt werden. Kristersson et al. [10] untersuchten 19 Patienten vor und nach Pneumonektomie. Die postoperative Vital- und Sekundenkapazität wurde ausreichend exakt vorhergesagt. Es fand sich eine relativ gute Übereinstimmung mit der Bronchospirometrie. Der Korrelationskoeffizient der Beziehung zwischen Vorhersage und aktueller Messung lag bei

0,73 mit 16% Standardabweichung. Für die Vitalkapazität und die Sekundenkapazität lag der Korrelationskoeffizient bei 0,63. Die meisten Werte der Patienten lagen oberhalb der Identitätslinie, so daß die postoperativen Lungenvolumina eher als zu gering prognostiziert werden. Sollten die postoperativen Lungenvolumina unter 1 l liegen, wird nach allgemeinem Konsens das untere Limit für die Operabilität unterschritten.

Da die Ventilationsszintigraphie mit 133 Xenon oder Krypton apparativ und organisatorisch sehr aufwendig ist [1], wurde in der Folgezeit versucht, die Untersuchung durch eine quantitative Perfusionsszintigraphie zu ersetzen, um so die Restfunktion der verbleibenden Lunge vorherzusagen [5, 15]. Die Berechnung der postoperativen Sekundenkapazität erfolgt nach der einfachen Formel: Sekundenkapazität × Perfusion der gesunden Seite in Prozent der Gesamtlage dividiert durch 100. So errechnet sich z. B. bei einer präoperativen Sekundenkapazität von 2 l und einer prozentualen Perfusion der nicht zu operierenden Seite von 80% die postoperative Sekundenkapazität mit 1,6 l. Taube et al. [18] fanden eine gute Übereinstimmung der postoperativ gemessenen Werte mit dem präoperativ errechneten mit einem Korrelationskoeffizienten von 0,66. Der Mittelwert der präoperativ errechneten Sekundenkapazität betrug 1,5 ± 0,4 l. Postoperativ wurde im Mittel 1,5 ± 0,4 l gemessen.

Wir untersuchten ebenfalls 11 Patienten vor und nach Pneumonektomie. Die Sekundenkapazität fiel von 3,2 ± 0,6 auf 2,2 ± 0,8. Die Totalkapazität verringerte sich von 6,9 ± 1,1 auf 4,9 ± 1,3, wurde also keinesfalls halbiert. Dies hängt damit zusammen, daß sich die Restlunge ausdehnen kann und ein größeres Volumen im Thorax einnimmt [4]. Dafür erhöht sich das Residualvolumen bezogen auf die Totalkapazität von 34,7 ± 7,1 auf 44,2 ± 10,0 (s. Tabelle 1).

Steht die Perfusionsszintigraphie nicht zur Verfügung, kann mit einem noch einfacheren orientierenden Verfahren die postoperative Funktion errechnet werden. Wird z. B. ein Verschluß des Oberlappens gefunden, werden etwa 20% des Volumens fehlen. Nach Addition dieses Betrages und Halbierung der Summe kann grob die postoperative Sekundenkapazität abgeschätzt werden.

Die bei 11 Patienten durchgeführte Berechnung prä- und postoperativ ergab eine relativ gute Übereinstimmung. Zusammengefaßt kann zu diesem Problem folgendes gesagt werden: Gegenüber früher konnte das Risiko nach Pneumonektomie deutlich verringert werden. Insbesondere durch die Abschätzung der Lungenvolumina können die postoperativen Funktionsdaten wesentlich exakter vorhergesagt und damit das Risiko vermindert werden. Dies gilt vor allem für das Perfusionsszintigramm, aber auch das Ventilationsszintigramm mit 81 Krypton und 133 Xenon.

Bei Patienten, die eine präoperative Sekundenkapazität über 2,5 l aufweisen, ist keine weitere regionale Funktionsdiagnostik erforderlich. Unter 2,5 l FEV1 sollte eine Perfusionsszintigraphie erfolgen. Liegt die aufgrund der Berechnun-

Tabelle 1 Ganzkörperplethysmographie bei 11 Patienten mit Bronchialkarzinom vor und nach Pneumonektomie

	Sollwert		Istwert			
			Präop.		Postop.	
	$\bar{x}$	± s	$\bar{x}$	± s	$\bar{x}$	± s
VC	5,209	0,680	4,527	0,886	2,830	1,160
RV	2,040	0,260	2,340	0,530	2,100	0,490
FRC	3,820	0,380	3,670	0,880	3,030	0,680
TLC	7,190	0,850	6,860	1,080	4,900	1,310
RV/TLC	28,430	2,860	34,160	7,100	44,210	10,030
RAW	0,180	0,008	0,190	0,060	0,230	0,060
FEV_1	3,700	0,390	3,180	0,610	2,160	0,820
FEV_1/VC	70,970	2,100	71,000	4,610	78,160	7,430

VC = Vitalkapazität (inspiratorisch) (l)
RV = Residualvolumen (l)
FRC = Funktionelle Residualkapazität (l)
TLC = Totalkapazität (l)
RAW = Atemwegswiderstand (k pa/(l/s))
FEV_1 = Sekundenkapazität (l/s)

gen postoperativ zu erwartende FEV1 über 1,5 l, besteht ein leicht erhöhtes Risiko, aber gegenüber einer Operation kann kein entscheidender Einwand geltend gemacht werden. Liegt die postoperativ zu erwartende Sekundenkapazität zwischen 1 und 1,5 l, besteht ein erhöhtes Risiko; liegt die postoperativ zu erwartende Sekundenkapazität unter 1 l, sollte von einer funktionell inoperablen Situation gesprochen werden. Bei Lobektomien muß davon ausgegangen werden, daß innerhalb der ersten 3 Tage die Funktionsausfälle einer Pneumonektomie entsprechen. Im späteren Verlauf wird die Restriktion aber um weniger als 13% gegenüber dem präoperativen Wert zunehmen [16].

Hämodynamik im kleinen Kreislauf (kardio-vaskuläres Risiko)

Durch die Pneumonektomie bedingt verringert sich der Lungengefäßquerschnitt, und es kann sich eine Widerstandserhöhung im kleinen Kreislauf entwickeln. Allerdings kommt es durch ein Recruitment von Lungengefäßen mit geringer Perfusion zu einer nicht linearen Zunahme des Lungengefäßwiderstandes. Deshalb ist der Anstieg des mittleren pulmonal-arteriellen Druckes (Papm) relativ gering. Hinzu kommt, daß das Herzminutenvolumen postoperativ geringfügig absinkt, so fanden Taube et al. [18] vor Pneumonektomie

unter Belastung ein Herzminutenvolumen von 13,8 l/min., das nach der Operation auf 9,7 l/min. signifikant abfiel.
Im Schnitt lag die Belastungsstufe bei 65 Watt. Liegt der pulmonal-arterielle Druck präoperativ im Normbereich, findet man einen irrelevanten Druckanstieg in Ruhe und unter mittelgradiger Belastung. So fanden wir einen Papm von 15,9 ± 3,6 mm Hg vor Pneumonektomie und einen nicht signifikanten Anstieg auf 17,6 ± 3,9 mm Hg nach Pneumonektomie. Unter Belastung lag der Mitteldruck bei 31,4 und stieg nur geringfügig auf 33,8 mm Hg an. Lediglich der systolische pulmonal-arterielle Druck zeigte einen signifikanten Anstieg von 24,9 ± 5,4 auf 30,8 ± 4,8 mm Hg. Während z. B. Goerg et al. [7] bis zu einer Druckhöhe von 35 mm Hg Papm eine Pneumonektomie und beim Druckanstieg bis 40 mm Hg nur eine Lobektomie für möglich hält, betonen Konietzko et al. [8, 9], daß ein Druckanstieg des pulmonal-arteriellen Mitteldruckes keine sichere Relevanz hinsichtlich der postoperativen Mortalität besitzt.
Von 25 Patienten, die unter Belastung eine geringe pulmonale Hypertonie bis einschließlich 35 mm Hg aufwiesen, waren 3 vestorben. Von 17 Patienten, die einen pulmonal-arteriellen Druckanstieg mit Werten zwischen 36–58 mm Hg aufwiesen, war nur einer verstorben. Grundsätzlich gilt selbstverständlich, daß eine pulmonal-arterielle Hypertonie mit Progression per se eine schlechte Prognose besitzt.
Intermittierende Infekte mit weiterem Verlust von Lungenparenchym und damit von Lungengefäßquerschnitt führen zu einer weiteren Druckerhöhung. Diese Überlegungen müssen selbstverständlich bei einer abschließenden Beurteilung berücksichtigt werden. Diesen Umstand betonen Untersuchungen von Daum

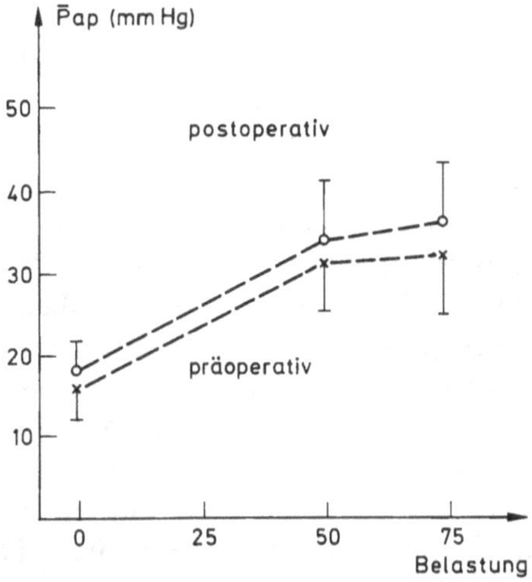

Abb. 1 Mitteldruck in der A. pulmonalis (prä- und postoperativ)

et al. [6], die Gelegenheit hatten, von 30 pneumonektomierten Patienten 18 nach einem Jahr nachzukontrollieren. Von der Patientengruppe mit einem Papm von weniger als 25 mm Hg war der Mitteldruck bei 3 um mehr als 5 mm Hg angestiegen. Bei 5 Patienten mit einem Mitteldruck über 25 mm Hg fand sich bei 4 ein Druckanstieg in Ruhe um mehr als 7 mm Hg nach einem Jahr. Von den 8 verstorbenen Patienten kamen 3 Patienten an einem Herzversagen ad exitum, alle 8 lagen mit ihrem mittleren pulmonal-arteriellen Druck über 28 mm Hg. Trotz dieser Beobachtungen hat sich heute ein Schema durchgesetzt, das eine Druckmessung im kleinen Kreislauf nur dann vorsieht, wenn die postoperative Sekundenkapazität zwischen 1 – 1,5 l errechnet wird. Erst bei Druckwerten über 45 mm Hg unter Belastung wird von einer inoperablen Situation ausgegangen. Das Verhalten des pulmonal-arteriellen Mitteldruckes ist in der Abbildung 1 ersichtlich, und es zeigt sich, daß nur mit geringen Druckanstiegen unter Ruhe bzw. Belastungsbedingungen nach Pneumonektomie zu rechnen ist.

Maximale Sauerstoffaufnahme

Neuerdings wird zur Abschätzung des perioperativen Risikos die Bestimmung der maximalen Sauerstoffaufnahme diskutiert. Die maximale Sauerstoffaufnahme wird bestimmt durch das maximale Herzminutenvolumen, das z. B. bei Herzerkrankungen eingeschränkt ist, durch Störungen der muskulären Leistung, z. B. durch Gefäßerkrankungen oder Stoffwechselstörungen und nicht zuletzt durch eine Beeinträchtigung der Oxygenation bzw. des Gasaustausches in der Lunge. Übersteigt der Energiebedarf die gleichzeitig bereitgestellte Sauerstoffmenge, entwickelt sich eine anaerobe Situation. Diese kann durch z. B. Bestimmung des Laktats charakterisiert werden. Übersteigt die CO2-Produktion die Sauerstoffaufnahme, spricht man von anaerober Schwelle.
Verschiedene Autoren [3, 14, 17] fanden nun, daß die Bestimmung der maximalen Sauerstoffaufnahme eine Trennung von Patienten mit postoperativen Komplikationen nach Pneumonektomie ermöglichte. Smith und Mitarbeiter [17] untersuchten 22 Patienten unter Belastung, wobei die Belastung in 1minütigem Abstand um 10 Watt gesteigert wurde. Die Gruppe, die postoperativ Komplikationen entwickelte, wies eine geringere maximale Sauerstoffaufnahme (VO2 max) auf im Vergleich zu der Gruppe ohne Komplikationen auf. Lag VO2 max unter 15 ml/kg/min., hatten 6 Patienten Komplikationen. In der Gruppe über 20 ml/kg/min. erlitt nur einer der 10 eine nicht tödliche Komplikation. Bechard und Wettstein untersuchten 50 Patienten. Die 5 Patienten mit einer maximalen Sauerstoffaufnahme von weniger als 10 ml/kg/min. erlitten nicht tödliche Komplikationen. Die Lungenfunktionsstudien, die

parallel zu der Belastungsuntersuchung durchgeführt wurden, zeigten keine sichere Trennung der beiden Gruppen.
Miyoshi und Mitarbeiter [14] fanden schließlich, daß durch Bestimmung der Sauerstoffaufnahme (bezogen auf die Körperoberfläche bei einer Laktatkonzentration von 20 mg/dl) die Patienten, die eine Komplikation überlebten, von der Gruppe, die nicht überlebten, getrennt werden konnten. Sie lag bei 471 $\pm$ 53 ml/min./qm im Vergleich zur Gruppe mit tödlichen Komplikationen mit 296 $\pm$ 72 ml/min./qm.
Eine sichere Erklärung für die gute prognostische Eigenschaft der maximalen Sauerstoffaufnahme kann zur Zeit nicht gegeben werden. Es handelt sich um einen Test, der eine große Anzahl von Funktionen erfaßt (s. oben) und damit ein generelles Maß für die Leistungsfähigkeit darstellt [15]. Bevor die maximale Sauerstoffaufnahme als unerläßlicher Bestandteil einer präoperativen Funktionsdiagnostik deklariert wird, sollten allerdings weitere Studien abgewartet werden.

Literatur

[1] Ali, M. K., C. Mountain, J. M. Müller et al.: Regional pulmonary function before and after pneumonectomy using 133 Xenon. Chest **68** (1975) 288.

[2] Bachofen, H., A. A. Bühlmann, M. Scherrer: Präoperative Lungenfunktionsdiagnostik. Bücherei des Pneumologen **3** (1978) 141–146.

[3] Bechard, D., L. Wetstein: Assessment of exercise oxygen consumption as preoperative criterion for lung resection. Ann. Thorac. Surg. **44** (1987) 344–349.

[4] Boushy, S. F., D. M. Billig, L. B. North, A. H. Helgason: Clinical course related to preoperative and postoperative pulmonary function in patients with bronchogenic carcinoma. Chest **59** (1971) 383–391.

[5] Boysen, P. G., A. J. Block, G. N. Olsen et al.: Prospective evaluation for pneumonectomy using the 99 m Technetium quantitive perfusion lung scan. Chest **72** (1977) 422–425.

[6] Daum, S., H. Herzog, R. Goerg et al.: Beurteilung der Lungenoperabilität vom Standpunkt der Hämodynamik im kleinen Kreislauf. Pneumologie **144** (1971) 266–272.

[7] Goerg, R., H. Dimbeck, S. Daum: Routinemäßige Rechtsherzkatheterisation vor jeder Lungenresektion. Prax. Klin. Pneumol. **37** (1983) 816–818.

[8] Konietzko, N., J. Brovold, W. Maassen: Kritik gängiger Operabilitätskriterien in der Lungenchirurgie. Atemwegs-Lungenkrkh. **10**, 3 (1984) 126–130.

[9] Konietzko, N., K. H. Rühle, H. Schlehe et al.: Die Radiospirometrie als integraler Bestandteil der perioperativen Lungenfunktionsdiagnostik in der Thoraxchirurgie. Pneumologie **14** (1972) 180–193.

[10] Kristersson, S., S. E. Lindell, L. Svanberg: Prediction of pulmonary function loss due to pneumonectomy using 133 Xe-radiospirometry. Chest **62**, 6 (1972) 694–698.

[11] Lebram, Ch., A. Bühlmann: Zur Letalität und Häufigkeit schwerer respiratorischer Störungen nach thoraxchirurgischen Eingriffen bei eingeschränkter Lungenfunktion. Schweiz. med. Wschr. **98**, 12 (1967) 444–449.
[12] Lockwood, P.: The relationship between preoperative lung function. Test results and postoperative complications in carcinoma of the bronchus. Respiration **30** (1973) 105–116.
[13] Lockwood, P.: The principles of predicting the risk of post-thoracotomy. Function-related complications in bronchial carcinoma. Respiration **30** (1973) 329–344.
[14] Miyoshi, S., K. Nakahara, K. Ohno et al.: Exercise tolerance test in lung cancer patients: the relationship between exercise capacity and post-thoracotomy hospital mortality. Ann. Thorac. Surg. **44** (1987) 487–490.
[15] Olsen, G. N.: The evolving role of exercise testing prior to lung resection. Chest **95**, 1 (1989) 218–225.
[16] Petro, W.: Perioperative Funktionsdiagnostik. Prax. Klin. Pneumol. **38** (1984) 161–176.
[17] Smith, T. P., G. T. Kinasewitz, W. Y. Tucker et al.: Exercise capacity as a predictor of post-thoracotomy morbidity. Am. Rev. Respir. Dis. **129** (1984) 730.
[18] Taube, K., N. Konietzko: Kardiopulmonale Funktion nach Pneumonektomie – präoperativ voraussehbar? Prax. Pneumol. **34** (1980) 548–554.
[19] Tisi, C. M.: Preoperative evaluation of pulmonary function. Am. Rev. Respir. Dis. **119** (1979) 292–310.

Nuklearmedizinische Methoden in der Diagnostik des Bronchialkarzinoms

M. Cordes, K. Neumann, P. Dorow, G. Barzen, N. Hosten, S. Thalhofer, R. Felix

Obwohl nuklearmedizinische Methoden gegenwärtig nicht zur Früherkennung des Bronchialkarzinoms herangezogen werden können, bietet der Einsatz von Radiopharmazeutika vielfältige diagnostische Möglichkeiten, die in der Behandlung des Bronchialkarzinoms sowohl für den Therapieentscheid als auch für die weitere Prognose eine wichtige Rolle spielen. Die Ventilations- und Perfusionsszintigraphie liefert entscheidende Aussagen über die funktionelle und technische Operabilität des Patienten. Tumoraffine Radiopharmaka sind für die Diagnose des Mediastinalbefalls und die Suche nach Fernmetastasen von Bedeutung. Interessante neue Anwendungen, etwa als prognostischer „Tumormarker" oder zur Dosiskontrolle bei der Zytostatikatherapie, werden diskutiert. Die Erforschung immunszintigraphischer Methoden steht noch am Anfang und läßt für die Zukunft eine weitere Verbesserung der Tumordiagnostik erhoffen.

Ventilations- und Perfusionsszintigraphie

An den Patienten mit Bronchialkarzinom wurde die Perfusionsszintigraphie erstmals von Wagner 1965 [84] durchgeführt. Seitdem ist ihre Bedeutung für die Diagnostik primärer Lungentumoren vielfach untersucht worden, oft in Verbindung mit der Ventilationsszintigraphie. Neben der Applikation tumoraffiner Pharmaka wie z. B. ^{67}Ga-Zitrat bilden beide Untersuchungsverfahren gegenwärtig den Schwerpunkt in der klinischen Anwendung der Funktionsszintigraphie beim Bronchialkarzinom. Ihre Aussagekraft für die Primärdiagnostik des Lungenkrebses ist jedoch beschränkt.

Störungen der normalen Lungenperfusion beim Bronchialkarzinom sind auf Infiltration oder Kompression von Gefäßen durch den Tumor oder auf tumorbedingte Thromben zurückzuführen. Sie können außerdem durch Gefäßverdrängung oder reflektorische Vasokonstriktion bei Minderbelüftung über den Euler-Liljestrand-Reflex hervorgerufen werden. Perfusionsdefekte sind im

Szintigramm nur erkennbar, wenn die Tumorgröße mindestens etwa 2 cm beträgt oder wenn Hilusgefäße befallen sind.
Wegen der häufigeren extrabronchialen als intrabronchialen Ausbreitung zeigen die obstruktiv bedingten Ventilationsdefekte szintigraphisch in vielen Fällen eine geringere Ausdehnung als der Perfusionsausfall. Jedoch ist das resultierende Ventilations/Perfusions-Mißverhältnis („mismatch") nicht spezifisch für das Bronchialkarzinom. So bietet etwa die Lungenembolie ein sehr ähnliches Bild [70]. Der Nachweis multipler Defekte wird durch die bei Patienten mit Bronchialkarzinom oft vorliegende chronisch-obstruktive Lungenerkrankung erschwert.
Insgesamt existieren keine für das Bronchialkarzinom spezifischen Muster von Ventilations- oder Perfusions-Defekten [34]. Für die Früherkennung ist die Ventilations-/Perfusionsszintigraphie deshalb nicht geeignet. Auch für die Stadieneinteilung spielt sie keine wesentliche Rolle [88]. Obwohl szintigraphische Kriterien für Tumorausdehnung und mediastinale Metastasierung erarbeitet wurden [64, 65], sind hier andere Untersuchungsverfahren (CT, Mediastinoskopie etc.) weit überlegen.

Vorhersage der postoperativen Lungenfunktion

Die große Bedeutung der Lungenszintigraphie liegt in der präoperativen Abschätzung der Auswirkungen einer chirurgischen Intervention auf die Lungenfunktion. So liefert das Perfusionsszintigramm Informationen über eventuelle zusätzliche Perfusionsstörungen in der nicht betroffenen Lunge. Vorhersagen über das postoperative FEV1, die Vitalkapazität etc. nach Pneumektomie lassen sich szintigraphisch mit guter Genauigkeit erhalten, indem der Anteil der verbleibenden Lunge an der Gesamtaktivität mit den entsprechenden präoperativen spirometrisch gemessenen Größen multipliziert wird [89].
Nach Block und Olsen [11] wird eine Pneumektomie vom Patienten im Normalfall ohne respiratorische Insuffizienz toleriert, wenn präoperativ folgende Voraussetzungen erfüllt sind: das FEV1 übersteigt 50% der Vitalkapazität und ist größer als 2 l, der Atemgrenzwert ist größer als 50% des Normalwertes und das Residualvolumen beträgt weniger als 50% der Totalkapazität. Wird eines dieser Kriterien nicht erfüllt, so ist die nach Pneumektomie zu erwartende Lungenfunktion des Patienten zu ermitteln, wobei ein postoperatives FEV1 unter 0,8 l als Kontraindikation für eine Operation angesehen wird [61, 11]. Ein ähnliches Vorgehen beschrieb Konietzko [38]. Von ihm wird die Durchführung einer Perfusionsszintigraphie gefordert, wenn das präoperative FEV1 2,5 l unterschreitet. Bei einem erwarteten postoperativen Wert zwischen 1,5 und 1,0 l wird das Operationsrisiko als hoch eingeschätzt, ein resultierendes FEV1 kleiner als 1,0 l wird als Zeichen der Inoperabilität gewertet.

Für die präoperative Bestimmung der verbleibenden Lungenfunktion sind sowohl die ^{133}Xe-Ventilationsszintigraphie [39] als auch die Perfusionsszintigraphie [60] geeignet. Beide Verfahren haben die differentielle Bronchospirometrie verdrängt, da diese für den Patienten wesentlich belastender und darüber hinaus schwieriger durchzuführen ist. Neben ^{133}Xe läßt sich auch ^{81m}Kr zur Ventilationsszintigraphie einsetzen [46].
Auch für die verbleibende Lungenfunktion nach Lobektomie oder segmentaler Resektion lassen sich mit Hilfe der Lungenszintigraphie akzeptable Vorhersagen erzielen. Die lobäre oder segmentale Differenzierung der Aktivitätsverteilung wird bei planarer Aufnahmetechnik durch die anatomische Überlappung erschwert. Hier läßt sich durch Aufnahmen aus schräger oder lateraler Richtung eine bessere Trennung erzielen, wobei sich allerdings die Überlagerung durch die kontralaterale Lunge störend bemerkbar machen kann [2]. Für Untersuchungen aus verschiedenen Richtungen bieten sich die ^{81m}Kr-Ventilations- oder die Aerosol-Inhalations-Szintigraphie als Alternative zur ^{133}Xe-Ventilation an. Eine weitere Verbesserung der räumlichen Darstellung von Ventilation oder Perfusion ist durch SPECT-Untersuchungen mit ^{81m}Kr-Gas oder ^{99m}Tc-Mikrosphären zu erreichen [53].
Näherungsweise kann jedoch auch die Gesamtaktivität über der betreffenden Lunge mit der relativen Anzahl zu resezierender Segmente gewichtet werden [3, 52]. Es werden dabei funktionelle Segmente unterschieden, die nicht mit den anatomischen Segmenten identisch sein müssen. Das Ausmaß der Funktionseinschränkung im betreffenden Segment spielt offenbar für eine Vorhersage der postoperativen Lungenfunktion nur eine geringe Rolle [89].

Vorhersage der technischen Operabilität

Die Perfusionsszintigraphie wird auch zur Voraussage der Resektabilität des Bronchialkarzinoms herangezogen. Secker-Walker et al. [71] untersuchten 26 Patienten mit bekanntem oder vermutetem Bronchialkarzinom. Die relative Perfusion der betroffenen Lunge lag bei allen Patienten, die einer erfolgreichen Resektion unterzogen wurden, über 33%. Drei von vier Patienten mit inoperablen Tumoren zeigten eine relative Perfusion von weniger als 33%. Diesen Ergebnissen entsprechend betont auch Konietzko [38] den Wert der Perfusionsszintigraphie vor allem für die Vorhersage der Inoperabilität. Allerdings wird von ihm als Grenze für die Möglichkeit einer kurativen Resektion ein Anteil von 10% an der Gesamtperfusion angegeben. Bei einer präoperativen relativen Perfusion unter 30% sei als chirurgische Maßnahme eine Pneumektomie zu erwarten. Einen ähnlichen Zusammenhang für die Indikation zur Lobektomie oder Bilobektomie fanden Nakahara et al. [52].

Vaskuläre Integrität

Das ursprünglich zur zerebralen Szintigraphie eingesetzte N-isopropyl-p[^{123}I]-iodoamphetamin zeigt eine hohe Retention in der Lunge durch einen aktiven Bindungsprozeß an endotheliale Rezeptoren. Van Zandwijk et al. [80] untersuchten die Anreicherung dieser Substanz bei zehn Prozent mit histologisch gesichertem, inoperablem, nichtkleinzelligem Bronchialkarzinom. In allen Fällen fanden sie eine deutliche Minderanreicherung kongruent zu den pathologischen Röntgenbefunden und Perfusionsausfällen ebenfalls durchgeführter ^{99m}Tc-Mikrosphären-Perfusionsszintigramme. Bei vier von fünf Patienten zeigte sich nach erfolgreicher Radiatio in der Tumorregion eine zunehmende Anreicherung bei gleichzeitig gestiegener Perfusion. Im weiteren Verlauf ergab sich eine wieder abnehmende Retention, die sich diesmal auf das bestrahlte Gebiet erstreckte. Zusätzlich durchgeführte ^{81m}Kr-Perfusionsszintigramme blieben hier weitgehend unbeeinflußt.
Diese ersten Ergebnisse lassen vermuten, daß das Gefäßendothel der Lunge als Ort der Schädigung durch eine Radiatio in Frage kommt und N-isopropyl-p[^{123}I]-iodoamphetamin möglicherweise als sensitiver Marker für frühe vaskuläre Schäden eingesetzt werden kann.
Zusammenfassend ergibt sich die große Bedeutung der Perfusions- und Ventilationsszintigraphie in der präoperativen Vorhersage der zu erwartenden Lungenfunktion nach Pneumektomie oder Lobektomie. Auch eine segmentale Aussage ist möglich. Zur Primärdiagnostik des Bronchialkarzinoms sind die Untersuchungsmethoden zu unspezifisch, für das mediastinale Staging ist ihre Sensitivität zu gering. Eine orientierende Vorhersage über die technische Resektabilität scheint möglich, jedoch bestehen dabei unterschiedliche Auffassungen über die Entscheidungskriterien.

Szintigraphie mit unspezifisch tumorselektiven Radiopharmaka

^{67}Ga-Zitrat

Bei der Untersuchung der Anwendungsmöglichkeiten tumoraffiner Radiopharmaka für die Diagnostik des Bronchialkarzinoms lag das Hauptaugenmerk auf ^{67}Ga-Zitrat. Nachdem Edwards und Hayes [22] erste Mitteilungen über die Anreicherung von ^{67}Ga-Zitrat in malignen Tumoren veröffentlichten, ist eine große Anzahl von Arbeiten zu diesem Thema publiziert worden. Mittlerweile hat die ^{67}Ga-Szintigraphie als Methode zur Darstellung maligner Tumoren Eingang in die Klinik gefunden.
Schon lange ist bekannt, daß die ^{67}Ga-Aufnahme im Gewebe mit der zellulären Proliferationsrate ansteigt [9]. Für die Anreicherung im Tumor werden ver-

schiedene Faktoren verantwortlich gemacht [79]. Voraussetzung ist eine ausreichende Blutversorgung; in nekrotischen minderperfundierten Tumorarealen wird ^{67}Ga nicht gespeichert. Der hämatogene Transport ins Tumorgewebe erfolgt hauptsächlich in Form eines ^{67}Ga-Transferrin-Komplexes über Kapillaren mit erhöhter Permeabilität. Für die Aufnahme in die Tumorzellen wird eine erhöhte Permeabilität der Zellmembranen verantwortlich gemacht [4]. Darüber hinaus kommt es zu einer Aufnahme von ^{67}Ga in tumorbegleitende Entzündungszellen.

Der Beitrag von ^{67}Ga-bindenen Proteinen wie Transferrin, Laktoferrin oder Ferritin für die Ga-Speicherung in den Tumorzellen und Leukozyten ist noch nicht endgültig aufgeklärt, jedoch scheint Transferrin eine zentrale Rolle zu spielen. Die kompetetive Bindung von ^{67}Ga an Magnesium- oder Kalzium-Rezeptoren hat vermutlich nur eine untergeordnete Bedeutung. In der Mehrzahl der Untersuchungen über den Zusammenhang zwischen Ga-Speicherung und histologischem Tumortyp konnte keine Abhängigkeit des Anreicherungsverhaltens von der Tumorhistologie gefunden werden [6].

Die Nachweisgrenze im ^{67}Ga-Szintigramm für Tumoren in der Lunge liegt bei etwa 2 cm [6, 88]. Nach einer Zusammenstellung von Kempken et al. [35] beträgt die Sensitivität für die Erkennung des Primärtumors etwa 90%. Wegen der erhöhten Anreicherung auch bei vielen benignen Lungenveränderungen, etwa bei Pneumonie oder Sarkoidose, oder anderer maligner Erkrankungen (z. B. M. Hodgkin), besitzt die ^{67}Ga-Szintigraphie allerdings nur eine geringe Spezifität für das Bronchialkarzinom. Als Screening-Untersuchung zur Früherkennung bleibt die konventionelle Röntgenaufnahme mit einer Nachweisgrenze für das primäre Bronchialkarzinom von etwa 1,5 cm [67] weiterhin die Methode der Wahl. Sie ist preiswerter und einfacher durchzuführen als die ^{67}Ga-Szintigraphie und ist kombiniert mit der konventionellen Tomographie mindestens so sensitiv und spezifisch [8]. Darüber hinaus bietet heute die Computertomographie eine noch höhere Sensitivität, da auch Läsionen mit einem Durchmesser von 2 bis 3 mm entdeckt werden können [88].

In Zweifelsfällen kann das Gallium-Szintigramm allerdings weiterhin diagnostisch hilfreich sein. Bei einer solitären Läsion im Röntgen-Thoraxbild und gleichzeitigem histologischem oder zytologischem Nachweis eines Adenokarzinoms muß differentialdiagnostisch zwischen einer Metastase oder einem primären Lungentumor unterschieden werden. Hier spricht eine ^{67}Ga-Anreicherung mit hoher Wahrscheinlichkeit für ein Bronchialkarzinom [6]. Andererseits sollte ein röntgenologisch nachweisbarer Herd mit einer Größe von 3 cm oder mehr, der keine Ga-Anreicherung zeigt, bis zum Beweis des Gegenteils als Metastase eines anderen Primärtumors angesehen werden, wobei wegen seiner späten klinischen Symptomatik besonders das Pankreas-Karzinom in Frage kommt [88, 21].

Mediastinale und hiläre Metastasierung

Die Kenntnis über eine Metastasierung des Bronchialkarzinoms in die hilären oder mediastinalen Lymphknoten ist von großer prognostischer Bedeutung und unerläßlich zum Stellen der Operationsindikation. Welche Aussagekraft die Ga-Szintigraphie in dieser Hinsicht besitzt, wird uneinheitlich beurteilt, insbesondere in der Frage, wann sie eine mediastinoskopische Exploration ersetzen kann. De Meester et al. [21], die eine geringe Sensitivität von 56% bei einer hohen Spezifität von 94% für die Erkennung hilärer oder mediastinaler Metastasen fanden, raten zu einer Mediastinoskopie nur bei fehlender Ga-Anreicherung zum Ausschluß einer Metastasierung. Demgegenüber wurde von Alazraki et al. [1] eine Sensitivität für mediastinalen Befall von 100% und eine Spezifität von 71% angegeben. Sie empfehlen eine Mediastinoskopie nur bei positiver Szintigraphie zur Bestätigung des Befundes.
Diese widersprüchlichen Ergebnisse konnten von Waxman et al. [85, 87] teilweise durch unterschiedliche, die Tumorlokalisation betreffende Bewertungskriterien der szintigraphischen Befunde erklärt werden. Außerdem wurden Variationen durch kleine Fallzahlen sowie Unterschiede in Ausrüstung und Erfahrung der Untersucher als Ursache angeführt [54]. Die Frage nach der Indikation einer Mediastinoskopie blieb allerdings weiterhin offen. Auch neuere Arbeiten [68] haben keine eindeutige Klärung bringen können.
In jüngerer Zeit sind Zweifel an der Leistungsfähigkeit der Ga-Szintigraphie zu Beurteilung der hilären und mediastinalen Metastasierung geäußert worden. Insbesondere wurden die Kriterien in Frage gestellt, mit denen in den vorangegangenen Studien das Fehlen oder die Existenz von Metastasen verifiziert wurde [55]. Mc Kenna et al. [50] führten zum Nachweis einer mediastinalen Tumorausbreitung ausgiebige Dissektionen der Lymphknoten im Mediastinum durch und berücksichtigten dabei auch mikroskopische Metastasen. Unter diesen Bedingungen fanden sie eine sehr geringe Sensitivität der Ga-Szintigraphie für mediastinale Lymphknotenmetastasen von 23%.
Trotz bestehender Möglichkeiten zur Steigerung der Sensitivität, z. B. mit Hilfe der ^{67}Ga-^{99m}Tc-Subtraktionsszintigraphie [86], und Verbesserung der Bildqualität durch neue Aufnahmegeräte oder Verwendung höherer ^{67}Ga-Dosen bei bewiesener Malignität [7] wird das szintigraphische Staging zunehmend durch die Computertomographie verdrängt [23]. Bei vergleichbaren Sensitivitäten und Spezifitäten zeichnet sich die CT durch den großen Vorteil der morphologisch-anatomischen Darstellung aus [51]. Die ^{67}Ga-Emissions-CT bietet hier keinen Vorteil gegenüber der planaren Ga-Szintigraphie [13].

Fernmetastasen

Für die Erkennung von Fernmetastasen des Bronchialkarzinoms wird die Ga-Szintigraphie weiterhin als aussagekräftige Screening-Methode angesehen [87].

Besondere Bedeutung wird ihr für die Diagnose okkulter Metastasen des kleinzelligen Bronchialkarzinoms zugemessen. Sofern der Primärtumor Gallium anreichert, wird bei symptomlosen Patienten ein Ga-Ganzkörper-Szintigramm als initiales Screening-Verfahren empfohlen [21, 66]. Bei klinischem Verdacht oder suspekten Röntgenbefunden sollten gezielte spezifische Organuntersuchungen (CT, Leber-, Knochen-, Gehirnszintigramme) erfolgen, wobei von Bekerman et al. [7] allerdings betont wurde, daß zerebrale Metastasen im Ga-Szintigramm nicht erkannt werden können. Andererseits kann bei unklaren Befunden im Knochenszintigramm die Ga-Anreicherung weiteren diagnostischen Aufschluß geben [21].

Therapieerfolg und Prognose

Higashi und Nakayama [29] beobachteten eine Abnahme der Ga-Anreicherung in malignen Lungentumoren nach der Applikation von 60Co-Strahlung. Für die Minderanreicherung in malignen Tumoren nach Radiatio wurde zumindest teilweise die durch einen gestiegenen Serumeisenspiegel erhöhte Transferrin-Absättigung mit konsekutiv verringerter Bindung von Gallium verantwortlich gemacht [12]. Ursächlich wären somit eher ein veränderter Eisenstoffwechsel als eine strahleninduzierte Tumorzerstörung. Andererseits führen Iosilevsky et al. [33] die Minderanreicherung im bestrahlten Tumorgebiet auf Nekrosen und fibrotische Veränderungen zurück, die letztlich Ausdruck der Vernichtung von Tumorzellen sind.

Britran et al. [10] untersuchten 12 Patienten mit nicht kleinzelligem Bronchialkarzinom, die eine Radiatio des Tumors mit 3000 rad erhielten. Vier Wochen nach Abschluß der Bestrahlung wurde zwar in 9 Fällen eine Abnahme der Ga-Anreicherung im Tumor, jedoch nur in fünf Fällen eine röntgenologische Remission festgestellt. Bei allen Patienten zeigte sich im Operationspräparat einer kurz darauf erfolgten Resektion weiterhin das Wachstum maligner Zellen. Die Autoren folgerten daraus die Unbrauchbarkeit der Methode zur Bestimmung des Bestrahlungseffektes.

Auch nach zytostatischer Therapie kommt es zu einer Umverteilung der Ga-Aktivität. Von Bekerman et al. [8] wurde bei 8 Patienten, darunter 2 Fälle mit Bronchialkarzinom, innerhalb des ersten Tages nach Applikation eines Chemotherapeutikums eine verminderte Anreicherung im Weichteilgewebe und im Tumor gemessen. Auch hier wurde – ähnlich wie bei der Radiatio – ein vorübergehendes Ansteigen des Serumeisens verantwortlich gemacht. Als weitere mögliche Ursachen wurden eine temporäre Schädigung von Zellorganellen oder Transportproteinen sowie eine zeitweise Blockierung von Membranrezeptoren angeführt. 3 Patienten, bei denen die zytostatische Therapie nicht fortgesetzt wurde, zeigten auf zwei bis maximal vier Wochen später akquirierten Aufnahmen eine Rückkehr zum ursprünglichen Anreicherungsmuster.

Im Gegensatz zu diesen nur kurz anhaltenden Veränderungen fanden McCready et al. [49] bei 14 Patienten mit malignen Lungentumoren drei Wochen nach Chemotherapie verminderte Ga-Anreicherungen in den Tumorregionen, vor allem beim kleinzelligen Bronchialkarzinom. Sie sehen die quantitative Messung der Radionuklidanreicherung als Methode zur frühen und sensitiven Erkennung der Tumorantwort auf eine Chemotherapie an. Insgesamt ist die klinische Bedeutung der Ga-Szintigraphie für die Abschätzung der „Tumorantwort" auf eine Strahlen- oder Chemotherapie jedoch bisher nicht abschließend geklärt.

Vor einiger Zeit wurde eine neue Anwendung der Ga-Szintigraphie, das „functional staging", zur Diskussion gestellt [43]. Statt für den Nachweis oder die Lokalisation maligner Tumoren sollten die szintigraphischen Ergebnisse auch unter dem Gesichtspunkt einer prognostischen Aussage über den Krankheitsverlauf gesehen werden. Für das Bronchialkarzinom lagen bereits Anhaltspunkte für eine solche Anwendungsmöglichkeit vor.

Von Higashi et al. [30] wurde eine positive Korrelation zwischen der prätherapeutischen Ga-Speicherung im Tumor und der Tumorreduktion durch eine Radiatio gefunden. Die Nuklidanreicherung wurde dabei auf den Aktivitätsuntergrund (der Gegenseite) und den Tumorradius (aus dem Röntgenbild ermittelt) bezogen. Andererseits würde eine vergleichsweise niedrige Anreicherung auf eine geringere Metastaseninzidenz nach Strahlentherapie und eine höhere Überlebenszeit hinweisen [31]. Auch bei Patienten mit unbehandeltem nichtkleinzelligem Bronchialkarzinom wurde ein signifikanter Unterschied der Überlebenszeiten zwischen den Kollektiven mit geringer und mit hoher Ga-Aufnahme im Tumor festgestellt [44]. Allerdings wurde diesen Ergebnissen in einer anderen Studie widersprochen: Buchheri et al. [15] fanden keinen signifikanten Zusammenhang zwischen der auf die Tumorgröße bezogenen Ga-Aktivität und der Überlebenszeit bzw. der Therapieantwort. Ob die ^{67}Ga-Anreicherung als ein „Tumormarker" für das Bronchialkarzinom mit schlechter Prognose angesehen werden kann, bleibt vorerst somit unentschieden.

In der zusammenfassenden Bewertung der ^{67}Ga-Szintigraphie steht die Erkennung von Metastasen an erster Stelle, jedoch werden Sensitivität und Spezifität des Verfahrens für die Diagnostik des Mediastinalbefalls unterschiedlich eingeschätzt. Darüber hinaus kann das mediastinale Staging heute vorteilhafter mit Hilfe der Computertomographie durchgeführt werden. Die Bedeutung der Ga-Anreicherung im malignen Lungentumor für die Abschätzung des Therapieerfolges oder als prognostischer Faktor ist umstritten. Als Screening-Methode ist die ^{67}Ga-Szintigraphie ungeeignet.

^{201}Tl-Chlorid

Im Jahre 1976 wurde die tumoraffine Eigenschaft des für die Myokard-Szintigraphie verwendeten ^{201}Thallium-Chlorids beschrieben [18]. Seitdem ist auch über die Anreicherung in Bronchialkarzinomen und deren Metastasen berichtet worden [68, 78, 32]. Es liegen jedoch keine an genügend großen Fallzahlen ermittelten Werte der Spezifität und Sensitivität für die Erkennung von Primärtumoren oder hilären und mediastinalen Metastasen vor.
Gegenüber der Untersuchung mit ^{67}Ga-Chlorid zeichnet sich die ^{201}Tl-Szintigraphie durch die wesentlich kürzere Wartezeit zwischen Injektion und Aufnahme sowie durch ein höheres Tumor-Untergrund-Verhältnis aus. Besonders die geringere Anreicherung im Knochen läßt eine bessere Diagnostik des Mediastinums erwarten, weil sich die Überlagerung durch das Sternum und die thorakale Wirbelsäule weniger störend bemerkbar macht. Von Nachteil ist die niedrige Energie der emittierten Gammastrahlung, die einen dünnen Detektorkristall erfordert, um eine geeignete räumliche Auflösung zu erreichen. Die hohe Aktivität im Herzen verhindert eine aussagekräftige Beurteilung des linken Lungenunterlappens.
Für das Anreicherungsverhältnis von ^{201}Thallium zu ^{67}Gallium im Primärtumor konnte eine Abhängigkeit vom histologischen Tumortyp gefunden werden [75]. Von den untersuchten Fällen nahmen die meisten Adenokarzinome mehr ^{201}Tl als ^{67}Ga auf, während die anderen histologischen Typen in der Mehrzahl eine höhere Ga-Anreicherung zeigten. Die jeweils gemessene Aktivität über der Tumorregion wurde dabei wie üblich auf die Untergrundaktivität der Gegenseite bezogen.
In weiteren Untersuchungen wurde die „Tumor-Verdopplungszeit", basierend auf den Herddurchmessern in Röntgen-Thoraxaufnahmen, mit dem ^{201}Tl/^{67}Ga-Aktivitätsquotienten verglichen [76]. Dabei zeigte sich eine signifikante positive Korrelation zwischen beiden Größen, besonders für das kleinzellige Bronchialkarzinom. Für diesen histologischen Tumortyp konnte außerdem ein Zusammenhang zwischen dem ^{201}Tl/^{67}Ga-Anreicherungsverhältnis und der Überlebenszeit gefunden werden [77]. Diese Ergebnisse wären gut in das Konzept des „functional staging" einzubeziehen, jedoch fehlt auch hier die Bestätigung durch Studien mit genügend großen Fallzahlen. Dementsprechend ist es bisher nicht zu einer klinischen Anwendung gekommen.

^{99m}Tc-markierte Substanzen

Im Gegensatz zu ^{67}Ga oder ^{201}Tl reichert sich ^{99m}Technetium nicht per se in malignen Tumoren an. Soll ein ^{99m}Tc-markiertes Radiopharmakon zur Darstellung des Bronchialkarzinoms verwendet werden, ist eine entsprechende Eigenschaft der Trägersubstanz notwendig. Von den zur Knochenszintigraphie eingesetzten ^{99m}Tc-Phosphaten ist eine Anreicherung auch in extraossären Tumoren bekannt [17]. Die Speicherung in kalzifizierten Neoplasmen ist auf den gleichen Mechanismus wie die Anreicherung im Knochen zurückzuführen, jedoch ist auch für die erhöhte Aktivität in nicht kalzifizierten Geweben ein Zusammenhang mit einem veränderten Kalzium-Stoffwechsel vermutet worden [47]. Als weitere Ursache wurde eine Hypervaskularisation der Tumoren diskutiert.

Für das Bronchialkarzinom sind lediglich einzelne Fälle erhöhter Nuklidspeicherung publiziert worden [47, 82], ebenso für die solitäre Lebermetastase eines Bronchialkarzinoms [48]. In den beiden jüngsten Berichten wurde die Vermutung geäußert, daß die erhöhte Anreicherung eher durch Nekrosen oder Ischämien im Tumor bedingt sei als durch die maligne Transformation der Zellen.

Im Gegensatz zu den ^{99m}Tc-Phosphaten existieren für ^{99m}Tc-Glucoheptonat, das in der szintigraphischen Diagnostik von Hirntumoren eingesetzt wird, auch systematische Untersuchungen über die Anreicherung in Bronchialkarzinomen. Die ermittelten Sensitivitäten für die Erkennung des Primärtumors lagen bei den meisten Studien in relativ guter Übereinstimmung zwischen 88% und 95% [81, 62, 74, 42]. Apps et al. [5] berichteten hingegen über eine geringere Sensitivität von 67%. Eine signifikante Abhängigkeit der ^{99m}Tc-Glucoheptonat-Anreicherung vom histologischen Tumortyp fand sich nicht, der Anreicherungsmechanismus ist bislang ungeklärt.

Die von Vorne et al. [81, 83] bei stark selektioniertem Patientengut angegebene hohe Spezifität für das Bronchialkarzinom konnte von Passamonte et al. [62] nicht bestätigt werden: sie fanden eine erhöhte Speicherung von ^{99m}Tc-Glucoheptonat häufig auch in benignen Lungenerkrankungen und pulmonalen Metastasen anderer Primärtumoren. Jedoch war die Aktivitätsanreicherung in den gutartigen Läsionen durchweg geringer als in primären Neoplasien. Über eine geringe Spezifität von 30% berichteten auch Langford et al. [42]. Von Apps et al. [5] wurde hingegen eine höhere Spezifität von 66% für die Erkennung primärer Lungentumoren ermittelt, die noch auf 94% anstieg, wenn bei der Interpretation der Szintigramme nur eine fokale, nicht jedoch eine diffuse Mehranreicherung als positiver Befund gewertet wurde.

Wurde auch der mediastinale Befall untersucht, so fand sich ein hoher Anteil falsch negativer Befunde. Langford et al. [42] und Taillefer et al. [74] ermittelten übereinstimmend eine Sensitivität von etwa 50%, bei Passamonte et al. [62] zeigten von 8 Patienten mit mediastinaler Metastasierung nur 2 eine entsprechende ^{99m}Tc-Glucoheptonat-Anreicherung. Im Gegensatz dazu betrug die Spezifität jeweils 100% bzw. 5/6.

Vorne et al. [83] schätzen ^{99m}Tc-Glucoheptonat und ^{67}Ga-Zitrat als gleichwertig für die Diagnostik maligner Lungenprozesse ein. In Anbetracht der geringeren Kosten und der besseren Handhabbarkeit empfehlen sie deshalb die bevorzugte Anwendung von ^{99m}Tc-Glucoheptonat. Im Gegensatz dazu messen die anderen

Autoren der ^{99m}Tc-Glucoheptonat-Szintigraphie aufgrund der geringen Spezifität für das primäre Bronchialkarzinom und der niedrigen Sensitivität für die mediastinale Metastasierung nur eine geringe Bedeutung bei.

Markiertes Bleomycin

Die erste Mitteilung über die Anwendung von markiertem Bleomycin zur Darstellung maligner Tumoren geht auf Nouel et al. [58] zurück. Das in der zytostatischen Therapie eingesetzte Antibiotikum zeichnet sich durch eine günstige Pharmakokinetik mit rascher und relativ selektiver Anreicherung in malignen Tumoren sowie eine schnelle renale Elimination aus. Dadurch kann ein günstiges Tumor/Untergrund-Verhältnis erzielt werden. Durch den Austausch des Cu-Ions aus der Chelatbindung des Moleküls kann Bleomycin leicht radioaktiv markiert werden, wobei als gebräuchlichstes Nuklid ^{57}Cobalt verwendet wird.

Slosman et al. [72] führten szintigraphische Untersuchungen mit ^{57}Co-Bleomycin an 175 Patienten durch, die ein verdächtiges Röntgen-Thoraxbild aufwiesen. Sie ermittelten die Abhängigkeit zwischen der Aussagekraft des Verfahrens und der Wahl des Kriteriums für einen „positiven" Befund im Szintigramm. Bei einem Tumor/Untergrund-Verhältnis der Aktivität von 1,5 als Grenzwert fanden sie eine Sensitivität der ^{57}Co-Bleomycin-Szintigraphie für die Erkennung maligner Lungentumoren von 93% und eine Spezifität von 83%. Außerdem schätzten sie die Vorhersage-Wahrscheinlichkeiten für einen malignen Lungenprozeß bei positivem Befund bzw. für den Ausschluß der Malignität bei negativem Befund in Abhängigkeit von der Prävalenz der Erkrankung ab. Mit Hilfe des Bayes-Theorems kamen sie zu der Schlußfolgerung, daß die ^{57}Co-Bleomycin-Szintigraphie bei hohem Risiko für ein Bronchialkarzinom wenig hilfreich ist, bei geringer Prävalenz und auffälligem Röntgenbild aber zur Differentialdiagnose wertvoll sein kann. Unter diesem sinnvollen Gesichtspunkt wurden die anderen szintigraphischen Verfahren bisher nicht betrachtet. Im Vergleich zur Szintigraphie mit ^{67}Ga-Zitrat scheint ^{57}Co-Bleomycin für die Erkennung und das Staging des Bronchialkarzinoms bessere Eigenschaften aufzuweisen. Nieweg et al. [57] fanden in einer vergleichenden Studie an 70 Patienten mit auffälligem Röntgenbefund einen signifikanten Unterschied in der relativen Nuklidanreicherung im Tumor. Einem mittleren Tumor/Untergrund-Verhältnis von 3,4 bei ^{57}Co-Bleomycin stand ein entsprechender Wert von 1,5 bei ^{67}Ga gegenüber.

Die Sensitivitäten für den Primärtumor waren 92% bei ^{57}Co-Bleomycin und 54% bei ^{67}Ga, wobei im Gegensatz zu ^{67}Ga durch ^{57}Co-Bleomycin auch häufig Tumoren mit einer Größe kleiner als 3 cm entdeckt wurden. Bezüglich der hilären und mediastinalen Metastasierung wurden mit ^{57}Co-Bleomycin sowohl für die Spezifität als auch für die Sensitivität bessere Ergebnisse erzielt. Die gegenüber früheren Berichten schlechteren Resultate für ^{67}Ga wurden mit dem im Durchschnitt nur geringen Tumordurchmesser der aus Röntgen-Reihenuntersuchungen ausgewählten Patienten erklärt. Patienten mit großen, durch andere Untersuchungen gesicherten Tumoren und Patienten mit offensichtlichen klinischen oder radiologischen Symptomen eines Mediastinalbefalls wurden von vornherein ausgeschlossen.

Trotz seiner günstigen Anreicherungseigenschaften hat sich ^{57}Co-Bleomycin nicht im klinischen Einsatz etablieren können. Wegen der langen Halbwertszeit des ^{57}Co von 270 Tagen und der schnellen renalen Elimination der Substanz ergibt sich aus strahlenschutztechnischen Gründen die Notwendigkeit zum Sammeln des Patientenurins über mindestens 24 Stunden mit anschließender fachgerechter Entsorgung. Eine stationäre Aufnahme der Patienten mit gesonderter Unterbringung in einer entsprechend ausgerüsteten Abteilung wäre die Folge.

Um diesen hohen Aufwand zu umgehen, wurde nach anderen Markern für Bleomycin gesucht. Die Verwendung von ^{111}Indium wurde von Lilien et al. [45] untersucht. Da das Nuklid nur locker im Bleomycin-Molekül gebunden wird, führt die schnelle Dissoziation zu einer Anreicherung auch in der Leber, dem Knochenmark und in den Erythrozyten und verursacht ein hohes Untergrundsignal. Die Tumordarstellung mit der Positronen-Emissions-Tomographie bei Applikation von ^{55}Co-Bleomycin ist in der Durchführung aufwendiger und liefert schlechtere Ergebnisse als die ^{57}Co-Bleomycin-Szintigraphie [56]. Bryalski et al. [14] verwendeten ^{51}Cr zur Markierung und beurteilten die Anreicherungen nach der sechsstufigen Bewertungsskala. Wurde Stufe 2 als Entscheidungsschwelle für einen positiven Befund gewählt, fanden die Autoren für das Bronchialkarzinom bei insgesamt 29 Patienten eine Sensitivität von 95% und eine Spezifität von 79%. Bei einer positiven Wertung ab Stufe 3 betrug die Sensitivität 93%, die Spezifität stieg auf 100%. Die aufwendige Erzeugung von ^{51}Cr aus ^{50}Cr durch Neutroneneinfang am Kernreaktor steht einem breiten klinischen Einsatz allerdings entgegen.

Eine interessante Untersuchung über die im Lungentumor wirksame Bleomycin-Dosis wurde von Front et al. [24] publiziert. Bei 9 Patienten fanden sie zunächst eine gute Korrelation zwischen den mit SPECT-Untersuchungen bestimmten Anreicherungen von ^{99m}Tc-Glucoheptonat in Lungentumoren und der in vitro gemessenen Aktivität des anschließend resezierten Tumorgewebes. Daraufhin verglichen sie bei 14 Patienten die durch SPECT ermittelten Tumorgewebs-Konzentrationen von ^{99m}Tc-Glucoheptonat und ^{57}Co-Bleomycin mit den entsprechenden Blutkonzentrationen. Einerseits beobachteten sie für beide Substanzen jeweils unterschiedliche Anreicherungen in Tumoren gleicher Histologie. Zum anderen konnte von ihnen keine Korrelation zwischen der Blutkonzentration und der im Tumor angereicherten Menge der Radiopharmaka festgestellt werden. Die Autoren konstatierten, daß insbesondere die im

Tumor wirksame Bleomycin-Dosis nicht anhand der Blutkonzentration abgeschätzt werden könne mit der Folge einer eventuell nur suboptimalen Zytostatikadosis im Zielgewebe. Sie schlugen vor, die SPECT als Methode zur Überprüfung der wirksamen Dosis entsprechend markierbarer Chemotherapeutika anzuwenden.

Positronen-Emissionstomographie

Mit Hilfe der Positronen-Emissionstomographie (PET) können Nuklidanreicherungen auch in größerer Gewebetiefe und ohne Überlagerung durch außerhalb des interessierenden Gebietes liegende Aktivitäten lokalisiert werden. Durch Markierung biologischer Moleküle mit den positronenemittierenden Isotopen ^{11}C, ^{13}N, ^{15}O oder ^{18}F können biochemische und physiologische Vorgänge szintigraphisch dargestellt werden.
Versuche zur Darstellung von Lungentumoren mit der PET wurden schon früh von Goel et al. [26] und Critchly et al. [19] durchgeführt. Bei diesen Untersuchungen wurde ^{75}Se-markiertes Methionin als Radionuklid verwendet. Wegen der hohen Beta-Komponente konnte nur eine geringe Dosis appliziert werden, so daß die gewonnenen Aufnahmen geringe Qualität mit extrem hohen Untergrundaktivitäten und schlechter Tumordarstellbarkeit zeigten.
Bessere Ergebnisse wurden durch die Markierung von L-Methionin mit ^{11}C erzielt. Kubota et al. [41] untersuchten hiermit 8 Patienten mit malignen Lungentumoren und 2 Patienten mit benignen pulmonalen Erkrankungen. Alle malignen Prozesse konnten dargestellt werden, die Aktivitäten waren signifikant höher als in den benignen Läsionen. Kürzlich fanden Fujiwara et al. [25] eine Abhängigkeit der ^{11}C-Methionin-Anreicherung vom histologischen Tumortyp. Bei allen untersuchten 16 Patienten mit Bronchialkarzinom wurde in der PET eine hohe Aktivitätsanreicherung im Tumorgebiet beobachtet. Die auf die injizierte Dosis pro Körpergewicht und die Aufnahmezeit bezogene mittlere Impulsdichte, bezeichnet als „differential uptake ratio“ (DUR), zeigte signifikante Unterschiede zwischen großzelligen Karzinomen mit höherer und Plattenepithelkarzinomen mit geringerer Anreicherung. Für die erhöhte Aufnahme der essentiellen Aminosäure in den Tumoren wurde von den Autoren die gesteigerte Proteinsynthese der malignen Zellen verantwortlich gemacht, die Aktivitätsunterschiede zwischen den histologischen Typen wurden auf unterschiedliche Wachstumsraten der Tumoren zurückgeführt. In die klinische Routinediagnostik maligner Lungentumoren hat die PET bisher noch keinen Eingang gefunden.

Immunszintigraphie

Bei der Suche nach Radiopharmaka mit einer höheren Spezifität für maligne Tumoren haben die jüngsten Fortschritte auf dem Gebiet der Biotechnologie neue Möglichkeiten eröffnet. Ziel ist die Gewinnung von Antitumor-Antikörpern, deren Antigen ausschließlich und zahlreich im Tumorgewebe vorhanden ist, die eine hohe immunreaktive Affinität und eine ausreichende Bioverfügbarkeit besitzen, außerdem in größeren Mengen produzierbar sind und sich leicht mit Iotopen günstiger physikalischer Eigenschaften markieren lassen. Bei entsprechenden Eigenschaften können die Nuklid-beladenen Antikörper auch zur Radiotherapie maligner Tumoren eingesetzt werden.

Nach Antigenexposition wandeln sich B-Lymphozyten zu Plasmazellen um, von denen jede ein spezifisches Immunglobulin synthetisiert, welches gegen eine antigene Determinante (Epitop) der stimulierenden Substanz gerichtet ist. Da auf dem Antigen in der Regel mehrere verschiedene Epitope vorhanden sind, ist das entstehende Antikörper-Gemisch heterogen oder „polyklonal". Kohler und Milstein [37] beschrieben die Fusion von immunstimulierten Lymphozyten mit Myelomzellen zu „Hybridoma"-Zellen, die in vivo oder in vitro kultiviert werden können und die Eigenschaft der Antikörper-Produktion beibehalten. Durch entsprechende Selektion und Trennung der Hybridomazellen (Klonierung) ist die Produktion von monoklonalen, d. h. gegen eine einzige antigene Determinante gerichteten Antikörpern möglich geworden.

Als Antigene können sowohl die malignen Zellen selbst als auch die von ihnen erzeugten Produkte fungieren. Einige der von den Tumorzellen synthetisierten Substanzen haben als laborchemische Tumormarker eine wichtige Rolle zur Verlaufskontrolle maligner Erkrankungen eingenommen. Beispiele sind das Karzino-embryonale Antigen (CEA) und das Alpha-Fetoprotein (AFP) als wichtigste Vertreter der onkofetalen Antigene, Hormone wie das humane Choriongonadotropin (HCG) oder Enzyme, etwa die Saure Prostata-Phosphatase (PAP). Für Bronchialkarzinome ist vor allem das CEA von Bedeutung.

Neben der Verwendung von gereinigten polyklonalen Antiseren zur immunszintigraphischen Tumordiagnostik sind in der letzten Zeit vor allem Untersuchungen mit markierten monoklonalen Antikörpern durchgeführt worden. Während polyklonale Antiseren aufwendig von kreuzreagierenden Antikörpern befreit werden müssen, kann bei monoklonalen Antikörpern deren ausschließliche Spezifität für eine einzige antigene Determinante von Nachteil sein, wenn von dieser nur eine begrenzte Anzahl von Bindungsplätzen im Tumorgewebe zur Verfügung steht. Als Ausweg wurde die Verwendung von Gemischen monokonaler Antikörper vorgeschlagen, die entweder gegen verschiedene Determinanten des gleichen Antigens oder gegen unterschiedliche Antigene des gleichen Tumors gerichtet sind [27].

Während für das maligne Melanom und das kolorektale Karzinom eine große Anzahl von Studien über die Anwendung markierter Antikörper in der Tumordiagnostik durchgeführt wurden (siehe z. B. bei [73]), liegen für das Bronchialkarzinom nur relativ wenige Untersuchungen vor.

Kim et al. [36] berichteten über die Applikation ^{131}I-markierter offensichtlich polyklonaler Antikörper gegen CEA, AFP und HCG zur Erkennung primärer Lungentumoren bei 22 Patienten. Bei 16 Patienten kamen von 22 röntgenologisch diagnostizierten Läsionen 16 durch Anti-CEA szintigraphisch zur Darstellung. Die nichterkannten Herde waren entweder kleiner als 2 cm, wurden durch Aktivitätsüberlagerung in regionären Lymphknoten verdeckt oder konnten aus technischen Gründen nicht abgebildet werden. Mit Anti-AFP und Anti-HCG waren jeweils 2 von 3 Tumoren darstellbar. Bei 3 Lebermetastasen konnte eine Anreicherung von markiertem Anti-CEA in zwei, von Anti-HCG in einem Fall beobachtet werden, es gab keine falsch positiven Ergebnisse bei der Szintigraphie von 23 metastasenfreien Regionen.

Ebenfalls mit ^{131}I-markierten polyklonalen Antikörpern gegen CEA haben Goldenberg und De Land [28] die immunszintigraphische Darstellbarkeit verschiedener maligner Tumoren untersucht. Bei 30 Patienten mit Lungentumoren konnten 18 von 25 primären und 5 von 8 sekundären malignen Läsionen erkannt werden. Insgesamt betrug die Sensitivität 70%. Die Nachweisgrenze lag bei 2 cm Tumorgröße. Zur besseren Abgrenzung gegen Organe mit hohem Blutgehalt wie Leber und Herz wurde gleichzeitig die Anreicherung von ^{99m}Tc-Pertechnetat und ^{99m}Tc-Humanserumalbumin mit einem geeeigneten Energiefenster akquiriert und von den immunszintigraphischen Aufnahmen subtrahiert.

Neuere immunszintigraphische Studien für das Bronchialkarzinom wurden vor allem mit monoklonalen Antikörpern durchgeführt. Zimmer et al. [90] erzeugten mit Hilfe der Hybridoma-Technik monoklonale Antikörper (600D11) vom Typ IgM-Kappa gegen die Gewebekulturlinie eines kleinzelligen Bronchialkarzinoms. Dazu wurden Milzzellen immunisierter Ratten mit Myelomzellen der Maus fusioniert. Die Markierung des gewonnenen Antikörpers erfolgte auch hier mit ^{131}Iod. Geprüft wurden zunächst die in vitro-Radioimmunreaktivität und die Biodistribution in gesunden Ratten. Es wurde eine deutliche Abhängigkeit der spezifischen Immunreaktivität vom Iodisierungsgrad und von der spezifischen Aktivität des zur Markierung verwendeten Radioiods gefunden. Außerdem wurde die Erkennung von in immundefizienten Mäusen subkutan inokulierten kleinzelligen Lungentumoren sowie Adenokarzinomen als Vergleichsgewebe untersucht. Eine Anreicherung in den Adenokarzinomen oder in einem Lungentumor, der keine Expression des Antigens mehr aufwies, war nicht nachweisbar. Die antigentragenden Lungentumoren waren zwei bis vier Tage nach Antikörperinjektion mit einer Aktivität von mindestens 10% der injizierten Dosis am besten darstellbar.

Ebenfalls gegen die Kulturlinie eines kleinzelligen Bronchialkarzinoms gerichtete monoklonale IgG-Antikörper TFS-2 und TFS-4 wurden von Okabe et al. [59] durch Immunisierung von Mäusen gewonnen. TFS-2, der eine komplementvermittelte Zytolyse der betroffenen Zellen induziert, zeigte fluoreszenzmikroskopisch eine in vitro-Immunreaktivität auch gegen andere maligne Tumoren, jedoch nicht gegen gesundes Gewebe. Da er keinen Effekt auf hämatopoetische Stammzellen aufweist, könnte er zur in vitro-Elimination von Tumorzellen im Knochenmark verwendet werden, wenn eine hochdosierte Chemotherapie des kleinzelligen Bronchialkarzinoms mit einer autologen Knochenmarkstransplantation kombiniert werden soll. Im Gegensatz dazu reagierte TFS-4 in vitro spezifisch mit kleinzelligen Bronchialkarzinomen, nicht jedoch mit Lungentumoren anderer Histologie. Neben den biochemischen Untersuchungen wurde die in vivo-Organverteilung vom ^{125}I-markiertem TFS-4 in Mäusen ermittelt, denen ein kleinzelliges Bronchialkarzinom implantiert worden war. Hier zeigte sich drei und sieben Tage nach Injektion eine spezifische Anreicherung im Tumorgewebe, wobei die Aktivität pro 100 g Gewebe mindestens etwa viermal so hoch war wie in Leber, Milz oder Nieren der Versuchstiere.

Zu den als Antigen fungierenden Substanzen zählen auch Eiweiße, die im Genom der Tumorzelle durch sogenannte Onkogene kodiert werden. Die synthetisierten Proteine scheinen eine Rolle für die Wachstumskontrolle der Zellen zu spielen. Für die Entwicklung malignen Wachstums werden u. a. Änderungen in der Kodierung der onkogenen DNA-Sequenzen oder ihrer Kontrollregionen mit daraus resultierender Derepression verantwortlich gemacht. Bei verschiedenen Zellinien des Bronchialkarzinoms etwa wurden ein verstärktes Auftreten des „c-myc“-Onkogens und erhöhte Zellkonzentrationen von c-myc-RNA beobachtet.

Der monoklonale Antikörper CT14 gegen das Syntheseprodukt des c-myc-Onkogens, einem 62000 Dalton schweren Protein, wurde von Chan et al. [16] in klinischen Untersuchungen bei 20 Patienten eingesetzt. Der Antikörper wurde durch Immunisierung von Mäusen mit synthetischen Peptiden gewonnen, die mit der DNA-Sequenz des Onkogens korrelierten. 24 und 48 Stunden nach Injektion wurde eine Anreicherung des ^{131}I-markierten Antikörpers in 12 von 14 Bronchialkarzinomen gefunden. Auch hier wurde mit Hilfe von ^{99m}Tc-markiertem Humanserumalbumin eine Subtraktion des Untergrundes vorgenommen. Die Nachweisgrenze lag bei etwa 3 cm. Zur Blockierung der thyroidalen Iodaufnahme wurde den Patienten für zwei Tage oral 120 mg/die Kalium-Iodid verabreicht. Bei sechs Patienten mit pulmonalen Metastasen anderer Primärtumoren konnte keine vermehrte Aktivitätsspeicherung nachgewiesen werden, Metastasen der Bronchialkarzinome in anderen Organen kamen ebenfalls nicht zur Darstellung. Zwar halten die Autoren eine szintigraphische Entdeckung von Bronchialkarzinomen, welche sich einer röntgenologischen

Diagnose entziehen, mit dem markierten CT14-Antikörper für unwahrscheinlich, jedoch halten sie seine Verwendung als Parameter des Tumorverhaltens und als Marker einer Therapieantwort für möglich.
Mit dem monoklonalen Antikörper Po66 gegen ein humanes Plattenepithelkarzinom der Lunge, gewonnen durch Immunisierung einer Maus und Fusion von Lymphozyten mit Plasmozytomzellen, führten Dazord et al. [20] neben der in vitro-Bestimmung der Immunreaktivität auch szintigraphische Untersuchungen durch. Im Radioimmunoassay, fluoreszensmikroskopisch und im Immunperoxidase-Test zeigte sich eine hohe Affinität des Antikörpers zu Plattenepithelkarzinomen der Lunge und zu Ösophaguskarzinomen. Von gesunden Organen wies im wesentlichen nur Nierengewebe eine erhöhte Bindung auf. Für die szintigraphische Lokalisation von xenogenen Tumortransplantaten in Mäusen wurde der Antikörper mit ^{131}Iod markiert. Neun Tage nach Injektion konnte eine deutliche Aktivitätsanreicherung in den inokulierten Tumoren beobachtet werden. Darüber hinaus wurde in einer klinischen Untersuchung an 24 Patienten das Anreicherungsverhalten des ^{131}I-markierten Antikörpers in 22 primären Plattenepithelkarzinomen der Lunge und zwei extrapulmonalen Metastasen ermittelt. Auf planaren szintigraphischen Aufnahmen 3, 6, 9 und 11 Tage nach Antikörperinjektion waren 18 der Primärtumoren und beide Metastasen darstellbar. Wesentliche akute Nebenwirkungen traten nicht auf.
Klinische Studien über die Darstellbarkeit von primären Lungentumoren mit dem markierten monoklonalen Antikörper 791T/36 wurden von Perkins et al. [63] unternommen. Mit dem Antikörper, der gegen ein tumorassoziiertes Antigen des menschlichen Osteosarkoms gerichtet ist, konnten neben diesem Malignom auch Tumoren der Mamma, der Ovarien und des Gastrointestinaltraktes lokalisiert werden. Im Gegensatz zu den anderen Publikationen verwendeten die Autoren neben ^{131}Iod auch ^{111}Indium zur Markierung. Mit dem ^{131}I-markierten Antikörper konnten bei planarer Aufnahmetechnik und Subtraktion des Blut-Pools mit ^{99m}Tc-markierten Erythrozyten 3 von insgesamt 8 Tumoren dargestellt werden, wobei von 3 kleinzelligen Karzinomen eines und von 5 Plattenepithelkarzinomen 2 erkannt wurden. Die Lebermetastase eines Bronchialkarzinoms kam ebenfalls zur Abbildung.
Die Szintigraphie mit dem ^{111}In-markierten Antikörper wurde ohne Subtraktion ausgewertet. Hier konnten auf planaren Aufnahmen von insgesamt 13 kleinzelligen Bronchialkarzinomen 9 Tumoren lokalisiert werden. Der kleinste dargestellte Tumor hatte eine Größe von $3 \times 2 \times 2$ cm. Bei 7 dieser Patienten wurden zusätzlich emissionstomographische Aufnahmen (SPECT) angefertigt. Hier waren alle Tumoren erkennbar, wovon der kleinste einen Durchmesser von 2 cm besaß. Insgesamt zeigte sich der ^{111}In-markierte Antikörper dem ^{131}I-markierten überlegen. Bei letzterem machten sich trotz Subtraktionstechnik und Gabe von Kaliumiodid zur Blockierung der thyroidalen Aufnahme die hohe Anreicherung im Herzen und in der Schilddrüse nachteilig bemerkbar.

Bei Markierung mit ^{111}In störte vor allem die Aktivität im Leberbereich, die eine relativ geringe Impulsdichte im restlichen Bild zur Folge hatte und die Erkennung von Lebermetastasen verhinderte. Mit den SPECT-Aufnahmen wurde die Erkennbarkeit der Tumoren zusätzlich deutlich verbessert.
Bei zunächst 8 Patienten mit histologisch und radiologisch gesichertem Bronchialkarzinom wurden eigene Untersuchungen mit einem ^{99m}Tc-markiertem monoklonalen Antikörper gegen CEA (bezogen von der Fa. Behringwerke AG, Marburg) durchgeführt. Auf den planaren Szintigraphien kam es 4 Stunden p. i. in 2 Fällen zu einer erhöhten Aktivitätsanreicherung im Tumorgebiet. 24 Stunden p. i. war bei 4 weiteren Patienten eine Mehrbelegung des Nuklids in der betroffenen Region erkennbar, so daß zu diesem Zeitpunkt insgesamt 6 von 8 Patienten einen positiven Befund zeigten. Bei 2 Patienten konnte keine Mehranreicherung beobachtet werden.
Eine Aufstellung aller angeführten immunszintigraphischen Untersuchungen mit markierten monoklonalen Antikörpern zeigt die folgende Tabelle.

Tabelle 1 Übersicht immunszintigraphischer Untersuchungen mit markierten monoklonalen Antikörpern zur Darstellung des Bronchialkarzinoms

Autoren	Antikörper	Antigen	Marker	pos. Befunde/ Patientenzahl
Zimmer et al. (1985)	600D11	kleinzelliges Bronchial-Ca	^{131}I	–
Okabe et al. (1985)	TFS-4	kleinzelliges Bronchial-Ca	^{125}I	–
Chan et al. (1986)	CT14	c-myc-Onkogen	^{131}I	12/14
Dazord et al. (1987)	Po66	Plattenepithel-Ca der Lunge	^{131}I	18/22
Perkins et al. (1986)	791T/3	tumorassoziiertes Ag d. Osteosarkoms	^{131}I ^{111}In ^{111}In	3/8 9/13 7/7 (SPECT)
Eigene Ergebnisse		CEA	^{99m}Tc	6/8

Angesichts der ermutigenden Ergebnisse dieser ersten Studien dürfte die Immunszintigraphie in der weiteren Zukunft eine wichtige Rolle in der Diagnostik und wahrscheinlich auch der Therapie des Bronchialkarzinoms spielen. Die Methodik der Antikörper-Gewinnung wird heute offensichtlich gut beherrscht, so daß das Gewicht künftiger Forschung in der Erweiterung der Palette brauchbarer monoklonaler Antikörper und der Untersuchung weiterer Nuklide für deren Markierung liegen wird. Abgesehen von der etablierten Anwendung perfusions- und ventilationsszintigraphischer Verfahren in der präoperativen Diagnostik des Bronchialkarzinoms wird eine zunehmende Verdrängung der anderen szintigraphischen Verfahren durch die Immunszintigraphie zu erwarten sein.

Literatur

[1] Alazraki, N. P., J. W. Ramsdell, A. Taylor, P. J. Friedman, R. M. Peters, G. M. Tisi: Reliability of Gallium Scan Chest Radiography Compared to Mediastinoscopy for Evaluating Mediastinal Spread in Lung Cancer. Am. Rev. Resp. Dis. **117** (1978) 415–420.

[2] Alderson, P. O.: Scintigraphic Evaluation of Patients with Lung Carcinoma. Chest **89** (4 Suppl.) (1986) 245S–248S.

[3] Ali, M. K., C. F. Mountain, M. Ewer, D. Johnston, T. P. Haynie: Predicting loss of pulmonary function after pulmonary resection for bronchogenic carcinoma. Chest **77** (1980) 337–342.

[4] Anghileri, L. J., M. C. Crone-Escanye, P. Thouvenot, F. Brunotte, J. Robert: Mechanisms of Gallium-67 by Tumors: Role of Cell Membrane Permeability. J. Nucl. Med. **29** (1988) 663–668.

[5] Apps, M. C. P., P. J. W. Wallis, L. R. Bragg, D. W. Empey, N. W. Garvie: Thoracic imaging with technetium-99m-glucoheptonate in the diagnosis and assessment of patients with suspected bronchial carcinoma. Nucl. Med. Comm. **8** (1986) 149–156.

[6] Bekermann, C., P. B. Hoffer, J. D. Bitran, R. G. Gupta: Gallium-67 Citrate Imaging Studies of the Lung. Sem. Nucl. Med. **10** (1980) 286–301.

[7] Bekerman, C., P. B. Hoffer, J. D. Bitran: The Role of Gallium-67 in the Clinical Evaluation of Cancer. Sem. Nucl. Med. **14** (1984) 296–323.

[8] Bekerman, C., D. G. Pavel, J. Bitran et al.: The Effect of inadvertent administration of antineoplastic agents prior to Ga-67 injection: concise communication. J. Nucl. Med. **25** (1984) 430–435.

[9] Bichel, P., H. H. Hansen: The incorporation of ^{67}Ga in normal and malignant cells and its dependence on growth rate. Br. J. Rad. **45** (1972) 182–184.

[10] Bitran, J. D., T. R. DeMeester, K. Rezai-Zadeh, L. H. Toledo-Pereyra, A. Churg, H. M. Golomb: Clinicopathologic Correlations Demonstrating the Failure of ^{67}Gallium Scanning in Determining Response to Radiotherapy. Chest **73** (1978) 356–359.

[11] Block, A. J., G. N. Olsen: Preoperative Pulmonary Function Testing. JAMA **235** (1976) 257–258.

[12] Bradley, W. P., P. O. Alderson, W. C. Eckelmann et al.: Decreased tumor uptake of gallium-67 in animals after whole-body irradiation. J. Nucl. Med. **19** (1978) 204–209.

[13] Broughton, D. L., C. J. Gibson, T. Crake, S. J. Pearce, R. C. F. Leonard: Gallium scanning by conventional imaging and emission computed tomography in the pretreatment evaluation of lung cancer. Thorax **40** (1984) 96–100.

[14] Bryalski, D., J. Liniecki, J. Dobek, T. Pertynski, S. Fajndt, M. Studniarek, K. Durski, M. Mussur: ^{51}Cr-Bleomycin in the Diagnosis of Tumours of the Chest. Nucl. Med. **24** (1985) 66–70.

[15] Buccheri, G., F. Vola, D. Ferrigno, A. Curcio, B. Violante: Lack of clinical significance of gallium-67 uptake in non-small cell lung cancer. Eur. J. Respir. Dis. **71** (1987) 356–361.

[16] Chan, S. Y. T., G. I. Evan, A. Ritson, J. Watson, P. Wraight, K. Sikora: Localisation of lung cancer by radiolabelled monoclonal antibody against the c-myc oncogene product. Br. J. Cancer **54** (1986) 761–769.

[17] Chew, F. S., T. M. Hudson, W. F. Enneking: Radionuclide Imaging of soft tissue neoplasms. Sem. Nucl. Med. **11** (1981) 266–277.

[18] Cox, P. H., A. J. Belfer, W. B. van der Pompe: Thalium 201 chloride uptake in tumours, a possible complication in heart scintigraphy. Br. J. Radiol. **49** (1976) 767–768.

[19] Critchly, M., H. J. Testa, T. B. Stretton: Combined use of ^{99m}technetium-labelled macroaggregates of albumin and ^{75}selenium-selenomethionine in the diagnosis of lung cancer. Thorax **29** (1974) 421–424.

[20] Dazord, L., A. Martin, P. Bourguet, D. Bourel, J. C. Saccavini, B. Collet, D. Gedouin, M. P. Ramee, L. Toujas: A Monoclonal Antibodi (Po66) Reactive with Human Lung Squamous Cell Carcinoma. Cell Reactivity In Vitro and Preliminary Scintigraphic Trials. In: Klapdor, R. (Hrsg.): New Tumour Markers and their Monoklonal Antibodies. Thieme Verlag, Stuttgart, 1987.

[21] De Meester, T. R., H. M. Golomb, P. Kirchner, K. Rezai-Zadeh, J. D. Bitran, D. L. Streeter, P. C. Hoffman, M. Cooper: The Role of Gallium-67 Scanning in the Clinical Staging and Preoperative Evaluation of Patients with Carcinoma of the Lung. Ann. Thorac. Surg. **28** (1979) 451–464.

[22] Edwards, C. L., R. L. Hayes: Tumor scanning with ^{67}Ga-citrate. J. Nucl. Med. **10** (1969) 103–105.

[23] Friedmann, P. J., D. S. Feigin, S. E. Liston, N. P. Alazraki, P. Haghighi, J. A. Young, R. M. Peters: Sensitivity of Chest Radiography, Computed Tomography, and Gallium Scanning to Metastasis of Lung Carcinoma. Cancer **54** (1984) 1300–1306.

[24] Front, D., O. Israel, G. Iosilevsky, E. Even-Sapir, A. Frenkel, H. Peleg, M. Steiner, A. Kuten, G. M. Kolodny: Human Lung Tumors: SPECT Quantitation of Differences in Co-57 Bleomycin Uptake. Radiology **165** (1987) 129–133.

[25] Fujiwara, T., T. Matzuzawa, K. Kubota, Y. Abe, M. Itoh, H. Fukuda, J. Hatazawa, S. Yoshioka, K. Yamaguchi, K. Ito, S. Watanuki, T. Takahasi, K. Ishiwata, R. Iwata, T. Ido: Relationship Between Histologic Type of Primary Lung Cancer and Carbon-11-L-Methionine Uptake with Positron Emission Tomography. J. Nucl. Med. **30** (1989) 33–37.

[26] Goel, Y., J. Sima, J. A. Pittaman: Mediastinum scanning with ^{75}Se-selenomethionine. J. Nucl. Med. **12** (1971) 644–645.

[27] Goldenberg, D. M.: Tumor Imaging with Monoclonal Antibodies. J. Nucl. Med. **24** (1983) 360–362.

[28] Goldenberg, D. M., F. H. De Land: Radioimmunodetection: An In Vivo Tumor Detection System. Lab. Manag. **7** (1983) 19–25.

[29] Higashi, T., Y. Nakayama: Clinical evaluation of ^{67}Ga-citrate scanning. J. Nucl. Med. **13** (1972) 196–201.

[30] Higashi, T., H. Wakao, K. Nakamura, A. Shimura, T. Yokoyama, S. Suzuki, K. Watanabe, G. D. Kruglik: Quantitative Gallium-67 Scanning for Predictive Value in Primary Lung Carcinoma. J. Nucl. Med. **21** (1980) 628–632.

[31] Higashi, T., K. Nakamura, S. Suzuki, J. R. Allison, H. Wakao: Ga-67 Scan as a Prognostic Indicator in Primary Lung Carcinoma. Clin. Nucl. Med. **7** (1982) 553–557

[32] Hisada, K., N. Tonami, T. Miyamae, Y. Hiraki, T. Yamazaki, T. Maeda, M. Nakajo: Clinical evaluation of tumor imaging with ^{201}Tl chloride. Radiology **129** (1978) 497–500.
[33] Iosilevsky, G., D. Front, Bettman, R. Hardoff, Y. Ben-Arieh: Uptake of Gallium-67 Citrate and [2-^{3}H]Deoxyglucose in the Tumor Model, Following Chemotherapie and Radiotherapy. J. Nucl. Med. **26** (1985) 278–282.
[34] Katz, R. D., P. O. Alderson, M. S. Tockman, F. P. Stitik, J. Buchanan, N. Rosenberg, H. N. Wagner: Ventilation-Perfusion Lung Scanning in Patients Detected by a Screening Program for Early Lung Carcinoma. Radiology **141** (1981) 171–178.
[35] Kempken, K., H. Langhammer, G. Hör, H. W. Pabst: Szintigraphische und klinisch-experimentelle Untersuchungen mit ^{67}Ga an 142 Bronchialkarzinomen. Nucl. Med. **17** (1978) 47–52.
[36] Kim, E. E., F. H. DeLand, P. A. Domstadt, S. J. Bennett, G. H. Simmons, D. M. Goldenberg: Radioimmunodetection of Lung Cancers using Radiolabeled Antibodies to Carcinoembryonic Antigen (CEA), Alpha-Fetoprotein (AFP) and Human Chorionic Gonadotropin (HCG). J. Nucl. Med. **21** (1980) P54.
[37] Köhler, G., C. Milstein: Continuous cultures of fused calls secreting antibody of predefined specifity. Nature **256** (1975) 495–497.
[38] Konietzko, N.: Nuclear medicine techniques in the management of bronchogenic carcinoma. Eur. J. Nucl. Med. **13** (1987) S16–S19.
[39] Kristersson, S., S. E. Lindell, L. Svanberg: Prediction of pulmonary function loss due to pneumectomy using 133Xe-radiospirometrie. Chest **62** (1972) 694–698.
[40] Kubota, K., M. Ito, H. Fukuda et al.: Cancer diagnosis with positron computed tomography and carbon-11-labelled L-methionine. Lancet **2** (1983) 1192.
[41] Kubota, K., T. Matzuzawa, M. Ito, T. Fujiwara, Y. Abe, S. Hoshioka, H. Fukuda, J. Hatazawa, R. Iwata, S. Watanuki, T. Ido: Lung tumor imaging by positron emission tomography using C-11 L-methionine. J. Nucl. Med. **26** (1985) 37–42.
[42] Langford, J. A., R. F. Miller, M. C. Pearson, R. M. Rudd: Technetium-99m-glucoheptonate lung imaging; has it a role in the diagnostis of bronchial carcinoma? Nucl. Med. Comm. **7** (1986) 907–914.
[43] Lentl, B. C., J. R. Scott, R. P. Schmidt, H. R. Hooper, Z. Catz: The Clinical Value of Direct Tumor Scintigraphy: A New Hypothesis. J. Nucl. Med. **26** (1985) 1215–1216.
[44] Lentl, B. C., Z. Catz, H. C. Dierich, J. R. Scott, H. R. Hooper: Gallium-67 scintigraphy and non-small-cell bronchogenic carcinoma: A quantitative in-vivo predictive assay? Can. Med. Ass. J. **137** (1987) 815–817.
[45] Lilien, D. L., S. E. Jones, R. E. O'Mara, S. E. Salmon, B. G. M. Durie: A Clinical Evaluation of Indium-111 Bleomycin as a Tumor-Imaging Agent. Cancer **35** (1975) 1036–1049.
[46] Lipscomp, D. J., N. B. Pride: Ventilation and perfusion scans in the preoperative assessment of bronchial carcinoma. Thorax **32** (1977) 720–725.
[47] Lowenthal, I. S., D. E. Tow, Y. C. Chang: Accumulation of ^{99m}Tc-Polyphosphate in two Squamous Cell Carcinomas of the Lung: Case Report. J. Nucl. Med. **16** (1975) 1021–1023.
[48] Marsh, J. I., A. S. B. Belzeberg, K. C. Murphy: Uptake of Technetium-99m Diphosphonate by Metastatic Large Cell Carcinoma of the Lung. J. Nucl. Med. **29** (1988) 726–728.
[49] McCready, V. R., M. A. Flower, J. Smythe: Quantitative Studies of Gallium 67 Uptake in Human Lung Tumours during Chemotherapy. J. Nucl. Med. **23** (1982) P96.

[50] McKenna, R. J., T. P. Haynie, H. I. Libshitz, C. F. Mountain, M. J. McMurtey: Critical Evaluation of the Gallium-67 Scan for Surgical Patients with Lung Cancer. Chest **87** (1985) 428–431.

[51] Milroy, R., M. L. Smith, A. Faichney, D. E. Anderson, I. S. Stewart, J. H. McKillop, S. W. Banham, K. G. Davidson: Mediastinal Imaging in Lung Cancer. Q. J. Med. **60** (1986) 715–723.

[52] Nakahara, K., Y. Monden, K. Ohno, Y. Fujii, H. Maeda, Y. Fujimoto, Y. Kawashima: Prediciton of Lung Cancer Spread and Functional Resectability by 133Xe Radiospirometry. Jpn. J. Surg. **15** (1985) 254–259.

[53] Narabayashi, I., T. Suematsu, C. Suematsu: Assessment of SPECT ventilation-perfusion imaging in patients with lung cancer. Eur. J. Nucl. Med. **12** (1986) 329–332.

[54] Neumann, R. D., H. D. Sostman: ^{67}Ga Scintigraphy of the Thorax. Chest **86** (1984) 253–256.

[55] Neumann, R. D.: Gallium-67 Scintigraphy for Preoperative Evaluation of the Mediastinum in Lung Cancer Patients. Chest **87** (1985) 415–416.

[56] Nieweg, O. E., H. Beekhuis, A. M. J. Paans, D. A. Piers, W. Vaalburg, J. Welleweerd, T. Wiegman, M. G. Woldring: Detection of Lung Cancer with ^{55}Co-Bleomycin Using a Positron Camera. A Comparison with ^{57}Co-Bleomycin and ^{55}Co-Bleomycin Single Photon Scintigraphy. Eur. J. Nucl. Med. **7** (1982) 104–107.

[57] Nieweg, O. E., H. Beekhuis, D. A. Piers, H. J. Sluiter, A. M. Van der Wal, M. G. Woldring: ^{57}Co-bleomycin and ^{67}Ga-citrate in detecting and staging lung cancer. Thorax **38** (1983) 16–21.

[58] Nouel, J. P., H. Renault, J. Robert, C. Jeanne, L. Wicart: La bleomycine marquee au Co 57. Interet dans le diagnostic des tumeurs malignes et de leurs extensions. Nouv. Presse Med. **1** (1972) 95–98.

[59] Okabe, T., T. Kaizu, M. Fujisawa, J. Watanabe, F. Takaku: Clinical Application of Monoclonal Antibodies to Small Cell Lung Cancer. Jap. J. Med. **24** (1985) 250–256.

[60] Olsen, G. N., A. J. Block, J. A. Tobias: Prediction of postpneumectomy pulmonary function using quantitative macroaggregate lung scanning. Chest **66** (1974) 13–16.

[61] Olsen, G. N., A. J. Block, E. W. Swenson, J. R. Castle, J. W. Wynne: Pulmonary Function Evaluation of the Lung Resection Candidate: A Prospective Study. Am. Rev. Resp. Dis. **111** (1975) 379–387.

[62] Passamonte, P. M., R. M. Seger, R. A. Holmes, D. J. Hurst: Technetium-99m Glucoheptonate Imaging in Lung Cancer and Benign Lung Deseases: Concise Communication. J. Nucl. Med. **24** (1983) 997–1000.

[63] Perkins, A. C., M. V. Pimm, D. A. L. Morgan, M. L. Wastie, J. R. Reynolds, R. W. Baldwin: 131I and 111In-labelled monoclonal antibody imaging of primary lung carcinoma. Nucl. Med. Comm. **7** (1986) 729–739.

[64] Ramos, M., M. W. Baumgartner, H. Rösler: Der Wert der ^{133}Xe-/^{99m}Tc-MAP-Lungenszintigraphie für Früherkennung und präoperative Abklärung des Bronchialkarzinoms. Therapeutische Umschau **31** (1974) 731–737.

[65] Ramos, M., P. Buri, H. Rösler: Die Leistungsfähigkeit der Lungenszintigraphie zur Abklärung des Bronchialkarzinoms. Schw. med. Wschr. **106** (1976) 134–141.

[66] Rezai-Zadeh, K., P. T. Kirchner, T. R. DeMeester, H. Golomb, M. Cooper: Gallium-67 Scanning in Clinical Staging of Lung Cancer: A Multi-Imaging Approach. J. Nucl. Med. **20** (1979) 644 (abstr.).

[67] Riegler, G.: Earliest roentgenographic signs of carcinoma of the lung. JAMA **195** (1966) 655.

[68] Salvatore, M., L. Carratu, E. Porta: Thallium-201 as a positive indicator for lung neoplasms: Preliminary experiments. Radiology **121** (1976) 487–488.
[69] Santiago, S., D. Houston, J. Ezer, J. Rose, E. Nagai, A. Williams: Gallium Scanning and Tomography in the Preoperative Evaluation of Lung Cancer. Cancer **58** (1986) 341–343.
[70] Schümichen, C.: Clinical Aspects of Detection and Imaging of Lung Tumors. In: Winkler, C. (Hrsg.): Nuclear Medicine in Clinical Oncology. Springer, Berlin 1986.
[71] Secker-Walker, R.H., P.O. Alderson, B.S. Wilhelm, R.L. Hill, J. Markham, J. Kinzie: Ventilation-Perfusion Scanning in Carcinoma of the Bronchus. Chest **65** (1974) 660–663.
[72] Slosman, D., B. Polla, D. Townsend, R. Egeli, P. Huber, R. Megevand, A. Donath, A. Junod: ^{57}Co-labelled bleomycin scintigraphy for the detection of lung cancer: a prospective study. Eur. J. Respir. Dis. **67** (1985) 319–325.
[73] Sorin Biomedica, S.P.A. (Hrsg.): References. Immunoscintigraphy with monoclonal antibodies to tumour-associated antigens. Saluggia 1988.
[74] Taillefer, R., G. Beauchamp, J. Lveill: Comparative Evaluation of Technetium-99m Glucoheptonate and Gallium-67 Citrate Thoracic Imaging in Detection of Mediastinal and Hilar Involvement in Primary Lung Cancer. Clin. Nucl. Med. **11** (1985) 15–19.
[75] Togawa, T., A. Suzuki, K. Kato, Y. Higuchi, H. Moriya, K. Hoshi, K. Kimura, T. Kawaguchi: Relation between ^{201}Tl to ^{67}Ga Uptake Ratio and Histological Type if Primary Lung Cancer. Eur. J. Cancer Clin. Oncol. **21** (1985) 925–930.
[76] Togawa, T., T. Satoh, K. Hoshi, K. Haneda, H. Yonemoto, K. Kimura: ^{201}1Tl to ^{67}Ga uptake ratio as an indicator for predicting tumour doubling time in human pulmonary neoplasms. Br. J. Cancer **53** (1986) 557–560.
[77] Togawa, T., Y. Higuchi, K. Kimura: ^{201}Tl/^{67}Ga Uptake Ratio in Small Cell Carcinoma of the Lung: With Special Reference to Serum Neron-Specific Enolase and Prognosis. Oncology **44** (1987) 228–231.
[78] Tonami, N., K. Hisada: Clinical experience of tumor imaging with ^{201}Tl-chloride. Clin. Nucl. Med. **2** (1977) 75–81.
[79] Tsan, M.F., U. Scheffel: Mechanism of Gallium-67 Accumulation in Tumors. J. Nucl. Med. **27** (1986) 1215–1219.
[80] Van Zandwijk, N., A. Zwijnenburg, C.A. Hoefnagel, H.R. Marcuse: N-isopropyl-p[^{123}I]iodoamphetamin, a new agent for lung imaging studies. Thorax **41** (1986) 801–803.
[81] Vorne, M., S. Sakki, K. Järvi, S. Vähätalo: Tc-99m Glucoheptonate in Detection of Lung Tumors. J. Nucl. Med. **23** (1982) 250–254.
[82] Vorne, M., T. Lantto, K. Sahlström, S. Sakki, S. Vähätalo: Better visualization of a lung tumor with ^{99m}Tc-DPD than with ^{99m}Tc-glucoheptonate or ^{67}Ga-citrate. Eur. J. Nucl. Med. **12** (1986) 296–298.
[83] Vorne, M., K. Alanko, K. Järvi, T. Lantto, R. Mokka, K. Sahlström, S. Sakki, P. Sallinen, S. Vähätalo: Comparison of Gallium-67 Citrat and Technetium-99m Glucoheptonate in the Evaluation of Pulmonary Malignancies. J. Nucl. Med. **28** (1987) 442–446.
[84] Wagner, H.N.: Radioisotope scanning of lungs in early Diagnosis of bronchogenic carcinoma. Lancet **1** (1965) 344.
[85] Waxman, A.D., P.J. Julien, M. Komaiko, M.B. Brachman, D.E. Tanasescu, R. Wolfstein, D.S. Berman: Gallium Uptake in Hilar and Mediastinal Structures in Patients with Pulmonary Tumors: The Significance of Location and Cell Type on Sensitivity and Specitivity. J. Nucl. Med. **20** (1979) 645.

[86] Waxman, A. D., L. Ramanna, D. Berman, D. Kaushik, M. Brachman, D. Tanasescu, D. Chapman, D. Brown, N. Sensel, P. Julien, S. Koerner: A Method for Increasing the Sensitivity of Gallium Scintigraphy in the Detection of Mediastinal Metastasis in Patients with Primary Bronchogenic Carcinoma. J. Nucl. Med. **23** (1982) P98 (abstr.).

[87] Waxman, A. D., P. J. Julien, M. B. Brachman, D. E. Tanasescu, L. Ramanna, F. Birnbaum, D. S. Berman, S. K. Koerner: Gallium Scintigraphy in Bronchogenic Carcinoma: The Effect of Tumor Location on Sensitivity and Specifity. Chest **86** (1984) 178–183.

[88] Waxman, A. D.: The role of Nuclear Medicine in Pulmonary Neoplastic Processes. Sem. Nucl. Med. **16** (1986) 285–295.

[89] Wernly, J. A., T. R. DeMeester, P. T. Kirchner, P. D. Myerowitz, D. E. Oxford, H. M. Golomb: Clinical value of quantitative ventilation-perfusion lung scans in the surgical management of bronchogenic carcinoma. J. Thorac. Cardiovas. Surg. **80** (1980) 535–539.

Diagnostischer Wert der Serumtumormarker bei Bronchialkarzinomen

C. Manegold

Einleitung

Der Begriff des Tumormarkers hat bis heute eine erhebliche Erweiterung erfahren. Ungeachtet dessen stehen die Serum-Tumormarker im Zentrum des klinischen Interesses, da sich mit ihnen die Hoffnung auf einen einfachen Krebstest verbindet. Die Bedingungen für einen solchen idealen Tumormarker sind bekannt [6]. Keiner der heute gebräuchlichen Marker besitzt allerdings eine ausreichende Spezifität und Sensitivität, um die an ihn gestellten Anforderungen zur Früherkennung, zur Diagnose und Prognose sowie zur Therapiebeurteilung und Rezidiverkennung eines Tumorleidens in allen Punkten erfüllen zu können. Gleichwohl haben einige der serologischen Tumormarker eine weite Verbreitung gefunden [40]. Dies bedeutet allerdings nicht, daß ihre klinische Anwendung stets mit der notwendigen Kritik erfolgt [39].
Die Suche nach einem geeigneten Tumormarker für das Bronchialkarzinom ist seit jeher besonders intensiv, da sich hier häufig paraneoplastische Syndrome entwickeln und sich in experimentellen Tumoren zahlreiche Biomarker identifizieren ließen [15, 16, 8]. Die Zahl der untersuchten Substanzen ist groß. Es handelt sich im wesentlichen um Enzyme, Tumorantigene und Hormone. Unter den Hormonen waren es vor allem das ACTH, das ADH, das Gastrin-Releasing-Peptide und die Neurofusine, denen eine klinische Bedeutung als Tumormarker zugeschrieben wurde. Die Untersuchungsergebnisse zahlreicher Arbeitsgruppen belegen jedoch inzwischen, daß diese Substanzen als zuverlässige Tumormarker nicht in Frage kommen können. Ihre routinemäßige Bestimmung bietet keinen wesentlichen Vorteil gegenüber der klinischen Bewertung des Krankheitsbildes oder den Ergebnissen des üblichen Untersuchungsprogrammes [1]. Auch die inzwischen weit verbreitete Bestimmung des Serum-CEA-Spiegels wird in ihrer klinischen Bedeutung eher zurückhaltend betrachtet. Der diagnostische Wert des CEA beim Bronchialkarzinom ist nicht vergleichbar mit seiner Bedeutung bei kolorektalen Karzinomen [5, 17]. Nach Carney et al. [8] handelt es sich um ein unspezifisches Tumorantigen mit ungenügender diagnostischer Sensitivität, welches beim Bronchialkarzinom weder zum Staging noch zum Monitoring einen wesentlichen eigenständigen Beitrag leisten kann.

Unter den Biomarkern, die in Bronchialkarzinom-Zell-Linien identifiziert werden konnten, ist die Neuron-spezifische-Enolase von besonderem klinischen Interesse. Darüber hinaus gewinnt das Squamous-cell-carcinoma-Antigen beim Plattenepithelkarzinom der Lunge an Bedeutung. Beide Serummarker wurden u. a. durch Ebert und Mitarbeiter in unserem Hause klinisch geprüft [10, 11] und sollen deshalb in dieser Arbeit besonders berücksichtigt werden.

Neuron-spezifische Enolase (NSE)

Bei der NSE handelt es sich um ein Glykolyse-Enzym, und zwar um das $\gamma\gamma$-Dimer der Enolase [26]. Diese Enolase kommt in den Neuronen des ZNS und der peripheren Nerven, der neuroendokrinen Gewebe und in Tumoren neuroektodermalen Ursprungs vor [27, 32, 24, 34, 14, 41, 18, 33]. Hierzu gehören z. B. das kleinzellige Bronchialkarzinom, das Neuroblastom, die Inselzelltumoren des Pankreas, maligne Melanome, die Karzinoide sowie das medulläre Schilddrüsenkarzinom. Die Bestimmung der NSE im Serum erfolgt enzymatisch [31] im Radioimmuno-Essay, wobei aber im Falle einer Hämolyse erhöhte Werte gemessen werden können [30, 12].

NSE Serumspiegel-Bestimmungen wurden inzwischen von verschiedenen Arbeitsgruppen in einer großen Zahl unbehandelter Patienten mit kleinzelligem Bronchialkarzinom vorgenommen [7, 9, 38, 25, 13, 35]. Erhöhte Serumspiegel finden sich bei ca. 70% aller Patienten. Die Höhe der NSE-Spiegel korreliert dabei mit dem Ausdehnungsgrad der Tumorerkrankung sowie mit der Therapieresponse.

Ebert und Mitarb. [10, 11] fanden vor der Behandlung und bei einem Schwellenwert von 12,5 µg/l erhöhte NSE-Spiegel bei 73,9% der Patienten mit kleinzelligem Bronchialkarzinom. Korreliert man dabei die NSE-Spiegel mit dem Tumorstadium, so finden sich erhöhte Werte häufiger bei Patienten mit extensive disease (86%) als bei Patienten mit limited disease (55%) (Abb. 1). Diese Unterschiede sind statistisch signifikant und bestätigen die Erfahrungen anderer Arbeitsgruppen [7, 18].

Die Bedeutung der Erhöhung des NSE-Serumspiegels für eine Identifizierung bestimmter Organmetastasen ist umstritten [2, 12, 8]. Die überwiegende Zahl der Arbeiten läßt eine solche Möglichkeit nicht erkennen. Ebert und Mitarb. konnten jedoch zeigen, daß die NSE bei Patienten mit Lebermetastasen und Knochenmetastasen häufiger erhöht ist als bei Patienten mit Hirnmetastasen (Tab. 1).

Zur Frage, ob durch den NSE-Test Rückschlüsse auf den histologischen Typus des kleinzelligen Bronchialkarzinoms gezogen werden können, liegen ebenfalls unterschiedliche Ergebnisse vor. Ebert und Mitarb. fanden erhöhte NSE-Spie-

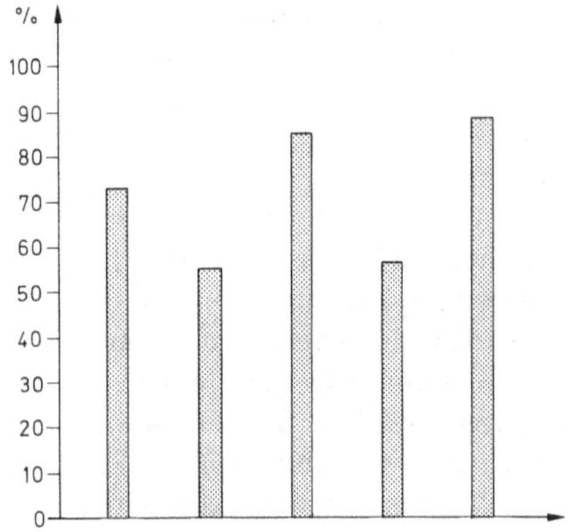

Abb. 1 NSE-Spiegelerhöhung in Abhängigkeit vom Tumorstadium und dem histologischen Typus des kleinzelligen Bronchialkarzinoms.

Tabelle 1 NSE-Serumkonzentrationen und Metastasierungsmuster beim kleinzelligen Bronchialkarzinom

	n	NSE % erhöht > 12,5 μg/l
Total	32	87,5
Hirn	4	25,0
Nebenniere	2	50,0
Leber	13	92,3
Leber und Nebenniere	2	100,0
Knochen	9	100,0
Knochen und Leber	2	100,0

gel häufiger beim sog. oat-cell-Typ als beim Intermediärtyp des kleinzelligen Bronchialkarzinoms (s. Abb. 1). Diese Ergebnisse stehen im Einklang mit den Befunden von Ariyoshi et al. [3]. Esscher et al. [12] fanden jedoch keinen signifikanten Unterschied zwischen den verschiedenen Subtypen des kleinzelligen Bronchialkarzinoms.

Nach Ebert und Mitarb. besitzen die prätherapeutischen NSE-Spiegel auch eine prognostische Bedeutung, was sich an unterschiedlichen Überlebenszeiten erkennen läßt. Die mediane Überlebenszeit für Patienten mit einem Serum-NSE-Spiegel von weniger als 11,8 μg/l beträgt 393 Tage, jene für eine NSE von mehr als 11,8 µg/l hingegen nur 308 Tage. Bei einem Schwellenwert von 12,5 µg/l lassen sich allerdings diese Unterschiede in den Überlebenszeiten nicht reproduzieren.

Wie bei anderen Tumormarkern fällt der Serum-NSE-Spiegel unter einer effektiven Behandlung ab und reagiert mit einem Wiederanstieg bei Tumorprogression bzw. im Rezidivfalle und eignet sich daher für das Tumormonitoring (Abb. 2). Der prätherapeutisch erhöhte NSE-Spiegel (Abb. 3) fällt rasch ab und liegt nach dem ersten Behandlungszyklus im Normbereich, wenn der Tumor auf die Therapie anspricht. Spricht der Tumor jedoch auf die Therapie nicht oder nur partiell an (Abb. 4), so kommt es nach einem initial leichten Abfall zur Persistenz der NSE im pathologischen Bereich. Johnson et al. [18] haben darauf hingewiesen, daß durch eine sequentielle NSE-Serumspiegelbestimmung das Tumorrezidiv bis zu 12 Wochen vor seiner klinischen Erscheinung erkannt werden kann. Bei Ebert und Mitarb. stieg die NSE im Serum im Rezidivfalle bei 95% der Patienten wieder an. Der Anstieg der NSE erfolgte mit einer „Vorwarnzeit" von durchschnittlich 35 Tagen.

Die NSE-Erhöhung ist nicht spezifisch für das kleinzellige Bronchialkarzinom. Erhöhte Serum-NSE-Werte finden sich auch bei 11–38% der Patienten mit nicht-kleinzelligen Bronchialkarzinomen [3, 30, 12, 9]. Im Rohrbacher Krankengut waren prätherapeutisch beim nicht-kleinzelligen Bronchialkarzinom

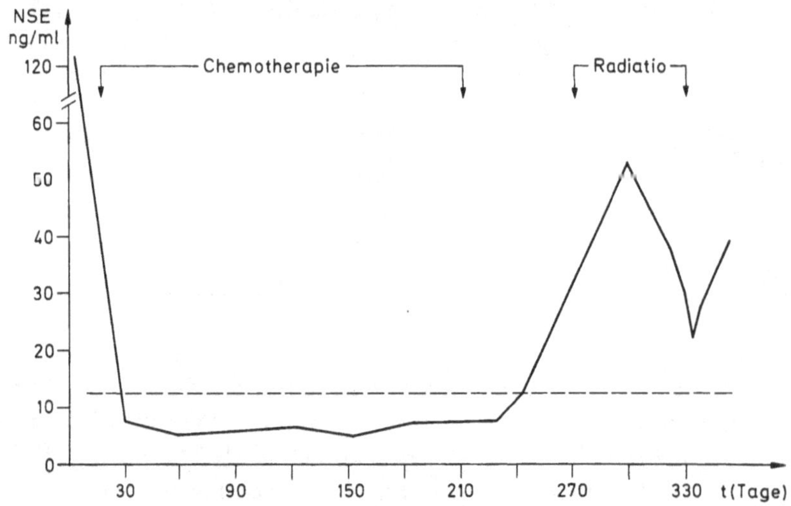

Abb. 2 NSE-Behandlungsmonitoring: 56jähriger Patient mit kleinzelligem Bronchialkarzinom unter Chemotherapie und Radiotherapie. Zunächst Abfall der NSE-Werte in den Normbereich als Ausdruck der Wirksamkeit der Chemotherapie. Das Tumorrezidiv wird durch NSE-Anstieg ca. 6 Wochen vor der Erscheinung im Röntgenbild angezeigt.

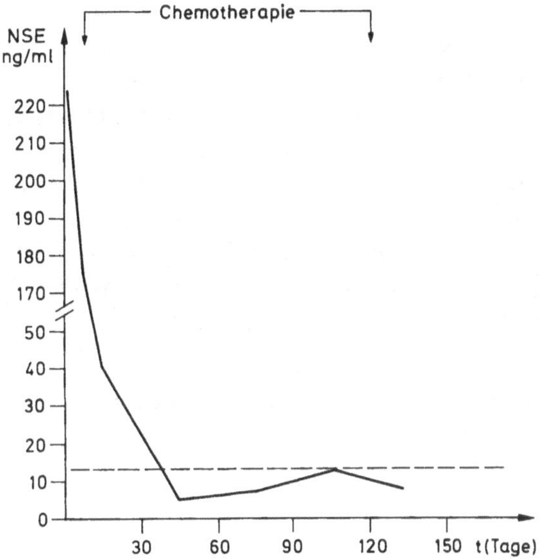

Abb. 3 NSE-Spiegelverlauf bei einem 60jährigen Patienten mit kleinzelligem Bronchialkarzinom unter Chemotherapie. Rascher Abfall des Serummarkers in den Normbereich noch vor dem 2. Behandlungszyklus.

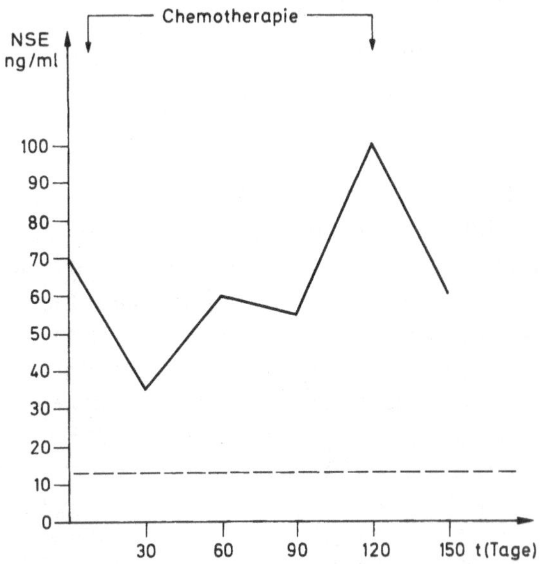

Abb. 4 NSE-Spiegelverlauf bei einem 64jährigen Patienten mit kleinzelligem Bronchialkarzinom unter Chemotherapie. Als Ausdruck der nur geringen Wirksamkeit der Behandlung kommt es anfänglich zu einem leichten Abfall des Tumormarkers und noch während der Therapie zum Anstieg und zur klinisch sichtbaren Tumorprogression.

14,8% der NSE-Werte erhöht (Tab. 2). Ein NSE-Spiegel von mehr als dem Doppelten des Schwellenwertes ergab sich allerdings in keinem der Fälle. Ebert und Mitarb. schließen daraus, daß durch die Bestimmung der NSE statistisch signifikant zwischen kleinzelligem Bronchialkarzinom und nicht-kleinzelligem Bronchialkarzinom unterschieden werden kann. Die Abgrenzung läßt sich akzentuieren, wenn der Schwellenwert der NSE-Bestimmung auf das Doppelte angehoben wird. Die am Patientenkollektiv mit nicht-neoplastischen Lungenveränderungen ermittelte Spezifitätsrate für das NSE lag bei 94,9%. Die Spezifität der Untersuchung ist somit unzureichend. Die Serum-NSE-Spiegelbestimmung eignet sich somit nicht für das Tumor-Screening.

Tabelle 2 Prätherapeutische NSE-Spiegelerhöhungen (%) bei verschiedenen Bronchialkarzinomen, nicht malignen Lungenerkrankungen und bei Gesunden

Prätherapeutisch	NSE % erhöht > 12,5 μg/l
SCLC	73,9
NSCLC	14,8
– Adeno	12,7
– Plattenepithel	13,7
– Großzellig	100,0
Nicht-neoplastische Lungenerkrankungen	5,1
Gesunde	0,0

Betrachtet man die verschiedenen histologischen Gruppen des nicht-kleinzelligen Bronchialkarzinoms, so fällt eine besonders hohe Spezifität für das großzellige Bronchialkarzinom auf (s. Tab. 2). Ähnliche Beobachtungen wurden von Cooper et al. [9] und Lorenz et al. [25] publiziert. Eine plausible Erklärung hierfür liegt bislang nicht vor. Zu berücksichtigen ist allerdings bei der Bewertung hoher NSE-Spiegel beim nicht-kleinzelligen Bronchialkarzinom, daß Bronchialkarzinome eine beachtliche zelluläre Heterogenität aufweisen können und die NSE-Spiegelerhöhung Ausdruck eines vorhandenen kleinzelligen Karzinomanteils sein könnte. Von klinischem Interesse ist in diesem Zusammenhang der Hinweis von Ariyoshi et al. [4], daß das nicht-kleinzellige Bronchialkarzinom mit erhöhter Serum-NSE besser auf eine zytostatische Therapie anspricht als jene nicht-kleinzelligen Karzinome ohne Markererhöhung und daß im Falle der NSE-Erhöhung Chemotherapie-Response-Raten wie bei Patienten mit kleinzelligen Bronchialkarzinomen erreicht werden können. Diese klinische Beobachtung wird inzwischen durch eine Reihe experimenteller Untersuchungen an nicht-kleinzelligen Bronchialkarzinom-Zellinien gestützt [29].

Squamous-cell-carcinoma-Antigen (SCC-Antigen)

Beim nicht-kleinzelligen Bronchialkarzinom gewinnt das SCC-Antigen als serologischer Tumormarker neuerdings an Bedeutung [11]. Das SCC-Antigen wurde ursprünglich von Kato und Toringoe [20] aus dem Gewebe der Cervix uteri isoliert. Es handelt sich um eine Subfraktion des Tumorantigens TA-4 mit einem Molekulargewicht von ca. 48.000 Dalton. Als erste haben Kato et al. [20, 21, 22, 23] den diagnostischen Wert des SCC-Antigens für das Plattenepithelkarzinom der Cervix uteri untersucht. Die bislang vorliegenden klinischen Untersuchungen beim Plattenepithelkarzinom der Lunge stammen von Masuoha et al. [28] und Ebert et al. [11].

Tabelle 3 Positivitätsraten der SCC-Antigen-Bestimmungen bei Bronchialkarzinomen unterschiedlicher Histologie und verschiedenen Tumorstadien

Histologie/Tumorstadium	n	≥ 2,6 ng/ml (%)
Plattenepithel-Ca	102	78,4
– Stadium I	19	52,6
– Stadium II	25	72,0
– Stadium III	44	86,4
– Stadium IV	14	100,0
Adeno-Ca	33	24,2
Kleinzelliges Ca	27	3,7
nicht-neoplastische Lungenerkrankungen	108	3,7

Erhöhte Serumspiegel des SCC-Antigen fanden Ebert und Mitarb. bei 78,4% aller Patienten. Die Sensitivität des Testes korreliert dabei gut mit der Schwere der Tumorerkrankung (Tab. 3). Im Tumorstadium I zeigten 52,6% der Patienten, im Tumorstadium II 72%, im Tumorstadium III 86% und im Tumorstadium IV 100% der Patienten erhöhte SCC-Antigenwerte. Das SCC-Antigen ist nicht spezifisch für das Plattenepithelkarzinom. Patienten mit Adenokarzinomen zeigten in 24,2% der Fälle und Patienten mit kleinzelligen Bronchialkarzinomen in 3,7% der Fälle erhöhte Serumspiegel. Bei der Wertung dieser Befunde sollte ebenfalls berücksichtigt werden, daß es sich bei Bronchialkarzinomen nicht selten um Mischtumoren handelt, deren histologische Klassifikation sich nach dem dominierenden Gewebeanteil richtet. Es liegt deshalb die Vermutung nahe, daß im Falle eines Adenokarzinoms mit erhöhtem SCC-Antigen-Spiegel gleichzeitig Plattenepithelkarzinomanteile vorliegen könnten. Positive SCC-Antigenwerte bei Patienten mit nicht-neoplastischen Lungenerkrankungen fanden sich bei 3,7% der Untersuchten.

Die sequentielle SCC-Antigenbestimmung eignet sich bei Patienten mit einem Plattenepithelkarzinom der Lunge auch zur Verlaufskontrolle unter der Behandlung und für das Tumormonitoring. Präoperativ erhöhte SCC-Antigen-Konzentrationen fallen nach radikaler Tumorresektion rasch in den Normbereich. Bei nicht-radikaler Resektion nehmen die SCC-Antigenwerte zwar ab, liegen aber postoperativ oberhalb der Norm. Ähnliche Verläufe lassen sich auch unter einer Strahlentherapie erkennen. Spricht der Tumor auf eine Radiatio an, so kann es schon innerhalb der ersten 4 Wochen nach Behandlungsantritt zu einer Normalisierung des SCC-Antigenspiegels kommen (Abb. 5). Der nicht selten beobachtete Anstieg des Serum-Tumormarkers kurz nach Strahlentherapiebeginn (Abb. 6) wird auf die behandlungsbedingte Tumornekrose und den initial vermehrten Tumormarkerübertritt in die Zirkulation erklärt. Ähnliche Phänomene finden sich auch beim CEA [37] sowie beim NSE [25].

Wie durch die NSE beim kleinzelligen Bronchialkarzinom ist durch eine sequentielle Bestimmung des SCC-Antigens das Tumorrezidiv beim Plattenepithelkarzinom der Lunge vor seiner klinischen Erscheinung zu erkennen. In diesen Fällen zeigt sich unter der Behandlung ein Abfall des Markerspiegels in den Normbereich (Abb. 7). Kommt es dann zu einer Progression des Primärtumors, so wird diese durch einen erneuten schrittweisen Markeranstieg deutlich. Ähnliches läßt sich auch für die subklinische Phase der Metastasenent-

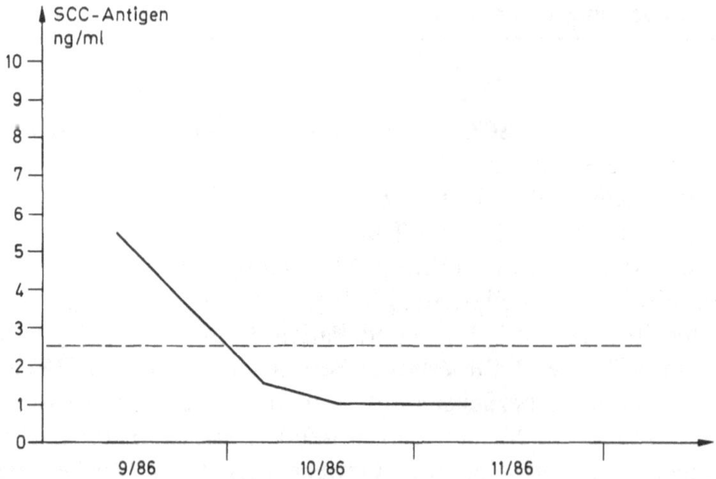

Abb. 5 SCC-Antigen-Serumspiegelverlauf bei einem 70jährigen Patienten mit inoperablem, nicht-kleinzelligen Bronchialkarzinom. Normalisierung des Markerspiegels unter effektiver Strahlentherapie. Das Rö.-Bild zeigte eine komplette Rückbildung des Tumors.

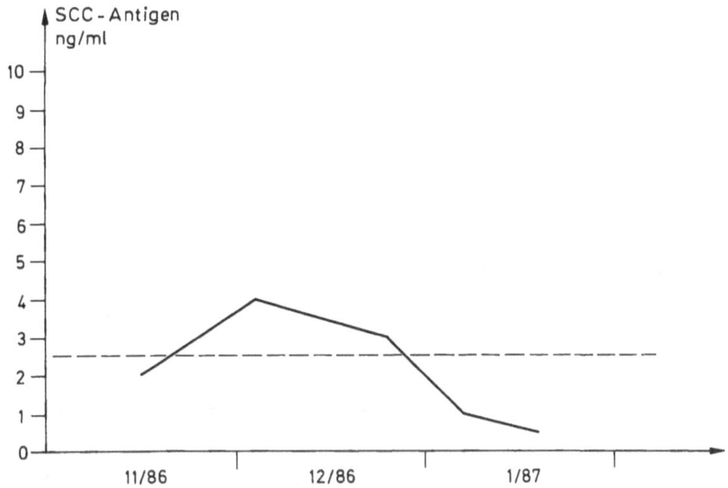

Abb. 6 SCC-Antigen-Serumspiegelverlauf bei einem 61jährigen Patienten mit nicht-kleinzelligem Bronchialkarzinom nach nicht-radikaler Tumorresektion. Anstieg des Markerspiegels in der Anfangsphase der Strahlentherapie als Ausdruck der Tumornekrose und des vermehrten Eintretens des Markers in die Zirkulation.

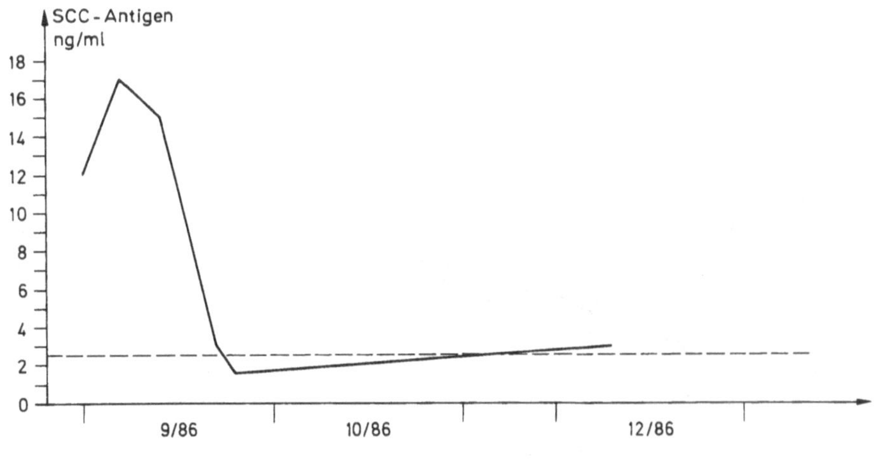

Abb. 7 SCC-Antigen-Spiegelverlauf bei einem 67jährigen Patienten mit inoperablem nicht-kleinzelligen Bronchialkarzinom mit primärer Strahlentherapie. Beispiel für einen konsekutiven Anstieg des Markers während der subklinischen Rezidiventwicklung. Im Rö.-Bild zeigt sich 2 Monate nach Abschluß der Strahlentherapie eine Tumorprogression.

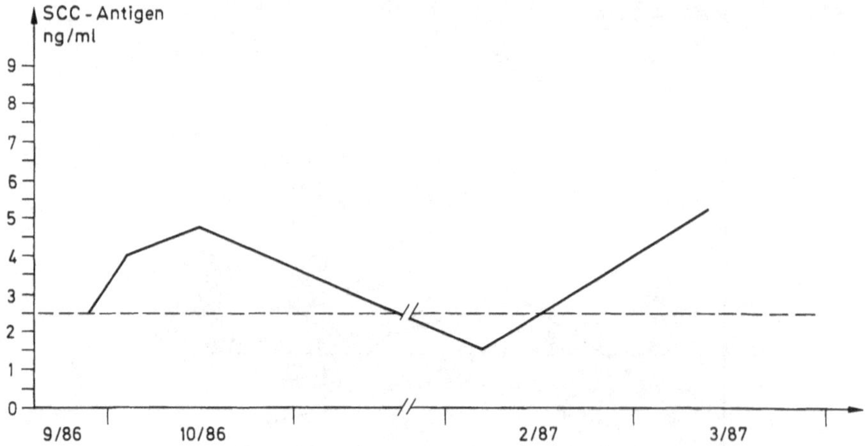

Abb. 8 SCC-Antigen-Serumspiegelverlauf bei einem 48jährigen Patienten mit inoperablem, nicht-kleinzelligen Bronchialkarzinom mit primärer Strahlentherapie. Der sukzessive Markeranstieg findet hier durch die Entwicklung einer Knochenmetastase einen Monat nach Abschluß der Strahlenbehandlung eine Erklärung.

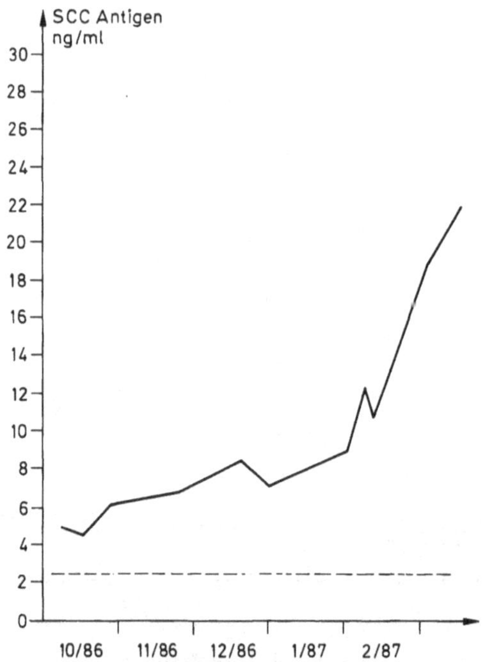

Abb. 9 SCC-Antigen-Serumspiegelverlauf bei einem 46jährigen Patienten mit inoperablem, nicht-kleinzelligen Bronchialkarzinom und primärer Chemotherapie. Noch während der Chemotherapie kommt es zu einem Anstieg des Serummarkers und sonographisch zur Progression von Lebermetastasen.

wicklung darstellen. Bei jenem Patienten, dessen SCC-Antigen-Verlauf in Abbildung 8 dargestellt ist, wurde strahlentherapeutisch eine partielle Remission erreicht. Hier werden 4 Wochen nach Erreichen der partiellen Remission Knochenmetastasen diagnostiziert, die sich durch einen Anstieg des SCC-Antigens im Serum ankündigten. Splinter et al. [36] sahen einen Serummarkeranstieg bis zu 112 Tagen vor dem klinischen Auftreten des Rezidivs. Von Ebert und Mitarb. werden bis zu 4 Monate genannt.
Weitere Beispiele zum Wert einer sequentiellen SCC-Antigen-Bestimmung sind in den Abbildungen 9 und 10 aufgezeigt. Im ersten Falle (Abb. 9) kommt es bei Inoperabilität und erfolgloser zytostatischer Therapie zu einem kontinuierlichen Anstieg des SCC-Antigens und zur Tumorprogression. Im zweiten Falle (Abb. 10) steigt das SCC-Antigen nach anfänglicher postoperativer Normalisierung fortlaufend an. Ca. 4 Monate nach der Operation treten röntgenologisch Lungenmetastasen in Erscheinung.

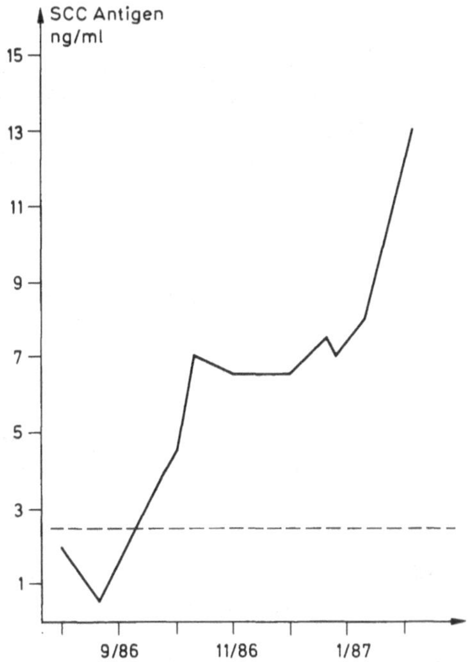

Abb. 10 SCC-Antigen-Serumspiegelverlauf bei einer 53jährigen Patientin mit nichtkleinzelligem Bronchialkarzinom, welches primär operativ behandelt wurde. Es erfolgte keine zusätzliche Radio- oder Chemotherapie. Ca. 4 Monate nach der operativen Therapie werden röntgenologisch multiple Lungenmetastasen diagnostiziert.

Kommentar

Alle heute für das Bronchialkarzinom in Frage kommenden serologischen Tumormarker eignen sich wegen einer unzureichenden Sensitivität und Spezifität nicht für das Tumor-Screening. Sie können jedoch hilfreich sein bei der Einschätzung der Schwere des Tumorleidens für die Beurteilung der Prognose, für die Kontrolle der Behandlung sowie bei der frühzeitigen Erkennung von Tumorprogression und Tumorrezidiv. Dies trifft in gleicher Weise zu für das NSE beim kleinzelligen Bronchialkarzinom und das SCC-Antigen beim Plattenepithelkarzinom der Lunge. Vor einer routinemäßigen klinischen Applikation der Tumormarkerbestimmung ist allerdings immer auch nach den therapeutischen Konsequenzen dieser Untersuchungen zu fragen. Die sich durch die Tumormarker eröffnenden Möglichkeiten der Tumorrezidiv-Früherkennung gewinnen zweifelsohne dann an Bedeutung, wenn für das frühzeitig erkannte Rezidiv eine effektive Behandlung zur Verfügung steht.

Literatur

[1] Abrams, J. L., L. A. Doyle, J. Aisner: Staging, prognostic factors and special considerations in small cell lung cancer. Seminars in Oncology **15** (1988) 261–277.

[2] Akoun, G. M., H. M. Scarna, B. J. Milleron et al.: Serum neuron-specific enolase. A marker for disease extent and response to therapy for small cell lung cancer. Chest **87** (1985) 39–43.

[3] Ariyoshi, Y., K. Kato, Y. Ishiguro et al.: Evaluation of serum neuron-specific enolase as a tumor marker for carcinoma of the lung. Gann. **74** (1983) 219–225.

[4] Ariyoshi, Y., K. Kato, T. Suguira et al.: Therapeutic significance and neuron-specific enolase in lung cancer (abstr.). Proc. Am. Soc. Clin. Oncol. **5** (1986) 23.

[5] Attiyeh, F. F., M. Stearns: Second-look laparatomy based on CEA elevations in colorectal cancer. Cancer **47** (1981) 2119–2125.

[6] Bates, S. E., D. L. Longo: Serum tumor markers. Seminars in Oncology **14** (1987) 102–138.

[7] Carney, D. N., D. C. Ihde, M. H. Cohnen et al.: Serum neuron-specific enolase. A marker for disease extent and response to therapy of small-cell lung cancer. Lancet **I** (1982) 583–585.

[8] Carney, D. N., L. DeLeij: Lung cancer biology. Seminars in Oncology **15** (1988) 199–214.

[9] Cooper, E. H., T. A. W. Splinter, D. A. Brown et al.: Evaluation of radioimmunoassay for neuron specific enolase in small-cell lung cancer. Brit. J. Cancer **52** (1985) 333–338.

[10] Ebert, E., A. Stabrey, H. Bülzebruck et al.: Efficiency of SCC antigen determinations for diagnosis and therapy-monitoring of squamous cell carcinoma of the lung. Tumor Diagnostik & Therapie **9** (1988) 87–95.

[11] Ebert, W., G. Hug, A. Stabrey et al.: Evaluation der Tumormarker NSE und CEA für Diagnose und Verlaufskontrolle des kleinzelligen Bronchialkarzinoms. Ärztl. Lab. **35** (1989) 1–10.

[12] Esscher, T., L. Steinholt, J. Bergh et al.: Neuron specific enolase. A useful diagnostic serum marker for small cell carcinoma of the lung. Thorax **40** (1985) 85–90.
[13] Fischbach, W., B. Jany, R. Nelkenstock: Bedeutung der Neuron-spezifischen Enolase (NSE) in der Diagnostik von Bronchialkarzinomen und neuroendokrinen Tumoren. Dtsch. med. Wschr. **111** (1986) 1721–1725.
[14] Fjtapia, F. J., J. M. Polak, A. J. A. Barbosa: Neuron-specific enolase is produced by neuroendocrine tumors. Lancet **1** (1981) 808–811.
[15] Gazdar, A. F., D. N. Carney, K. L. Becker et al.: Expression of peptide and other markers in lung cancer cell lines. Cancer Res. **99** (1985) 177–180.
[16] Hansen, M., A. G. Pedersen: Tumor markers in patients with lung cancer. Chest **89** (1986) 219–224.
[17] Hine, K. R., P. W. Dykes: Serum CEA testing in postoperative surveillance of colorectal carcinoma. Br. J. Cancer **49** (1984) 689–693.
[18] Johnson, D. H., P. J. Marangos, J. T. Frobes et al.: Potential utility of serum neuron-specific enolase levels in small cell carcinoma of the lung. Cancer Res. **44** (1984) 5409–5414.
[19] Kato, H., T. Torigoe: Radioimmunoassay for tumor antigen of human cervical squamous cell carcinoma. Cancer **40** (1977) 1621–1628.
[20] Kato, H., H. Morioka, S. Aramaki et al.: Radoimmunoassay for tumor antigen of human cervical squamous cell carcinoma. Cell. Mol. Biol. **25** (1979) 51–56.
[21] Kato, H., F. Miyauchi, H. Morioka et al.: Tumor antigen of human cervical squamous cell carcinoma: Correlation of circulating levels with disease progress. Cancer **43** (1979) 585–590.
[22] Kato, H., H. Marioka, H. Tsutsui et al.: Value of tumor-antigen (TA-4) of squamous cell carcinoma in predicting the extent of cervical cancer. Cancer **50** (1982) 1294–1296.
[23] Kato, H., K. Tamai, H. Marioka et al.: Tumor-antigen TA-4 in the detection of recurrence in cervical squamous cell carcinoma. Cancer **54** (1984) 1544–1546.
[24] Klöppel, G., K. Girard, J. M. Polak: Alpha-human chorionic gonadotropin and neuron-specific enolase as markers for malignancy and neuroendocrine nature of pancreatic endocrine tumors. Cancer detect. prev. **6** (1983) 161–166.
[25] Lorenz, J., G. A. Mai, V. Schulz: Neuronenspezifische Enolase – ein selektiver Marker des kleinzelligen Bronchialkarzinoms. Prax. Klin. Pneumol. **40** (1986) 100–102.
[26] Marangos, P. J., D. Schmechel, A. M. Parma et al.: Measurement of neuron-specific (NSE) and non-neuronal (NNE) isoenzymes of enolase in rat, monkey and human nervous tissue. J. Neurochem. **33** (1979) 319–329.
[27] Marangos, P. J.: Clinical studies with neuron specific enolase. Prog. Clin. Biol. Res. **175** (1985) 285–294.
[28] Masuoka, T., Y. Matueda, H. Ookawa et al.: The measurement of SCC antigen in squamous cell carcinoma of the lung. Gan. No. Rinsho. **31** (1985) 914–918.
[29] Mulshine, J., D. Ihde, R. I. Linnoila et al.: Preliminary report of a prospective trial of neuroendocrine (NE) marker analysis and in vitro drug sensitivity (IVDS) testing in patients with non-small cell lung cancer (NSCLC). Amer. Soc. Clin. Oncol. **6** (1987) 181.
[30] Notomi, T., J. Morikawa, K. Kato: Radioimmunoassay development for human neuron-specific enolase: With some clinical results in lung cancers and neuroblastoma. Tumour. Biol. **6** (1985) 57–66.
[31] Pahlman, S., T. Esscher, J. Bergh: Neuronspecific enolase as a marker for neuroblastoma and small-cell carcinoma of the lung. Tumour Biol. **5** (1984) 119–126.

[32] Prinz, R.A., P.J. Marangos: Serum neuron-specific enolase: A serum marker for nonfunctioning pancreatic islet cell carcinoma. Am. J. Surg. **145** (1983) 77–81.
[33] Rode, J., A.P. Dhillon: Neuron specific enolase and S 100 protein as possible prognostic indicators in melanoma. Histopathology **8** (1984) 1041–1052.
[34] Said, J.W., S. Vimadal, G. Nash: Immunoreactive neuron-specific enolase, Bombesin, and chromogranin as markers for neuroendocrine lung tumors. Hum. Pathol. **16** (1985) 236–240.
[35] Scarna, H., G. Akoun, M. Benichou et al.: Serum neuron-specific enolase levels in lung disease. A valuable marker for small-cell lung cancer. Prot. Biol. Fluids (1984) 643–646.
[36] Splinter, T.A.W., E.H. Cooper, R. Osterom et al.: Doubling time of neuron-specific enolase and survival in small cell lung cancer patients. Results of a preliminary analysis. Eur. J. Resp. Dis. **70**, Suppl. 149 (1987) 37–44.
[37] Staab, H.J., F.A. Anderer, L.H. Ahlemann et al.: CEA monitoring and management of patients with carcinomas of the breast, lung, bladder, kidney and esophagus in radiotherapy. In: Lehmann, F.G. (Hrsg.): Carcinomembryonic proteins, Vol. II, S. 151–161. Elsevier, North Holland Biomedical Press, Amsterdam 1979.
[38] Velcovsky, H.G., H. Hofmann, R. Leumann, H. Jungbluth: Verhalten der Tumormarker CEA und NSE beim Bronchialkarzinom. Stellenwert der Diagnostik und Verlaufskontrolle. Der informierte Arzt **11** (1986) 46–50.
[39] Vest, S.L., J.K. Roche: Carcinoembryonic antigen: Physician attitudes, pattern of use, and impact upon patients care. Dig. Dis. Sa. **27** (1982) 289–296.
[40] Waalkes, T.P., M.A. Abeloff, K.B. Woo et al.: Carcinoembryonic antigen for monitoring patients with small cell carcinoma of the lung during treatment. Cancer Res. **40** (1980) 4420–4427.
[41] Zelter, P.M., P.J. Marangos, H. Sather: Prognostic importance of serum neuron specific enolase in local and widespread neuroblastom. Prog. Clin. Biol. Res. **175** (1985) 319–329.

Operative Therapie des Bronchialkarzinoms

D. Krumhaar

Einleitung

Internistische Pneumologen und Thoraxchirurgen sind sich trotz aller Erfolge der Chemotherapie und Strahlenbehandlung des Lungenkrebses während der letzten Jahre darin einig, daß, wenn immer möglich, die operative Entfernung des Tumors unter kurativen Gesichtspunkten angestrebt werden sollte.
So schreibt der Internist Endres [6]: „Die einzig kurative Maßnahme ist die Operation", und der internistische Pneumologe Konietzko [10] betont: „Zur Operation gibt es keine Alternative." Schließlich führt der Thoraxchirurg Bates in seiner Monographie [1] aus: „Seit über 40 Jahren bietet die operative Entfernung die größte Hoffnung auf Heilung."
Dennoch ist aus thoraxchirurgischer Sicht zu betonen, daß die Chirurgie des Bronchialkarzinoms zwar die wichtigste Säule der Therapie darstellt, jedoch heute ihre Stellung im Rahmen eines Gesamt-Therapiekonzepts der modernen zytostatischen Therapie und der Strahlenbehandlung zu sehen ist. Die Tatsache, daß selbst im frühesten Tumorstadium jeder zweite operierte Patient innerhalb von 5 Jahren verstirbt, zwingt zum Nachdenken und schützt vor Selbstzufriedenheit und Überheblichkeit. Es muß betont werden, daß zukünftig therapeutische Fortschritte nur durch eine „konzertierte Aktion" aller onkologisch tätigen Ärzte im Rahmen interdisziplinärer und kontrollierter Therapiestudien zu erwarten sind [5].

Historischer Rückblick

Die Fortschritte der operativen Techniken in der Thoraxchirurgie gingen Hand in Hand mit den verfeinerten Techniken der Anästhesiologie. Bahnbrechende Erkenntnisse wurden von Sauerbruch [19] mit seinem Druckdifferenzverfahren (Unterdruckkammer) sowie von Meltzer [14] und ganz wesentlich auch von Guedel et al. [7] mit Einführung der endotrachealen Intubation und Überdruckbeatmung gewonnen. Ohne diese anästhesiologischen Fortschritte wäre eine moderne Thoraxchirurgie nicht denkbar. Folgende thoraxchirurgische Pioniertaten seien erwähnt: 1931 die erste erfolgreiche zweizeitige Pneumonektomie bei einem Bronchiektasen-Leiden durch Nissen [17], 1932 die erste „klassische" Lobektomie mit selektiver Gefäßversorgung durch Churchill [3], 1933 die erste erfolgreiche einzeitige Pneumonektomie wegen eines Bronchialkarzinoms durch Graham [8] und ebenfalls 1933 die erste „klassische" Pneumonektomie mit selektiver Gefäß- und Bronchusversorgung – wie heute allgemein üblich – durch Rienhoff [18].

Präoperative Diagnostik und Stadieneinteilung

Eine sehr eingehende präoperative Diagnostik sollte vor jeder geplanten Operation wegen eines Bronchialkarzinoms eine Selbstverständlichkeit sein.
In unserer Klinik wird vor geplanten thoraxchirurgischen Eingriffen ein diagnostisches Programm durchgeführt, das weitgehend den „Empfehlungen zur Diagnostik, Stadieneinteilung und operativen Therapie des Bronchialkarzinoms" [13] entspricht. Die präoperative Diagnostik gliedert sich in zwei Teile:

1. **Basisdiagnostik**
   Anamnese, klinische Untersuchung (Lymphknoten? vergrößerte, knotige Leber?), Labor, EKG mit Belastung, RÖ-Thorax einschließlich Tomogrammen, Durchleuchtung der Thoraxorgane, Lungen-Perfusionsszintigraphie (gegebenenfalls auch Inhalations-Szintigraphie), komplette Lungenfunktionsuntersuchung einschließlich Blutgasanalyse-Untersuchung unter Belastung, Sputumzytologie, Bronchoskopie mit PE (ggf. unter Durchleuchtung), Ganzkörper-CT, Knochenszintigraphie, Oberbauch-Sonographie.

2. **Weiterführende Diagnostik**
   Erweiterte Funktionsuntersuchung (einschließlich Herzkatheter-Untersuchung mit Pulmonalis-Druckmessung), Mediastinoskopie (gezielte Indikation!), Thorakoskopie, Pleurapunktion.

Vor einem thoraxchirurgischen Eingriff ist eine Fernmetastasierung auszuschließen; wird selbst führen deshalb vor jeder geplanten Lungenoperation wegen eines Bronchialkarzinoms eine Ganzkörper-CT-Untersuchung durch. Im Falle von Anreicherungen im Knochenszintigramm sind gezielte tomographische und CT-Untersuchungen der jeweiligen suspekten Knochenregion indiziert. Metastasenverdächtige intraabdominelle Veränderungen (z. B. Verdacht auf Nebennieren- oder Nierenmetastasen) sind ggf. selektiv-angiographisch weiter aufzuklären. Tumorverdächtige intrahepatische Herde können sonographisch gezielt punktionszytologisch untersucht werden.
Mit besonderem Nachdruck sei übereinstimmend mit Maassen et al. [13] betont, daß im RÖ und CT selbst stark vergrößerte mediastinale Lymphknoten keineswegs primäre Inoperabilität bedeuten. Hier ist allerdings eine weiterführende

diagnostische und histologische Klärung indiziert (u. a. durch Mediastinoskopie) insbesondere, wenn größere paratracheale Lymphome beschrieben werden, die der operativen Entfernung nicht zugänglich sind. Eine ausgedehnte paratracheale, namentlich kontralaterale Lymphknotenmetastasierung bedeutet in der Regel Inoperabilität.
Ein schwieriges und kontroverses Thema ist die Beurteilung der sogenannten „funktionellen Inoperabilität".
Für die Einschätzung der „funktionellen Operabilität" wurden Formeln unter Berücksichtigung der regionalen Perfusion einzelner Lungenbezirke erarbeitet (Einzelheiten s. [9]). Als „grobe Funktionsorientierung" gelten unter Zugrundelegung des FEV_1 folgende Richtlinien:

FEV_1 über 2,5 l = Pneumonektomie möglich
FEV_1 über 1,75 l = Lobektomie
FEV_1 über 1,5 l = Segmentresektion bzw. periphere Resektion durchführbar.

Bei Unterschreitung der genannten FEV_1-Werte ist eine weitergehende Funktionsdiagnostik einschließlich Perfusionsszintigraphie mit Analyse der regionalen Lungenperfusion („Regions of interest") unumgänglich [9]. Aus Gründen der Vergleichbarkeit gelten beim Bronchialkarzinom für alle operativen und nichtoperativen Therapiestudien die heute üblichen internationalen Klassifizierungs- und Stadieneinteilungen.

Histologische Klassifizierung des Bronchialkarzinoms nach der WHO 1981 (Tab. 1)

Diese histologische Klassifizierung unterscheidet neben dem Tumortyp auch den Grad der Differenzierung (histopathologisches „Grading"). Aus klinisch-onkologischer Sicht hat sich international eine stark vereinfachte histologische Unterteilung durchgesetzt (Tab. 2), wobei eine Unterteilung in kleinzellige (SCLC: Small cell lung carcinoma) und in Nicht-kleinzellige Karzinome (NSCLC: Non small cell lung carcinoma) vorgenommen wird.

TNM-Klassifikation des Bronchialkarzinoms

Seit dem 1. 1. 1987 gilt aufgrund eines Übereinkommens der UICC und der AJCC [16] eine neue TNM-Klassifikation des Bronchialkarzinoms (Tab. 3). Diese neue TNM-Klassifikation soll die Interessen aller onkologisch tätigen Ärzte berücksichtigen. Neben der Definition der Tumorgröße in den Stadien T_1/T_2 sind die T_3/T_4-Stadien schärfer voneinander abgegrenzt und definiert. So

bedeutet z. B. das Einwachsen eines Pancoastkarzinoms in die Wirbelkörper nicht mehr ein („operables") Stadium T_3, sondern das inoperable Tumor-Stadium T_4.
Bezüglich der N-Klassifikation bleibt abzuwarten, ob eine wirklich scharfe Trennung von hilären (N_1) und mediastinalen (N_2) Lymphknoten möglich ist. Das N_3-Stadium entsprach bei Vorhandensein supraklavikulärer Lymphknoten bisher einer Fernmetastasierung, wurde in der neuen Klassifikation jedoch mit Rücksicht auf die Strahlentherapeuten nicht mehr als M_1 sondern als N_3 klassifiziert.

Tabelle 1 Histologische Klassifizierung des Bronchialkarzinoms (WHO 1981)

I. Tumortyp
1. Plattenepithel-Karzinom (epidermoidal)
   Variante: spindelzellig
2. kleinzelliges Karzinom
   oat-cell/intermediär/kombin. oat-cell-Typ
3. Adeno-Karzinom
   acinär/papillär/bronchiolo-alveolär/solide (mit Schleimbildung)
4. großzelliges Karzinom
   Riesenzell-Karzinom/Hellzelliges Karzinom
5. Adenosquamöses Karzinom
6. Karzinoide
7. Bronchusdrüsen-Karzinom
   adenoid-zystisch/mukoepidermoidal/andere
8. Andere

II. Histopathologisches Grading
G_X Grad der Differenzierung nicht festzulegen
G_1 Gut differenziert
G_2 Mäßig differenziert
G_3 Schlecht differenziert
G_4 Undifferenziert

Tabelle 2 Bronchialkarzinom

Klinisch-histologische Unterteilung

A. Kleinzelliges Karzinom (undifferenziert)
   (SCLC: small cell lung carcinoma)

B. Nicht-kleinzelliges Karzinom
   (NSCLC: non small cell lung carcinoma)
   1. Plattenepithel-Karzinom
   2. Adeno-Karzinom
      2a) Bronchiolo-alveoläres Karzinom
   3. Großzelliges Karzinom (undifferenziert)

Tabelle 3 TNM-Klassifikation (AJCC/UICC ab 1. 1. 1987)

T:	Primär-Tumor
T_X:	Nachweis malign. Zellen im Sputum/Bronch. Sekret (ohne Nachweis in Rö./Bronchoskopie)
T_{is}:	Carcinoma in situ
T_1:	Tm bis 3 cm Größe Tm beschränkt auf Lappenbronchus
T_2:	Tm größer als 3 cm Oder: Tm jeder Größe mit Pleura visc.-Infiltr. Oder: Tm mit lobärer Atelektase bzw. obstrukt. Pneumonie bis zum Hilus reichend. Tm mindestens 2 cm distal der Hauptcarina
T_3:	Tm jeder Größe mit Einwachsen in Thoraxwand (incl. Pancoast-Tm), in Diaphragma oder mediastin. Pleura oder Pericard Tm weniger als 2 cm distal der Hauptcarina
T_4:	Tumor jeder Größe mit Einwachsen in Mediastinum, Herz, große Gefäße, Trachea, Oesophagus, Wirbelkörper. Maligner Pleuraerguß-Tm infiltriert Hauptcarina.
N_0:	Keine regionalen Ly-Kn.-Metastasen
N_1:	Peribronch. u. hiläre (ipsilat.) Ly-Kn.-Metastasen
N_2:	Mediastin. u. Hauptbifurk.-Ly-Kn. Metast. (ipsilat.)
N_3:	Contralat. hiläre u. mediastin. Ly-Kn.-Metastasen Supraclavicul. Ly-Kn.-Metast. (ipsi- u. contralat.)
M_1:	Fernmetastasen

Tabelle 4 Stadieneinteilung nach TNM (seit 1. 1. 87)

Okkultes Karzinom	T_x	N_0	M_0
Stadium 0	T_{is}		
Stadium I	T_1	N_0	M_0
	T_2	N_0	M_0
Stadium II	T_1	N_1	M_0
	T_2	N_1	M_0
Stadium III a	T_3	N_0	M_0
	T_3	N_1	M_0
	T_{1-3}	N_2	M_0
Stadium III b	jedes T	N_3	M_0
	T_4	jedes N	M_0
Stadium IV	jedes T	jedes N	M_1

Stadieneinteilung des Bronchialkarzinoms

Basierend auf der TNM-Klassifikation wurde auch die Stadieneinteilung des Bronchialkarzinoms seit dem 1. 1. 1987 neu definiert (Tab. 4). Die Stadieneinteilung ist im Stadium III unterteilt in die Stadien III a und III b, was thoraxchirurgisch insofern von Bedeutung ist, als zumindest beim Nicht-kleinzelligen Bronchialkarzinom eine OP-Indikation bis einschließlich Stadium III a in der Regel gegeben ist, während in den Stadien III b und IV eine operative Therapie nicht mehr in Betracht kommt (s. Tab. 4).

TNM-Kategorien: Sicherungsschlüssel C (Tab. 5)

Aufgrund der diagnostischen und histologischen Tumor-Sicherung ergeben sich diagnostisch unterschiedliche TNM-Kategorien und Formelangaben, die zukünftig für Publikationen verbindlich vorgeschrieben werden sollen [13]. Dabei steigen die diagnostischen Sicherheitsgrade (C-Grade) mit dem Grad und Ausmaß der histologischen Absicherung: Kategorie cTNM (C_1/C_2) entspricht der klinisch-diagnostischen Sicherung, während sTNM (C_3) und pTNM (C_4) durch operative Exploration pathologisch-histologisch abgeklärt werden, und schließlich steht aTNM (C_5) für die Autopsie-Stadierung. Thoraxchirurgisch besonders wichtig ist die pTNM-Kategorie (C_4), da sie alle kurativ resezierten Patienten mit einem Bronchialkarzinom umfaßt.

Tabelle 5 Schema der TNM-Kategorien

cTNM: C_1/C_2	Klinische Stadierung (primäre Inoperabilität)
sTNM: C_3	Op-Stadierung: Probethorakotomie
pTNM: C_4	Op-Stadierung (histologisch) *bei kurativer Resektion*
aTNM: C_5	Autopsie-Stadierung

Der intraoperativen Lymphknotenexploration kommt entscheidende Bedeutung zu. Die intraoperativ entfernten Lymphknoten sind in ein Lymphknoten-Lokalisationschema exakt einzuzeichnen und dem Operationsbericht beizulegen. Eine sehr sorgfältige Lymphknotenexstirpation aller hilären und mediastinalen Lymphknoten mit genauer Markierung derselben zwecks definierter Untersuchung seitens des Pathologen ist obligat und unverzichtbar nicht nur bezüglich der onkologischen Nachbehandlung (Chemotherapie?, Strahlentherapie?), sondern auch um vergleichende Therapiestudien durchführen zu können.

R-Klassifikation (Rest-Tumor)

Der Therapieerfolg wird entsprechend dem Ausmaß des nach Therapie noch vorhandenen Residualtumors klassifiziert (Tab. 6).

Tabelle 6 R-Klassifikation (Rest-Tumor nach Behandlung)

R_x	Vorhandensein von Rest-Tumor nicht zu beurteilen
R_0	kein Residualtumor
R_1	mikroskopischer Residualtumor
R_2	makroskopischer Residualtumor

Operative Therapie

Wie eingangs betont, ist bei jedem Patienten mit einem Bronchialkarzinom die operative Tumorentfernung, d. h. die „kurative Resektion", anzustreben. Leider liegt jedoch in einem hohen Prozentsatz bereits bei stationärer Aufnahme der Patienten eine „allgemeine Inoperabilität" vor, die ihre Ursachen in fortgeschrittenem Alter, stark reduziertem Gesundheitszustand, ungenügender Lungenfunktion und vor allem in einem weit fortgeschrittenen Tumorstadium hat. So waren in einer deutschen Sammelstatistik von Becker et al. [2] von knapp 15.000 Patienten mit einem Bronchialkarzinom 56% primär inoperabel und weitere 14% erwiesen sich intraoperativ als nicht resezierbar, so daß nur in 30% eine Lungenresektion möglich war.

In einer neueren Publikation [4] waren nur 29% der Patienten mit einem Bronchialkarzinom operabel. Etwas günstiger war die Operationsstatistik von van den Bosch et al. [20], die 40,6% ihrer insgesamt 2540 Patienten mit einem Bronchialkarzinom resezieren konnten.

In den großen lungenchirurgischen Zentren werden operative Tumorentfernungen auch noch in fortgeschrittenen Tumorstadien (T_2N_2, T_3N_1) und selbst noch im Tumorstadium T_3N_2 durchgeführt.

Den kurativen Resektionen stehen die „palliativen Resektionen" gegenüber, wobei zwischen symptomatisch-palliativen und inkomplett-palliativen Tumorexstirpationen unterschieden werden sollte [11]. Unter symptomatisch-palliativen Eingriffen versteht man Operationen bei massiven Blutungen, heftigen Thoraxschmerzen infolge Tumoreinwachsen in die Thoraxwand und poststenotischen Karzinom-Komplikationen.

Angesichts der Erfolge alternativer Therapie-Methoden, insbesondere der externen Strahlenbehandlung und der Laser-After-loading-Therapie ergibt sich

heute allenfalls noch für ein stark blutendes Bronchialkarzinom eine Indikation für eine symptomatisch-palliative Lungenresektion.
Inkomplett-palliative Lungenresektionen resultieren meist aus einer ungünstigen intraoperativen Situation, bei der es z. B. lediglich gelingt, die Hauptmasse des Tumors zu entfernen unter Belassung von Tumorresten (z. B. bei einem großen Pancoast-Karzinom mit infiltrativem Einwachsen in die Wirbelsäule).
Grundsätzlich müssen auch periphere Resektionen und Segmentresektionen beim Bronchialkarzinom als primär palliative Eingriffe angesehen werden, wenn auch bisweilen in Kombination mit postoperativer Bestrahlung überraschend lange Zeiten von Rezidivfreiheit – insbesondere bei alten Menschen – erzielt werden.
Angestrebt werden im Sinne der Radikalität der Tumorentfernung immer die „klassischen Operationsverfahren", d. h. die Lobektomie, die Bilobektomie und die Pneumonektomie. Intraoperativ ergeben sich häufig erheblich weiter fortgeschrittene Tumorstadien als präoperativ angenommen, so daß sogenannte „erweiterte Resektionen" erfolgen müssen, z. B. in Form einer Perikard- oder Vorhofteilresektion, Mitentfernung von Teilen der Thoraxwand, des Zwerchfells oder von Anteilen der Speiseröhre.
Zu den erweiterten Resektionen gehören grundsätzlich auch die trachealen und bronchoplastischen Eingriffe, deren Ziel es ist, eine radikale Tumorresektion auch ohne Pneumonektomie zu erreichen (sogenannte „parenchymsparende" Operationen). Als eigentliche „klassische" bronchoplastische Operation gilt nach wie vor die sogenannte „Manschetten-Resektion" eines oder zweier Lungenlappen unter Mitentfernung des tumor-infiltrierten Bronchusanteils und anschließender Reanastomosierung der tumorfreien Bronchusabschnitte. Auf diese Weise wird eine ansonsten erforderliche Pneumonektomie, die jedoch aus lungenfunktionellen Gründen nicht möglich ist, vermieden.
Gleichermaßen werden tumorinfiltrierte Pulmonalgefäße manschettenförmig oder keilförmig reseziert und die tumorfreien Gefäßöffnungen reanastomosiert. Es lassen sich somit unter Wahrung der notwendigen Radikalität bronchoplastische und gefäßplastische Eingriffe miteinander kombinieren.
Durch verstärkten Einsatz dieser verfeinerten thorax-chirurgischen Techniken konnte die Rate der „einfachen Pneumonektomien" mit ihrer höheren Letalität zugunsten der bronchoplastischen Lobektomien mit deutlich geringerer operativer Sterblichkeit gesenkt werden.

Sonstige Eingriffe

Ein besonderes Problem bietet das Pancoast-Karzinom, das früher als primär inoperabel galt. Das jetzt propagierte radikale Vorgehen unter Mitentfernung mehrerer Rippen in der Thoraxkuppe hat zu einer relativ hohen Rate guter

Langzeitergebnisse geführt. Selbstverständlich wird diese Behandlung mit einer externen Strahlentherapie regelmäßig kombiniert.
Als bedeutender Fortschritt der Thoraxchirurgie während des letzten Jahrzehnts sind die Eingriffe an der Trachea und am tracheo-bronchialen Übergang, namentlich der Hauptbifurkation, hervorzuheben. Überraschend gute Spätergebnisse ließen sich auch im eigenen Krankengut durch Resektion der Hauptbifurkation und anschließender Reanastomosierung der unteren Trachea mit beiden Hauptbronchien bei Karzinomen erzielen, die bereits die Hauptcarina und die untersten Trachealabschnitte infiltriert hatten.
Eine besondere Rolle spielt heute auch die chirurgische Entfernung von Lungenmetastasen. Hier wird allgemein ein aggressives chirurgisches Therapiekonzept vertreten, wobei auch bilaterale und multiple Lungenmetastasen operativ entfernt werden mit Überlebensraten bis zu 30% [21]. Selbstverständlich ist die Chirurgie der Lungenmetastasen bezüglich der Langzeitergebnisse nur im Rahmen eines interdisziplinären onkologischen Therapiekonzepts realisierbar und erfolgversprechend.

Operationsergebnisse

Die Operationssterblichkeit, d. h. die 30-Tage-Letalität, konnte bei allen Lungenoperationen während der letzten 2 Jahrzehnte deutlich gesenkt werden. Zweifellos waren hieran zahlreiche Faktoren maßgeblich beteiligt, u. a. bessere Selektion der Patienten, d. h. bessere Einschätzung der sogenannten „funktionellen Operabilität“, verfeinerte Operationstechniken, fortschrittliche Anästhesieverfahren etc.
In einem Zeitraum von 5 Jahren (1979–1983) wurden 32 Kliniken in der Bundesrepublik Deutschland und Westberlin in einer Befragungsaktion der Deutschen Gesellschaft für Thorax-Herz- und Gräßchirurgie erfaßt. Dabei ergab sich eine Letalität bei Pneumonektomien von 8,9%, bei Lobektomien von 2,5%, bei Manschettenresektionen von 5,1% und bei Segmentresektionen bzw. peripheren Resektionen von 0,8% (Tab. 7).
Eine Analyse des eigenen Krankenguts aus einem Zeitraum von 8 Jahren (1979 bis 1986) ergab beim Bronchialkarzinom eine Operationssterblichkeit von 6,5% bei Pneumonektomien, 2,7% bei Lobektomien, 1,1% bei Manschettenresektionen und keinen Todesfall nach Segmentresektionen bzw. peripheren Resektionen (Tab. 8). Die Tatsache, daß aus den Tabellen eine über doppelt bzw. dreifach höhere Operationssterblichkeit der Pneumonektomien, verglichen mit den Lobektomien ablesbar ist, unterstreicht erneut die Notwendigkeit, parenchymsparende Manschettenresektionen und andere bronchoplastische Operationen durchzuführen, um – wenn immer möglich – die schwerwiegenden und funktionell eingreifenden Pneumonektomien zu vermeiden.

Tabelle 7 Op-Letalität (30 Tage †) D. Ges. f. Thorax-, Herz- u. Gef.-Chir. 1979–1983 (32 Kliniken)

	Anzahl	†	% †
Pneumonektomien	540	48	8,9%
Lobektomien	1654	41	2,5%
Mansch. Res./Bronch. Plast.	138	7	5,1%
Segment-Res./periph. Res.	1058	8	0,8%
Trachea-Res.	37	5	14%

Tabelle 8 Op-Letalität (30-Tage †) Lungenklinik Havelhöhe 1. 1. 1979–31. 12. 1986

	Anzahl	†	% †
Pneumonektomien	93	6	6,5%
Lobektomien	473	13	2,7%
Mansch. Res./Bronch. Plast.	88	1	1,1%
Segm.-Res./periph. Res.	419	0	0

Operative Spätergebnisse

In einer Sammelstatistik der USA [16] wurden stadienabhängig beim Bronchialkarzinom folgende 5-Jahres-Heilungschancen errechnet: 50% im Stadium I, 30% im Stadium II, 15% im Stadium III a sowie jeweils unter 10% im Stadium III b und Stadium IV. Die erheblichen Diskrepanzen der 5-Jahres-Überlebenszeiten in einzelnen Publikationen erklärt sich nur zum Teil aus der Tatsache, daß manche Autoren die operative Sterblichkeit (30-Tage-Letalität) von vornherein nicht mit einbeziehen. Bezüglich der USA-Studien ist festzustellen, daß offenbar weitaus mehr Karzinom-Fälle in den frühesten Stadien operiert werden als in anderen Ländern. Nach den Untersuchungen von Mountain [15] bestehen innerhalb der Gruppe der „Nicht-kleinzelligen Karzinome" noch deutliche Unterschiede bezüglich der 5-Jahres-Heilungs-Ziffern in Abhängigkeit von der Tumor-Histologie; so konnten beim Plattenepithel-Karzinom deutlich höhere 5-Jahres-Heilungen erzielt werden als beim Adenokarzinom. Bekanntlich werden beim operierten oder nicht operierten kleinzelligen Karzinom 5-Jahres-Heilungen kaum erzielt.

Literatur

[1] Bates, M.: Bronchial carcinoma. Springer, Berlin – Heidelberg – New York 1984.

[2] Becker, H. et al.: Ergebnisse der operativen Behandlung des Bronchialkarzinoms. Dtsch. med. Wschr. **101** (1976) 1553.

[3] Churchill, E. D.: The surgical treatment of carcinoma of the lung. J. Thorac. Surg. **2** (1933) 254.

[4] Deneffe, G.: Surgical treatment of bronchogenic carcinoma. Ann. Thorac. Surg. **45** (1988) 380.

[5] Dorow, P., D. Krumhaar, Th. Weiss: Probleme und neue Erkenntnisse in der Pneumologie. Münch. med. Wschr. **131** (1989) 168.

[6] Endres, P.: Checkliste Pneumologie. G. Thieme, Stuttgart – New York 1987.

[7] Guedel, A. E., R. M. Waters: A new intratracheal catheter. Anaesth. Analg. **7** (1928) 238.

[8] Graham, E. A., J. J. Singer: Successful removal of the entire lung for carcinoma of the lung. JAMA **101** (1933) 1371.

[9] Konietzko, N. et al.: Empfehlungen zur präoperativen Lungenfunktionsdiagnostik. Prax. klin. Pneumol. **37** (1983) 1199.

[10] Konietzko, N.: Vortrag Bronchial-Ca-Symposium, Ulm 1988.

[11] Krumhaar, D., I. Zinser, J. Mollinedo: Ergebnisse palliativer Resektionen beim Bronchialkarzinom. Fortschr. Med. **95** (1977) 1671.

[12] Krumhaar, D.: Bronchialkarzinom; Ergebnisse der operativen Therapie. Radiologische Woche München, S. 245. Schnetzer, Konstanz 1984.

[13] Maassen, W. et al.: Empfehlungen zur Diagnostik, Stadieneinteilung und Op-Therapie des Bronchialkarzinoms. Thoracic cardiovasc. Surgeon. **36** (1988) 295.

[14] Meltzer, S. J.: The method of respiration by intratracheal insufflation in medicine and surgery. Med. Record. New York **77** (1910) 477.

[15] Mountain, C. F.: The biological operability of stage III non-small cell lung carcinoma. Ann. Thorac. Surg. **40** (1985) 60.

[16] Mountain, C. F.: A new international staging system for lung cancer. Chest **89** (1986), 225 (Suppl.).

[17] Nissen, R.: Erolgreiche zweizeitige Pneumonektomie wegen Bronchiektasen. Zbl. Chir. **58** (1931) 47, 3003.

[18] Rienhoff, W. F.: Technique of lung resections. Bull. J. Hopkins Hosp. **53** (1933) 390.

[19] Sauerbruch, F.: Über die Ausschaltung der schädlichen Wirkung des Pneumothorax bei intrathorakalen Operationen. Zbl. Chir. **31** (1904), 1.

[20] Van den Bosch, A.: Results of surgical treatment of lung carcinoma. J. Thorac. Cardiovasc. Surg. **85** (1983) 733.

[21] Vogt-Moykopf, I.: Late results of surgical treatment of lung metastases. Thorac. Cardiovasc. Surgeon **34** (1986) 143.

Operations-Therapie beim kleinzelligen Bronchialkarzinom

S. Liebig

Einleitung

Der Wert der Chirurgie in der Behandlung des kleinzelligen Bronchialkarzinoms ist bereits in den sechziger Jahren als gering [51] angesehen worden: die Auswertung der ersten Operationsergebnisse [84] hatten das deutlich schlechtere Abschneiden dieses Tumors gezeigt. In einigen Untersuchungen lag die Fünfjahresüberlebensrate in der Gegend von null [76, 81], so daß schließlich die chirurgische Behandlung des kleinzelligen Bronchuskarzinoms gänzlich abgelehnt wurde [53]. Die Ergebnisse der Untersuchung des British Medical Council [17] und die Fortentwicklung der antitumorösen Chemotherapie in den späten siebziger Jahren untermauerten diese Meinung [1]. Einen sehr großen Eindruck machten damals die hohen Ansprech- und Remissionsraten. Man ging schließlich davon aus, daß es sich prinzipiell um einen „systemischen" Tumor handelte [65], was zur Folge hatte, daß auch die adjuvante Rolle der Chirurgie verneint wurde.

Entgegen diesen Raten erwies sich aber die Langzeitprognose der chemisch behandelten Patienten als ausgesprochen schlecht [5, 57]. Unter diesem Aspekt wurden dann wieder vermehrt Stimmen laut, die eine Neubewertung der Chirurgie zumindest im Kontext der Therapie des kleinzelligen Karzinoms forderten [20, 44, 48, 68].

Das kleinzellige Bronchialkarzinom ist ein klinisch nur unzulänglich beschriebener Tumor. Wesentliche Daten (Inzidenz, Geschlechtsverteilung) sind unsicher oder liegen überhaupt noch nicht vor (Resektionsquote, lymphatische Metastasierung bei Operation). Eine Auflistung der vorliegenden Zahlen soll deshalb durchgeführt werden.

Pathogenese

Die Pathogenese des kleinzelligen Bronchialkarzinoms wird kontrovers beurteilt: Entweder stammt diese Geschwulst von der Kultschitzkyzelle ab [8, 60] und gehört somit in die Gruppe der neuroendokrinen Tumoren (Tab. 1) oder

Tabelle 1 Synopsis der neuroendokrinen Karzinome.

	Typisches Karzinoid	Atypisches Karzinoid	Kleinzelliges Karzinom (neuroendokrin) Oatcellkarzinom
Synonyme	Kultschitzkyzell-Karzinom (KCC) I	KCC II gut differenziertes neuroendokrines Karzinom	KCC III schlecht differenziertes neuroendokrines Karzinom
Inzidenz	2–3%*	0,2–0,5% (?)* 3,0–4,0% (?)*	ca. 20%*
Anteil weiblicher Patienten	50%	35%	15%
Malignitätsgrad	niedrig	mittel	hoch

* berechnet auf Bronchialkarzinome

es handelt sich um ein sehr entdifferenziertes Bronchialkarzinom („unitaristische" Theorie, „Ypsilon-Theorie", [87]). Wahrscheinlich liegt ein Gemisch aus beiden vor. Das bedeutet, daß man zwei verschiedene Tumoren als „kleinzelliges Bronchialkarzinom" zusammenfaßt. Die WHO-Einteilung des kleinzelligen Bronchialkarzinoms ist dabei eher von untergeordnetem Wert. Auf alle Fälle sollte man bei den oft nur kleinen Untersuchungsmengen beachten, daß bei Ergebnisvergleichen manche Differenzen von zufällig schiefen Verteilungen der beiden Basisgruppen herrühren können.

Inzidenz

Die Festlegung der Inzidenz ist schwierig. Tabelle 2 zeigt, welche Abweichungen bei Verwendung unterschiedlichen Grundmaterials festgestellt werden können. Für das klinische Patientengut wird wohl ein Prozentsatz von reichlich 20% real sein.

Sehr bemerkenswert ist die niedrige Zahl der kleinzelligen Karzinome in den Screening Studien. Die DDR-Zahlen [24] liegen wahrscheinlich etwas zu hoch (Verwendung von Sektionsstatistiken?). Sektionsstatistiken zeigen prinzipiell zu hohe Zahlen (bis 40%). Sie können auf keinen Fall Grundlage klinischer Inzidenzbetrachtungen sein!

Tabelle 2 Häufigkeitsangaben für das kleinzellige Bronchialkarzinom.

Definierte Areale	Bronchialkarzinome insgesamt	Klein-zellig	(%)	Zeit
Schweden [54]	273	50	(18,0)	1971–76
Röntgenreihen-untersuchung [88]	725	80	(11,0)	
11 klinische Angaben*	n = 21433	3566	(16,6)	1926–87
Sammelstatistik der DDR [24]	35756	8804	(24,6)	1973–79

* 6, 10, 14, 21, 27, 45, 53, 66, 77, 83, 84

Ursächlich dafür ist wahrscheinlich der oft schnell in der Klinik zum Tode führende Verlauf, was zu höheren Sektionsraten führt.

Geschlechtsverteilung

Von nicht unerheblichem tumortheoretischen Interesse ist die Geschlechtsverteilung (Tab. 3). Der derzeitigen zentraleuropäischen Situation wird die Zugrundelegung von 15% weiblichen Anteils wohl gerecht. In US-Statistiken werden zum Teil bis zu 40% weibliche Patienten angegeben [9]. Wahrscheinlich ist auch in Europa mit ansteigender weiblicher Komponente zu rechnen. Zum gegenwärtigen Zeitpunkt liegt der weibliche Anteil der kleinzelligen Karzinome in Europa mit etwa 15% aber noch unter dem der Bronchialkarzinome sämtlicher Histologien (20%, [75]).

Tabelle 3 Geschlechtsverteilung beim kleinzelligen Bronchialkarzinom.

n = 2375	f = 786	(33,1%) (24–40%)	1986–88
n = 535	f = 35	(6,5%)	1950–60
n = 368*	f = 60	(15,5%)	1987
		(unausgewählte Patienten)	
n = 292	f = 43	(14,7%)	1980–89
		(Operierte Patienten)	
n = 8804	f = 1036	(11,8%)	1973–79)
		(DDR-Statistik, 24)	
		(10 Zytostatikastudien 1986–88)	

* 13

Der niedrige Weiblichkeitsanteil entspricht der besonderen Bösartigkeit dieses Tumors, da sich auch bei den meisten anderen broncho-pulmonalen Tumoren die Rate der weiblichen Patienten umgekehrt proportional zur Malignität verhält.

Resektionsquote

Die Angaben über die Resektionsquote des Bronchialkarzinoms schwanken stark. Bei akzeptabler Indikationsstellung dürfte sie zur Zeit bei unausgelesenem Patientengut bei etwa 30% liegen (Tab. 4). Für das kleinzellige Bronchialkarzinom läßt sich eine Resektionsquote von 13% (Tab. 5) ermitteln. Die Schwankungen liegen in ähnlich großer Breite wie beim nichtkleinzelligen Bronchialkarzinom. Man wird dieser Zahl sicher mit Skepsis begegnen, sie scheint auf den ersten Blick überraschend hoch zu sein. Es soll deshalb mit dem Anteil der kleinzelligen Bronchialkarzinome am gesamten Bronchialkarzinomoperationsgut (hier sind größere Zahlen zu ermitteln) verglichen werden (Tab. 6): Etwa 9% aller operierten Bronchialkarzinome waren kleinzellig. Legt

Tabelle 4 Resektionsquoten (RQ) des nichtkleinzelligen Bronchialkarzinoms in Abhängigkeit vom klinischen Tumorstadium (cTNM). 322 (unausgelesene!) Fälle der Klinik Berlin-Heckeshorn (1976).

cTNM	BRCA	Operiert	RQ %
$cT_1N_0M_0$	18	11	61,1
$cT_{21}N_0M_0$	41	22	53,7
$cT_{22}N_0M_0$	24	12	50,0
$cT_3N_0M_0$	19	10	52,6
$N+M_0$	128	34	26,6
M_1	64	0	0,0
o. A.	28	0	0,0
Gesamt	322	89	27,6

Tabelle 5 Resektionsquote des kleinzelligen Bronchialkarzinoms.

Diagnostiziert = 3030 operiert = 395

RQ_{sc} = 13,0% (5,4%* – 37,8%**)

11 Autoren***, 1963–86

* [81]
** [83]
*** [27, 29, 44, 45, 46, 66, 77, 81, 83, 84, 88]

Tabelle 6 Anteil der kleinzelligen Karzinome an sämtlichen operierten Bronchialkarzinomen.

Operierte Bronchialkarzinome	davon kleinzellige Karzinome
6943 (1968–88*)	653 (9,4%) (1,8–17,2%)

* [4, 14, 23, 25, 26, 29, 36, 38, 44, 47, 74, 81, 83] und eigene Fälle

man die Inzidenzzahl der kleinzelligen Karzinome von etwa 20% (s. o.) zugrunde, dann zeigen beide Zahlen, daß das kleinzellige Bronchialkarzinom knapp halb so operabel ist wie die übrigen Bronchialkarzinome.

Lymphknotenabsiedelung

Einer der wichtigsten Malignitätsparameter stellt die Lymphknotenabsiedelungsrate zum Zeitpunkt der Operation dar. Sie liegt beim nichtkleinzelligen Bronchialkarzinom bei 46% [42]. Mehr als zwei Drittel davon entfallen auf mediastinale Absiedelungen (N_2). Das kleinzellige Bronchialkarzinom hat eine Quote von etwa 55% (ermittelt aus 58 eigenen operierten Fällen, Tab. 7). Auch hier liegen mehr als zwei Drittel N_2-Fälle vor. Der Wert dieses Parameters zeigt sich bei einem Vergleich des prognostisch besten Bronchialkarzinoms (Bronchioloalveolarzellkarzinom [43]) mit dem kleinzelligen Karzinom als schlechtestem (Tab. 8). Dabei erweisen sich Resektionsquote und Lymphknoten-Ab-

Tabelle 7 Lymphknotenmetastasierungsrate des kleinzelligen Bronchialkarzinoms zum Zeitpunkt der Operation (eigene Fälle).

pN_1: 16%	pN+: 56%
pN_2: 40%	
	n = 58

Tabelle 8 Lymphknotenmetastasierungsraten zum Zeitpunkt der Operation und Resektionsquoten des prognostisch besten Bronchioloalveolarzellkarzinoms und schlechtesten Bronchialkarzinoms.

	Bronchiolo-alveolarzell-karzinom	sämtliche Bronchialkarzinome	kleinzelliges Bronchialkarzinom
pN+	35%	46%	56%
Resektionsquote	55%	25%	15%

siedelungsrate invers korreliert. Würde man auf die linke Seite noch die Werte für das bronchogene Karzinoid schreiben (pN_+ 15%, RQ 100%, 5-Jahres-Überlebensrate 95%), so wäre der Wert dieser Zahlen noch augenfälliger.

Prognose

Der natürliche Verlauf führt beim kleinzelligen Bronchialkarzinom bekanntlich sehr schnell zum Tode [28]. Welche Verlängerung des Lebens unter Berücksichtigung der therapiebedingten Beeinträchtigung bereits als Erfolg anzusehen ist, soll hier nicht diskutiert werden. Obgleich ein Vergleich operierter und chemisch behandelter Patienten schwierig zu interpretieren ist, so muß er dennoch durchgeführt werden, um überhaupt relativierende Aussagen zuzulassen.
Tabelle 9 zeigt zunächst die Ergebnisse von 29 Veröffentlichungen operierter kleinzelliger Bronchialkarzinome über einen Zeitraum von fast 30 Jahren. Sie betreffen sämtliche Stadien. Die erreichte 5-Jahresüberlebensrate von 15% ist zweifellos beachtenswert. Rechnet man die 400 Fälle von Mountain et al. [53] und Fox und Scadding [17] mit einer Null-Fünfjahresüberlebensrate hinzu, so zählt man immerhin noch 13% Überlebende nach 5 Jahren. Noch überzeugender wird der Einfluß der Chirurgie, wenn man nur lappenbegrenzte N_0-Fälle zählt (Tab. 10). Obgleich dabei die absoluten Zahlen klein werden, ist dies dennoch ein nicht widerlegbares Argument gegen die Annahme der prinzipiellen Inoperabilität des kleinzelligen Bronchialkarzinoms. Die überwiegend nach Kaplan-Meyer errechneten Fünfjahresüberlebensraten von Karrer et al. [35] und Shepherd et al. [69] unterstützen dies deutlich.

Tabelle 9 Kleinzelliges Karzinom

5-Jahresüberlebensraten nach Resektion, (sämtliche Stadien)
2662 Resezierte – 402 5-Jahresüberleben = 15,1% 5-Jahresüberlebensrate 1960–87*

* [4, 6, 7, 15, 18, 21, 23, 25, 29, 35, 38, 39, 45, 48, 50, 52, 55, 58, 63, 64, 69, 71, 73, 74, 77, 79, 83, 84, 88] und eigene Fälle.

Tabelle 10 5-Jahresüberlebensrate einiger Autoren für kleinzellige Karzinome des Stadiums $pT_1N_0M_0$ und $pT_2N_0M_0$

Becker et al.	1976 [6]: 38%
Freise et al.	1978 [18]: 37%
Mack et al.	1980 [45]: 30%
Shields et al.	1982 [71]: 59%
Greschuchna	1987 [21]: 27%

Die Abbildungen 1 und 2 zeigen die Überlebenskurven der eigenen kleinzelligen Karzinome (Berlin Heckeshorn bis 1985 und Großhansdorf ab 1985). Nicht nur hier fällt auf, daß die Ergebnisse der vorchemotherapeutischen Aera (Abb. 1) durchaus nicht schlechter waren!

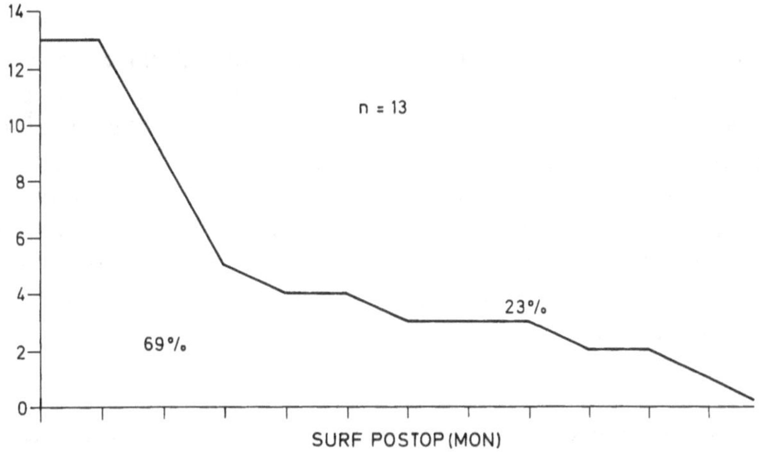

Abb. 1 Operierte kleinzellige Bronchialkarzinome aller Stadien. Operationszeitraum vor 1968 (Klinik Berlin-Heckeshorn).

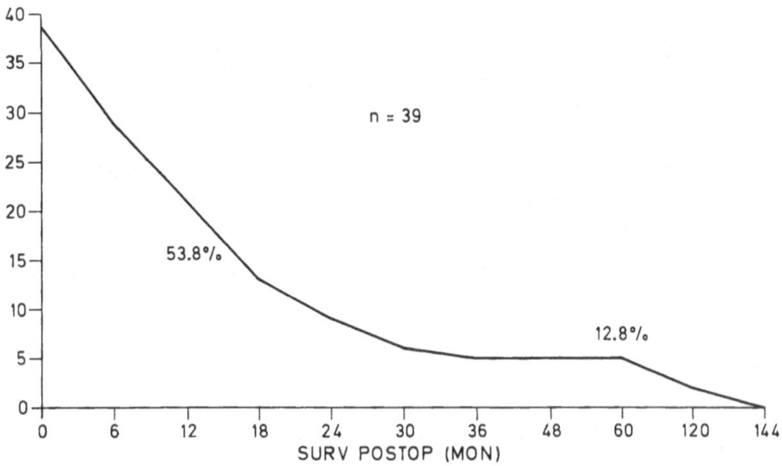

Abb. 2 Operierte kleinzellige Bronchialkarzinome aller Stadien. Operationszeitraum 1969 – 1987 (Berlin-Heckeshorn und Hamburg-Großhansdorf).

Nicht unerwähnt soll bleiben, daß einige Autoren [44] sogar N_2-Fälle in den Langzeitüberlebensgruppen hatten. Der summarische Schluß ist: Das operable kleinzellige Bronchialkarzinom hat eine Prognose, die recht genau halb so gut ist wie die des nichtkleinzelligen Bronchialkarzinoms.

Chemotherapie

Die Chemotherapie zeigt nur nach 2 Jahren sinnvoll zählbare Ergebnisse [58]. Hierbei liegen die Überlebensraten bei 20% bis 24% (Tab. 11). Dies sind die auf den Thorax begrenzten Fälle (limited disease). Die hierbei erzielten Resultate sind ganz sicher besser als bei Spontanverläufen. Leider läßt sich aufgrund des verwaschenen Begriffs „limited disease" der operable Anteil aus dem Gesamtuntersuchungsgut nicht herauslesen, er scheint aber oft nicht unerheblich zu sein (ca. 30%, [37]). Die Überlebenszeiten für die Patienten mit extensive disease (Tab. 12) sind so schlecht, daß man hier wohl in der Regel palliative Gesichtspunkte zugrunde legen muß (insbesondere Beeinflussung der Paraneoplasien).

Tabelle 11 Kleinzelliges Bronchialkarzinom – Limited Dis. – Chemotherapie

1172 Patienten – 287 nach 2 Jahren am Leben = 24,5% 2-Jahresüberlebensrate (3 Studien, 1987: [16, 37, 61])

Tabelle 12 Kleinzelliges Bronchialkarzinom (– Extensiv Disease –) Chemotherapie

674 Patienten 53 nach 2 Jahren am Leben = 7,9% 2-Jahresüberlebensrate (3 Studien, 1986–88: [31, 32, 34])

Wenn ein kleinzelliges Bronchialkarzinom durch Chemotherapie in einen operablen Status übergeführt werden kann, sollte man aus unterschiedlichen Gründen (nicht chemotherapeutisch angehbarer, besser differenzierter Tumorrest, chemotherapieresistente Tumoranteile) ebenfalls resezieren [34, 40, 86].

Schlußfolgerungen

1. Wenn die Chirurgie in die Behandlung des kleinzelligen Karzinoms eingebunden werden kann, verbessert dies die Überlebenschancen. Dabei zeigt sich dieser Tumor als halb so operabel, aber doppelt so maligne wie das nichtkleinzellige Bronchialkarzinom.

2. Das Argument für die sogenannte histologische präoperative „Sicherung" zum Ausschluß kleinzelliger Karzinome muß relativiert werden.
3. Tumorverdächtige Befunde, die anatomisch operabel sind, müssen prinzipiell operiert werden.
4. N_1-Fälle gelten ebenfalls als operabel, bei N_2-Fällen sollte man die Operation zumindest in Erwägung ziehen (Tab. 13). Lymphknotenkonglomerate oder Einzellymphknoten von mehr als 2 cm Größe sollte man aber als Argument gegen eine Operation ansehen.
5. Im Gegensatz zu nichtkleinzelligen Bronchialkarzinomen sollten auch die N_1-Fälle adjuvant nachbestrahlt werden.
6. Postoperativ sollte immer eine adjuvante Chemotherapie verabfolgt werden.

Tabelle 13 Resektionskriterien des kleinzelligen Bronchialkarzinoms.

$cT_1, T_2\ N_0\ M_0$	–	Resektion obligat
$cT_1, T_2\ N_1\ M_0$	–	Resektion obligat
$cT_1, T_2\ N_2\ M_0$	–	Resektion erwägen, wenn $N_2 < 2$ cm

Zusammenfassung

Das kleinzellige Bronchialkarzinom ist halb so operabel wie das nichtkleinzellige Bronchialkarzinom. Wird es operiert, kann man Fünfjahresüberlebensraten von 13% bei sämtlichen, und 20–30% bei nicht lappenüberschreitenden NO-Fällen erzielen. Die Chemotherapie kann hingegen nur allenfalls 25%ige Zweijahresüberlebensraten erzielen. Tumoranatomisch geeignete kleinzellige Bronchialkarzinome (cT_1/T_2, N_0/N_1, M_0, in seltenen Fällen auch N_2) sollten deshalb operiert werden. Eine adjuvante Chemotherapie sollte angeschlossen werden.

Literatur

[1] Aisner, J., P. Alberto, J. Bitran et al.: Role of chemotherapy in small cell lung cancer: A consensus report of the international association for the study of lung cancer workshop. Cancer Treat. Rep. **67** (1983) 37–43.
[2] Ashor, G. L., W. H. Kern, B. W. Meyer et al.: Long-term survival in bronchogenic carcinoma. J. Thorac. Cardiovasc. Surg. **70** (1975) 581.
[3] Baudrexl, A.: Spätergebnisse beim operierten Kataster-Lungenkrebs. Ztschr. Tuberk. **129** (1968) 245–250.
[4] Baudrexl, A., I. Wilde, H. Eule et al.: Die chirurgische Behandlung des kleinzelligen Bronchialkarzinoms. Arch. Geschwulstforsch. (1984) 61–67.

[5] Beck, L. K., M. A. Kane, P. A. Bunn: Innovative and future approaches to small cell lung cancer treatment. Sem. Oncol. **15** (1988) 300 – 314.

[6] Becker, H., H. G. Borst, H. S. Brieler et al.: Ergebnisse der operativen Behandlung des Bronchialkarzinoms. Dtsch. Med. Wschr. **101** (1976) 1553 – 1557.

[7] Bennett, W. F., R. Abbey Smith: A twenty-year analysis of the results of sleeve resection for primary bronchogenic carcinoma. J. Thorac. Cardiovasc. Surg. **76** (1978) 840 – 845.

[8] Bensch, K. G., B. Corrin, R. Pariente et al.: Oat cell carcinoma of the lung. Its origin and relationship to bronchial carcinoid. Cancer **22** (1968) 1163 – 1172.

[9] Berg, J. W.: The epidemiologic meaning of histology in lung cancer. In: M. Miezll, P. Correra (Hrsg.): Lung cancer: Causes and prevention, S. 117 – 130. Chemie International, Deerfield Beach 1983.

[10] Berndt, H.: Behandlungsergebnisse bei zufällig entdecktem und symptomlosem Bronchialkarzinom. Dtsch. med. Wschr. **94** (1969) 1559 – 1564.

[11] Brooks, B. J., E. J. Seifter, T. E. Walsh et al.: Pulmonary toxicity with combined modality therapy for limited stage small-cell lung cancer. J. Clin. Oncol. **4** (1986) 200 – 209.

[12] Catane, R., A. Lichter, Y. J. Lee et al.: Small cell lung cancer: Analysis of treatment factors contributing to prolonged survival. Cancer **48** (1981) 1936 – 1943.

[13] Drings, P.: Durchführung und Problematik des Staging bei Bronchialkarzinomen. Onkologie **3** (1980) 104 – 111.

[14] Eder, M., H. Finsterer: Das Bronchialcarcinom. Chirurg. **44** (1973) 341 – 347.

[15] Feinstein, A. R., N. A. Gelfman, R. Yesner: The diverse effects of histopathology on manifestations and outcome of lung cancer. Chest. **66** (1974) 225.

[16] Feld, R., W. K. Evans, P. Coy et al.: Canadian multicenter randomized trial comparing sequential and alternating administration of two non-cross-resistant chemotherapy combinations in patients with limited small-cell carcinoma of the lung. J. Clin. Oncol. **5** (1987) 1401 – 1409.

[17] Fox, W., J. G. Scadding: Medical Research council comparative trial of surgery an radiotherapy for primary treatment of small-celled or oat-celled carcinoma of bronchus. Lancet **2** (1973) 63 – 65.

[18] Freise, G., A. Gabler, S. Liebig: Bronchial carcinoma and long-term survival. Retrospective study of 433 patients who underwent resection. Thorax **33** (1978) 228 – 234.

[19] George, T. K., D. Fitzgerald, B. S. Brown: Long-term survival in limited-stage small cell lung carcinoma. Cancer **58** (1986) 1193 – 1198.

[20] Graham, B. L., L. Balducci, T. Khansur et al.: Surgery in small cell lung cancer. Ann. Thor. Surg. **45** (1988) 687 – 692.

[21] Greschuchna, D.: Selektive Chirurgie des kleinzelligen Bronchialkarzinoms. Prax. Klin. Pneumol. **41** (1987) 766.

[22] Hansen, M., H. H. Hansen, P. Dombernowsky: Long-term survival in small cell carcinoma of the lung. JAMA **244** (1980) 247 – 250.

[23] Hasse: Surgical treatment of bronchial carcinoma. Springer, Berlin – Heidelberg – New York 1986.

[24] Herold, H. J.: Statistik der primären bösartigen Neubildungen der Bronchien und der Lunge. In: F. Trendelenburg (Hrsg.): Handbuch der Inneren Medizin, Tumoren der Atmungsorgane und des Mediastinums, S. 25 – 50. Springer, Berlin – Heidelberg – New York 1985.

[25] Higgins, G. A., T. W. Shields, R. J. Keehn: The solitary pulmonary nodule. 10 year follow up of veterans administration armed forces cooperative study. Arch. Surg. **110** (1975) 570.

[26] Hinson, K. F. W., A. B. Miller, R. Tall: An accessment of the W. H. O. classification of the histologic type of lung tumors applied to biopsy and resected material. Cancer **35** (1975) 399.

[27] Hoffmann, T. H., H. T. Ransdell: Comparison of lobectomy and wedge resection for carcinoma of the lung. J. Thorac. Cardiovasc. Surg. **79** (1980) 211–217.

[28] Hyde, L., J. Yee, R. Wilson et al.: Cell type and the natural history of lung cancer. JAMA **193** (1965) 119–121.

[29] Inberg, M. V., J. Klossner, M. I. Linna et al.: Facilities for surgery and survival prospects in lung carcinoma. Scand. J. Thor. Cardiovasc. Surg. **6** (1972) 297–303.

[30] Israel, I., J. Mugica, P. H. Chahinian: Prognosis of early bronchogenic carcinoma. Survival curves of 451 patients after resection of lung cancer in relation to the results of pre-operative tuberculin skin test. Biomedicine **19** (1973) 68–72.

[31] Jackson, D. V., L. D. Case, P. J. Zekan: Improvement of long-term survival in extensive small-cell lung cancer. J. Clin. Oncol. **6** (1988) 1161–1169.

[32] Jacobs, R. H., A. Greenburg, J. D. Bitran: A 10-year experience with combined modality therapy for stage III small cell lung carcinoma. Cancer **58** (1986) 2177–2184.

[33] Johnson, D. H., L. H. Einhorn, I. Mandelbaum et al.: Post-chemotherapy resection of residual tumor in limited stage small cell lung cancer. Chest **92** (1987) 241–246.

[34] Johnson, D. H., L. H. Einhorn, R. Birch: A randomized comparison of high-dose versus conventional-dose cyclophosphamide, doxorubicin, and vincristine for extensive-stage small-cell lung cancer. J. Clin. Oncol. **5** (1987) 1731–1738.

[35] Karrer, K., T. W. Shields, H. Denck et al.: The importance of surgical and multimodality treatment for small cell bronchial carcinoma. J. Thorac. Cardiovasc. Surg. **97** (1989) 168–178.

[36] Kayser, K. W., St. Heinrich, H. Toomes et al.: Prognostic factors of bronchogenic carcinoma patients: Clinical and post-operative staging, histological grading. Tumor Diagnostik & Therapie **6** (1985) 149–154.

[37] Kies, M. S., J. G. Mira, J. J. Crowley: Multimodal therapy for limited small cell lung cancer. J. Clin. Oncol. **5** (1987) 592–600.

[38] Kirsh, M. M., H. Rotman, L. Argenta et al.: Carcinoma of the lung: Results of treatment over ten years. Ann. Thorc. Surg. **21** (1976) 371–377.

[39] Kulka, F., I. Forrai: Why do we still operate upon small cell carcinoma? 16. Kongreß der Dtsch. Ges. f. Thorax-, Herz- und Gefäßchirurgie, Bad Nauheim 1986 (Abstract).

[40] Lawerenz, J. U., R. Piilo-Lawerenz, H. Toomes et al.: Tumorregression in small cell bronchogenic carcinoma following chemotherapy: pathologic-anatomic findings. 16. Kongreß der Dtsch. Ges. f. Thorax-, Herz- und Gefäßchirurgie, Bad Nauheim 1986 (Abstract).

[41] Lee, J. S., T. Umsawasdi, H. M. Dhingra et al.: Effects of brain irradiation and chemotherapy on myelosuppression in small-cell lung cancer. J. Clin. Oncol. **4** (1986) 1615–1619.

[42] Liebig, S., A. Gabler: Problematik und Wert der Stadieneinteilung für die Behandlung intrathorakaler Tumoren. Prax. Pneumol. **35** (1981) 843–850.

[43] Liebig, S., K. M. Müller: Das Bronchioloalveolarzellkarzinom. In: F. Trendelenburg (Hrsg.): Handbuch der inneren Medizin, Bd. IV/4B: Tumoren der Atmungsorgane und des Mediastinums, S. 457–465. Springer, Berlin – Heidelberg 1985.

[44] Maassen, W., D. Greschuchna: Small cell carcinoma of the lung operate or not? Surgical experience and results. Thorac. Cardiovasc. Surg. **34** (1986) 71–76.
[45] Mack, D., G. v. Mallinckrodt, W. Brandmair et al.: Ergebnisse der Behandlung des operierten Bronchuscarcinoms und des nicht operierten kleinzellig anaplastischen Carcinoms. Langenbecks Arch. Chir. **351** (1980) 77–84.
[46] Matthes, Th., W. Widow, H. Berndt et al.: 20jährige Erfahrungen in der Behandlung des Bronchialkarzinoms aus chirurgischer Sicht. Teil I: Arch. Geschwulstforsch. **34** (1969) 227; Teil II: Arch. Geschwulstforsch. **34** (1969) 336.
[47] Matthews, M. J., Ph. R. Gordon: Morphology of pulmonary and pleural malignancies. In: M. J. Straus (Hrsg.): Lung cancer, S. 63–84. Grune & Stratton, New York 1977.
[48] Merkle, N. M., G. H. Mikisch, K. Kayser et al.: Surgical resection and adjuvant chemotherapy for small cell carcinoma. Thorac. Cardiovasc. Surg. **34** (1986) 39–42.
[49] Meyer, J. A., R. L. Comis, S. J. Ginsberg et al.: Selective surgical resection in small cell carcinoma of the lung. J. Thorac. Cardiovasc. Surg. **77** (1979) 243–248.
[50] Meyer, J. A.: Five-year survival in treated stage I and II small cell carcinoma of the lung. Ann. Thorac. Surg. **42** (1986) 668.
[51] Miller, A. B., W. Fox, R. Tall: Five-year follow-up of the medical research council comparative trial of surgery and radiotherapy for the primary treatment of small or oat cell carcinoma of the bronchus. Lancet **2** (1969) 501–509.
[52] Miyazawa, N., R. Tsuchigin, T. Naruke et al.: A clinico-pathological study of surgical treatment for small cell carcinoma of the lung. Jpn. J. Clin. Oncol. **16** (1986) 297.
[53] Mountain, C. F.: Clinical biology of small cell bronchogenic carcinoma: relationship to surgical therapy. Semin. Oncol. **5** (1978) 272–283.
[54] Nou, E., B. Stenkvist, S. Graffman: Bronchial carcinoma. A prospective five year study on an unselected carcinoma population in a swedish county. Scand. J. Respir. Dis. Suppl. **104** (1978) 43–82.
[55] Ohta, M., N. Hara, Y. Ichinose et al.: The role of surgical resection in the management of small cell carcinoma of the lung. Jpn. J. Clin. Onco. **16** (1986) 289.
[56] Osterlind, K., M. Hansen, H. H. Hansen et al.: Treatment policy of surgery in small cell carcinoma of the lung: retrospective analysis of a series of 874 consecutive patients. Thorax **40** (1985) 272–277.
[57] Osterlind, K., H. H. Hansen, M. Hansen: Long-term disease-free survival in small-cell carcinoma of the lung: A study of clinical determinants. J. Clin. Oncol. **4** (1986) 1307–1313.
[58] Osterlind, K., M. Hansen, H. H. Hansen et al.: Influence of surgical resection prior to chemotherapy or the long-term results in small cell lung cancer: A study of 150 operable patients. Eur. J. Cancer. Clin. Oncol. **22** (1986) 589.
[59] Overholt, R. H., W. B. Neptune, M. M. Ashraf: Primary cancer of the lung. Ann. Thorac. Surg. **20** (1975) 511.
[60] Paladugu, R. R., J. R. Benfield, H. Y. Pak et al.: Bronchopulmonary Kulchitzky cell carcinomas. Cancer **55** (1985) 1303–1311.
[61] Perry, M. C., W. L. Eaton, K. J. Propert et al.: Chemotherapy with or without radiation therapy in limited small cell carcinoma of the lung. N. Engl. J. Med. **316** (1987) 912–918.
[62] Quoix, E., H. Finkelstein, N. Olkove et al.: Treatment of small-cell lung cancer on protocol: Potential bias of results. J. Clin. Oncol. **4** (1986) 1314–1320.

[63] Ribet, M., C. Voisin, M. Le Berre et al.: Le pronostic des cancers bronchiques opérés. Chirurgie (Paris) **103** (1977) 199–209.

[64] Salzer, G. M., L. Ch. Müller, H. Frommhold et al.: The role of surgery in the combined management of small cell bronchial carcinoma. Thorac. Cardiovasc. Surg. **34** (1985) 326–329.

[65] Seifter, E. J., D. C. Ihde: Therapy of small cell lung cancer: A perspective on two decades of clinical research. Sem. Oncol. **15** (1988) 278–299.

[66] Sensenig, D. M., N. P. Rossi, J. L. Ehrenhaft: Results of the surgical treatment of bronchogenic carcinoma. Surg. Gynecol. Obstet. **116** (1963) 279–284.

[67] Shepherd, F. A., R. J. Ginsberg, W. K. Evan et al.: Reduction in local recurrence and improved survival in surgically treated patients with small cell lung cancer. J. Thorac. Cardiovasc. Surg. **86** (1983) 498.

[68] Shepherd, F. A., W. K. Evans, R. Feld et al.: Adjuvant chemotherapy following surgical resection for small-cell carcinoma of the lung. J. Clin. Oncol. **6** (1988) 832–838.

[69] Shepherd, F. A., R. J. Ginsberg, G. A. Patterson et al.: A prospective study of adjuvant surgical resection after chemotherapy for limited small cell lung cancer. J. Thorac. Cardiovasc. Surg. **97** (1989) 177–186.

[70] Shields, T. W., E. W. Humphrey, M. Matthews et al.: Pathological stage grouping of patients with resected carcinoma of the lung. J. Thorac. Cardiovasc. Surg. **80** (1980) 400–405.

[71] Shields, T. W., G. A. Higgins, M. J. Matthews et al.: Surgical resection in the management of small cell carcinoma of the lung. J. Thorac. Cardiovasc. Surg. **84** (1982) 481–488.

[72] Shields, T. W.: Surgical therapy for carcinoma of the lung. Clin. Chest. Med. **3** (1982) 369–387.

[73] Shore, D. B., M. Paneth: Survival after resection of small cell carcinoma of the bronchus. Thorax **35** (1980) 819.

[74] Sorensen, H. R., C. Lund, P. Alstrup: Survival in small cell carcinoma after surgery. Thorax **41** (1986) 479–482.

[75] Statistisches Bundesamt, Gesundheitswesen. Todesursachen, Reihe **4** (1988) Metzler-Poeschel, Stuttgart.

[76] Takita, H., A. Brugarolas, P. Marabella et al.: Small cell carcinoma of the lung: Clinico-pathologic studies. J. Thorac. Cardiovasc. Surg. **66** (1973) 427–432.

[77] Taylor, A. B.: Present position relating to cancer of the lung results of surgical resection. Thorax **15** (1969) 3–9.

[78] Thatcher, N., T. Cerny, R. Stout et al.: Ifosfamide, etoposide and thoracic irradiation therapy in 163 patients with unresectable small cell lung cancer. Cancer **60** (1987) 2382–2387.

[79] Toomes, H., G. Horea, L. Swoboda: Chirurgie des kleinzelligen Bronchialkarzinoms. In: 19. Reichenhaller Kolloquium 1986, Bronchialkarzinom, Vagus und Bronchialobstruktion, S. 183. Dustri-Verlag Dr. Karl Feistle, München-Deisenhofen.

[80] Tosi, P., P. Luzi, L. leoncini et al.: Bronchogenic carcinoma: Survival after surgical treatment according to stage, histologic type and immunomorphologic changes in regional lymph nodes. Cancer **48** (1981) 2288–2295.

[81] Vincent, R. G., H. Takita, W. W. Lane: Surgical therapy of lung cancer. J. Thorac. Cardiovasc. Surg. **71** (1976) 581–591.

[82] Vogelsang, G. B., M. D. Abeloff, D. S. Ettinger et al.: Long-term survivors of small cell carcinoma of the lung. Amer. J. Med. **79** (1985) 49–56.

[83] Wassner, U. J., G. Hauser: Rückschau und Ausblick in der Bronchialkarzinom-Chirurgie. Thoraxchir. **15** (1967) 331 – 336.
[84] Watson, W. L.: Oatcell lung cancer. In: W. L. Watson (Hrsg.): Lung Cancer, S. 394 – 405. C. V. Mosby, Saint Louis, 1968.
[85] Wei-I, L., S. P. Hammar, P. C. Tolly et al.: Unpredictable course of small cell undifferentiated lung carcinoma. J. Thorac. Cardiovasc. Surg. **81** (1981) 34 – 43.
[86] Williams, C. J., I. McMillan, R. Lea et al.: Surgery after initial chemotherapy for localized small-cell carcinoma of the lung. J. Clin. Oncol. **5** (1987) 1579 – 1588.
[87] Yesner, R., D. Carter: Pathology of carcinoma of the lung: Changing patterns. Clin. Chest. Med. **3** (1982) 257 – 289.
[88] Zutz, H. U., G. Reusch: Das Bronchuskarzinom. Med. Welt. **21** (1970) 1 – 80.

Die Chemotherapie beim Bronchialkarzinom

H. Riess, M. Serke, D. Huhn

Einleitung

Ausgehend von den orientierend in Tabelle 1 angegebenen Untersuchungen wird das Ausbreitungsstadium des Bronchialkarzinoms anhand des TNM-Systems nach Mountain [26] in 4 Stadien (Tab. 2) eingeteilt. Die Klassifizierung entsprechend den histologischen Haupttypen des Bronchialkarzinoms unterteilt unter therapeutischen Aspekten in die kleinzelligen und nicht-kleinzelligen Bronchialkarzinome [14].

Tabelle 1 Untersuchungsprogramm zur Festlegung des Ausbreitungsstadiums bei Patienten mit Bronchialkarzinom („staging")

- Klinische Untersuchungen
- Laboruntersuchungen
- EKG
- Lungenfunktion
- Röntgen-Thorax (CT-Thorax, Mediastinoskopie, Bronchoskopie, Pleurapunktion)
- Skelettszintigraphie (Röntgen suspekter Regionen)
- Oberbauchsonographie (CT-Abdomen)
- Kranielles CT

fakultativ:
- Knochenmarksaspiration und -biopsie
- Liquorzytologie

Das kleinzellige Bronchialkarzinom unterscheidet sich dabei neben histologischen, endokrinen und zytogenetischen Befunden insbesondere durch das aggressive Wachstumsverhalten. Ungefähr 1/4 der Patienten mit Bronchialkarzinomen zeigt histologisch den kleinzelligen Typ [14]. Die relative Häufigkeit der einzelnen histologischen Typen des nicht-kleinzelligen Bronchialkarzinoms wird in der Literatur unterschiedlich angegeben, wobei neben geographischen Besonderheiten Verschiebungen im zeitlichen Verlauf wahrscheinlich sind [14].

Tabelle 2 Neue, klinisch orientierte Stadieneinteilung der Bronchialkarzinome (nach [26])

Stadium	TNM-Formel	T-, N- und M-Faktoren
I	$T_{1-2}N_0M_0$	T_1: Tumor < 3 cm, von Lunge oder viszeraler Pleura umgeben, Hauptbronchus frei. T_2: Tumor > 3 cm oder mit Hauptbronchusbefall oder Beteiligung der Pleura viszeralis oder mit Atelektase oder Pneumonie eines Lungenteils.
II	$T_{1-2}N_1M_0$	N_1: Metastasen in ipsilateralen peribronchialen und/oder hilären Lymphknoten.
III a	$T_{1-2}N_2M_0$ $T_3N_{0-2}M_0$	T_3: Tumor jeder Größe mit Beteiligung von parietaler Pleura oder Tumor mit Hauptbronchusbefall < 2 cm distal der Carina oder Atelektase bzw. Pneumonie einer gesamten Lunge. N_2: Metastasen in ipsilaterale mediastinale und/oder subkarinale Lymphknoten.
III b	$T_{1-4}N_3M_0$ $T_4N_{0-2}M_0$	T_4: Tumor jeder Größe mit Beteiligung von Mediastinum, Herz, Trachea, Oesophagus, gr. Gefäße, Carina, Wirbel, oder mit (malignem) Pleuraerguß. N_3: Metastasen in kontralaterale mediastinale, hiläre und/oder ipsi- und/oder kontralaterale supraklavikuläre und/oder Skalenus-Lymphknoten.
IV	$T_{1-4}N_{0-3}M_1$	M_1: Fernmetastasen

Das kleinzellige Bronchialkarzinom

Für die Stadieneinteilung des kleinzelligen Bronchialkarzinoms hat die einfachere Einteilung in „limited disease“ und „extensive disease“ (Tab. 3) ihre praktische Bedeutung behalten [1]. Bei begrenzter Krankheitsausdehnung ist zusätzlich die Frage einer mediastinalen Lymphknotenbeteiligung von prognostischer Bedeutung [1]. Bei Diagnosestellung weisen etwa 2/3 der Patienten bereits ein fortgeschrittenes Krankheitsstadium (Tab. 4) und damit ein wesentliches ungünstiges prognostisches Kriterium auf. Auch die anderen in Tabelle 5 angegebenen Faktoren bestimmen die Krankheitsprognose [1].
Das aggressive biologische Verhalten des kleinzelligen Bronchialkarzinoms kommt in der kurzen medianen Überlebenszeit von unbehandelten Patienten zum Ausdruck [1, 20, 23] (Tab. 6). Chirurgische oder strahlentherapeutische Therapieverfahren können die Prognose des Patienten mit kleinzelligem Bronchialkarzinom allenfalls in sehr frühen Stadien positiv beeinflussen [20, 23, 25].

Tabelle 3 Klinisch orientierte Stadieneinteilung des kleinzelligen Bronchialkarzinoms

„limited disease“	„extended disease“
Tumor auf einen Hemithorax begrenzt mit oder ohne – regionale LK – ipsilat. supraklavikuläre LK – Atelektase – Rekurrens/Phrenikus-parese – kl. nicht-maligner Winkelerguß – kontralat. hiläre LK (?)	Tumor befällt beide Thoraxhälften und/oder – malignem Pleuraerguß – Thoraxwandbeteiligung – Vena-cava-superior Syndrom – Fernmetastasen

Tabelle 4 Orientierende Verteilung der Ausbreitungsstadien bei Patienten mit kleinzelligem Bronchialkarzinom zum Zeitpunkt der Diagnosestellung.

„limited disease“	– insgesamt		30–40%
	– ohne mediastinale LK	<10%	
„extensive disease“	– insgesamt		60–70%
	– Knochenmetastasen	35%	
	– Knochenmarksbeteilg.	30%	
	– Lebermetastasen	25%	
	– Nebennieren	15%	
	– ZNS-Metastasen	10%	
	– kontralat. Lunge	<10%	

Tabelle 5 Prognostische Faktoren des kleinzelligen Bronchialkarzinoms.

- Krankheitsstadium
- Allgemeinzustand
- Gewichtsverlust
- Rezidiv nach Chemotherapie
- Leber- und/oder ZNS-Beteiligung
- Geschlecht
- Alter
- Laborwerterhöhung (AP, LDH etc.)

Meist entwickeln sich kurz nach erfolgreicher lokoregionaler Behandlung Fernmetastasen, so daß das kleinzellige Bronchialkarzinom als eine früh generalisierende Erkrankung aufgefaßt werden muß.

Von den in Tabelle 7 angegebenen Substanzen werden für die primäre zytostatische Therapie Ansprechraten zwischen 20 und 50% berichtet, allerdings treten nur selten Vollremissionen auf. Die Kombination aus 2 bis 4 der aktiven Substanzen stellt gegenwärtig die Therapie der Wahl beim kleinzelligen Bron-

Tabelle 6 Orientierende Angaben zu den medianen Überlebenszeiten und dem Anteil der längerfristig überlebenden Patienten (> 2 Jahre) beim kleinzelligen Bronchialkarzinom.

Unbehandelt	Polychemotherapie			
	Gesamt	„Responder"		„Nonresponder"
		CR	PR	NC/PD
„limited disease"				
2–4 Mo	12–18 Mo	14–22 Mo	10–15 Mo	2–10 Mo
<2%	10–20%	30–40%	<10%	<1%
„extensive disease"				
1–3 Mo	7–12 Mo	7–14 Mo	4– 8 Mo	2– 5 Mo
<1%	<3%	8–15%	<2%	<1%

Tabelle 7 Wesentliche zytostatisch aktive Substanzen in der Therapie des kleinzelligen Bronchialkarzinoms.

BCNU	Hexamethylmelanin
Carboplatin	Ifosfamid
CCNU	Methotrexat
Cisplatin	Procarbazin
Cyclophosphamid	Tensiposid
Doxorubicin	Vinblastin
4-Epidoxorubicin	Vincristin
Etoposid	Vindesin

Ansprechraten 20–50% (CR < 10%)

chialkarzinom dar, obwohl eine verbesserte therapeutische Effizienz gegenüber einer hochdosierten Monotherapie nicht überzeugend nachgewiesen wurde [28]. Mit verschiedenen Kombinationen, die teilweise in Tabelle 8 angegeben wurden, lassen sich bei „limited disease" Vollremissionsraten bis 50% und Ansprechraten über 80% erreichen. Dem entspricht eine Verlängerung des medianen Überlebens der Gesamtgruppe, mit noch deutlicherem Überlebensvorteil für die „responder" (s. Tab. 6). Bei fortgeschrittener Erkrankung werden noch bis zu 30% Vollremissionen und Ansprechraten um 65% erreicht, wodurch sich die mediane Überlebenszeit von etwa 1–3 Monaten auf 7–12 Monate ausdehnen läßt.

Nahezu ausschließlich Patienten mit erreichter Vollremission überleben länger als 2 Jahre (vgl. Tab. 6).

Von den in Tabelle 8 angegebenen Polychemotherapien hat sich die Kombination von Cisplatin und Etoposid gegenüber der bisherigen Standardtherapie von Adriamycin, Cyclophosphamid und Vincristin weitgehend durchgesetzt.

Tabelle 8 Auswahl aktiver Kombinationen bei der zytostatischen Therapie des kleinzelligen Bronchialkarzinoms.

Cisplatin, Etoposid	CE
Adriamycin, Cyclophosphamid, Vincristin	ACO (VAC)
Cyclophosphamid, Adriamycin, Etoposid	CAE
Ifosfamid, Cisplatin	IC
Ifosfamid, Etoposid	IE
Cyclophosphamid, Etoposid, Vincristin	CEV
Cyclophosphamid, Adriamycin, Etoposid, Vincristin	CAEV
Vincristin, Etoposid	VE
Vindesin, Etoposid	VE

Wahrscheinlich können dabei Adriamycin durch 4-Epidoxurubicin und Cisplatin durch Carboplatin ersetzt werden, ohne die therapeutische Effizienz zu beeinträchtigen.
Die längerfristigen Überlebensraten sind mit deutlich unter 5% nach 5 Jahren gering [28], so daß bei der Mehrzahl der Patienten im Verlauf der Erkrankung mit einer Progression bzw. einem Rezidiv zu rechnen ist. Die Art der Rezidivtherapie muß dabei in Abhängigkeit von der durchgeführten Vorbehandlung und dem therapiefreien Intervall sowie unter Berücksichtigung der prognostischen Faktoren individuell festgelegt werden. Insgesamt ist die Prognose der Rezidivtherapie schlecht, eine wesentliche Verlängerung der medianen Überlebenszeit ist hier für keinen Therapieansatz belegt [3, 4, 28]. Dies läßt die Anwendung toxischer Kombinationschemotherapien nur selten gerechtfertigt erscheinen. Verträgliche Zweierkombinationen oder Monotherapien können neben einer palliativen Strahlentherapie zum Einsatz kommen.
Untersuchte Ansätze, die Therapieergebnisse beim kleinzelligen Bronchialkarzinom zu verbessern, sind in Tabelle 9 angegeben. Aufgrund der bisher vorliegenden Daten ergibt sich in der Regel keine Berechtigung, eine die initialen 4–6 Polychemotherapiezyklen überschreitende Erhaltungstherapie durchzuführen. Diese scheint nur die therapiefreie Zeit der Patienten zu reduzieren [24, 28].

Tabelle 9 Therapeutische Ansätze, die Ergebnisse der Behandlung des kleinzelligen Bronchialkarzinoms unter Einschluß der Chemotherapie zu verbessern.

- Erhaltungstherapie
- alternierende nicht-kreuzresistente Kombinationstherapie
- Intensivierte Induktionstherapie (+ CSF, + autologer KMT)
- Konsolidierungstherapie

- additive Strahlentherapie
- „adjuvante" Resektion
- Resektion und adjuvante Chemotherapie

Die alternierende Anwendung verschiedener „nicht-kreuzresistenter“ Polychemotherapien führt zwar möglicherweise bei fortgeschrittenem Krankheitsstadium zu einer signifikanten, aber dennoch nur maginal Verlängerung der medianen Überlebenszeit [10, 17]; daher ist diese Therapieoption wegen der vermehrten Toxizität und der Tatsache, daß der Anteil der längerfristig überlebenden Patienten nicht gesteigert werden konnte, zurückhaltend zu beurteilen. Weitere, noch nicht beurteilbare Therapieansätze betreffen eine intensivierte Induktionstherapie, wobei durch den Einsatz von hämatopoetischen Wachstumsfaktoren oder die Kombination der Therapie mit autologer Knochenmarktransplantation bessere Langzeitergebnisse erhofft werden [18, 21, 29]. Ebenso zurückhaltend zu beurteilen sind die bisher vorliegenden Untersuchungen über den Wert einer intensivierten Konsolidierungstherapie nach erreichter Vollremission [18]. Der Wert einer additiven Strahlentherapie sowie der Stellenwert von operativen Therapieverfahren werden an anderer Stelle abgehandelt.

Therapiekonzept bei „limited disease“

In Abbildung 1 ist eine mögliche Vorgehensweise für Patienten mit begrenztem kleinzelligen Bronchialkarzinom zusammengefaßt. Bei fehlender Beteiligung der mediastinalen Lymphknoten kann eine operative Resektion, gefolgt von

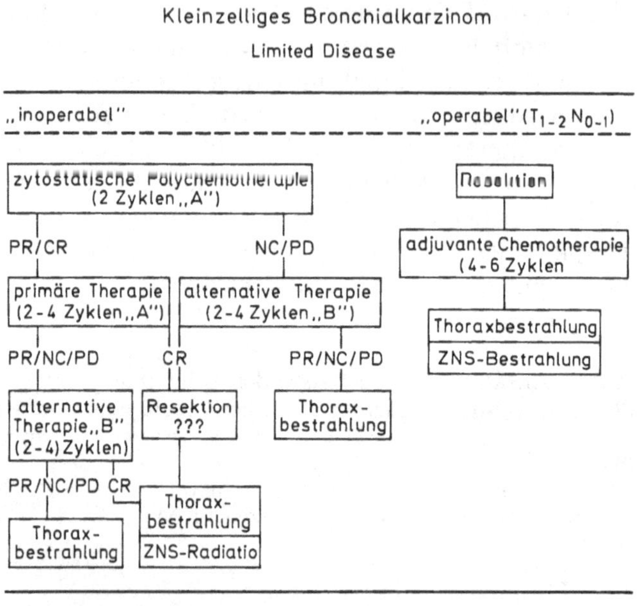

Abb. 1 Therapiekonzept für Patienten mit begrenztem Ausbreitungsstadium des kleinzelligen Bronchialkarzinoms („limited disease“).

einer adjuvanten Chemotherapie – insbesondere im Rahmen von Studien – zur Anwendung kommen.
Bei inoperabler Erkrankung und gutem Allgemeinzustand des Patienten wird am Anfang der Behandlung eine zytostatische Polychemotherapie stehen. Spätestens nach dem 2. Therapiezyklus wird eine orientierende Zwischenuntersuchung vorgenommen und bei deutlichem Tumoransprechen diese Therapie für weitere 2–4 Zyklen fortgeführt. Ist eine komplette Remission erreicht, schließt sich in der Regel eine Bestrahlung der Primärtumorlokalisation, des ipsilateralen Hilus und des Mediastinums an. Zur Vermeidung einer ZNS-Metastasierung kann eine prophylaktische Schädelbestrahlung erfolgen. Auch eine der Bestrahlung vorgeschaltete Resektion des Primärtumorbereiches kann im Rahmen von Studien erwogen werden.
Bei unzureichendem Therapieansprechen auf die zwei initialen Therapien wird meist eine „nicht-kreuzresistente" Kombination für 2–4 Zyklen zur Anwendung kommen. Auch hier kann sich nach erreichter Vollremission die thorakale und zerebrale Bestrahlung anschließen. Bei unzureichendem Therapieansprechen auch auf die Alternativtherapie wird man sich meist auf die Durchführung einer palliativen Strahlentherapie beschränken.

Therapiekonzept bei „extensive disease" (Abb. 2)

Bei günstigen Prognosefaktoren wird auch hier in der Regel eine zytostatische Polychemotherapie begonnen. Unter Umständen kann auch hier bei unzureichendem Therapieansprechen eine alternative Chemotherapie zur Anwendung kommen. Die Indikation zur Radiatio ist auch bei erreichter kompletter Remission zurückhaltender als bei „limited disease" zu stellen.
Bei unzureichendem Ansprechen auf die zytostatische Therapie wird in der Regel eine palliative Bestrahlung zur Beschwerdelinderung eingesetzt.
Bei ungünstiger Prognose kann auf eine weniger aggressive Chemotherapie, wie z. B. die Kombination von Etoposid und Vincristin oder auf eine Monotherapie z. B. mit Etoposid oder wöchentlich fraktioniertem Adriamycin oder 4-Epidoxorubicin zurückgegriffen werden.
Finden sich bei Patienten mit fortgeschrittenem Krankheitszustand während der initialen Untersuchung Hirnmetastasen so führt die Chemotherapie nicht selten zur Rückbildung. Daher kann bei fehlender Symptomatik eine Strahlentherapie bei systemischer Polychemotherapie zunächst zurückgestellt werden. Der Zeitpunkt einer Strahlentherapie kann dann in Abhängigkeit vom Krankheitsverlauf – z. B. im therapiefreien Intervall oder nach Abschluß der Chemotherapie – festgelegt werden. Bei klinisch manifester ZNS-Metastasierung wird die Strahlentherapie – zusätzlich zur hochdosierten Dexamethasontherapie – der systemischen Chemotherapie vorausgehen oder parallel mit ihr durchgeführt werden.

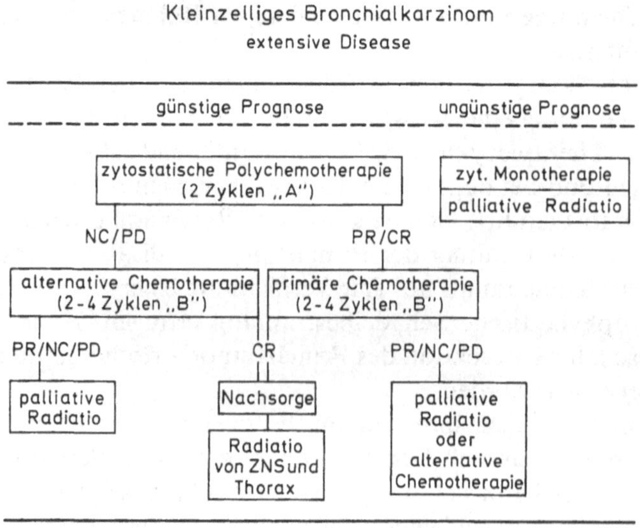

Abb. 2 Therapiekonzept für Patienten mit fortgeschrittenen Stadien des kleinzelligen Bronchialkarzinoms („extensive disease").

Das nicht-kleinzellige Bronchialkarzinom

Etwa 75% der neu diagnostizierten Bronchialkarzinome zeigen eine nicht-kleinzellige Histologie. Der Spontanverlauf der nicht-kleinzelligen Bronchialkarzinome ist, verglichen mit den kleinzelligen, langsamer und später metastasierend [14]. Die genaue Stadienzuordnung (s. Tab. 2) ist hier besonders wichtig, da lokoregionale Verfahren der Therapie im Vordergrund stehen. Bei lokal beschränkter, aber inoperabler Tumorausbreitung kann die alleinige Strahlentherapie langfristige Remissionen erzielen. Der Stellenwert der Chemotherapie im Therapiekonzept ist Gegenstand einer kontroversen Diskussion [12].

Zum Zeitpunkt der Diagnosestellung sind die Mehrzahl der Patienten nicht operabel und haben damit eine ungünstige Prognose [19]. Neben einem fortgeschrittenen Krankheitsstadium ist ein reduzierter Allgemeinzustand und ein stattgehabter Gewichtsverlust von ungünstiger prognostischer Aussagekraft für die Durchführung einer Chemotherapie [11] (Tab. 10).

Die nicht-kleinzelligen Bronchialkarzinome sprechen schlechter auf eine Chemotherapie an als die kleinzelligen. Entsprechend werden bei primärer Monotherapie Ansprechraten von 15–25% berichtet, wobei insbesondere die in Tabelle 11 angegebenen Substanzen wirksam sind. Möglicherweise ist bei den Adenokarzinomen der Lunge das Ansprechen auf eine zytostatische Therapie schlechter als bei den anderen histologischen Typen des nicht-kleinzelligen

Tabelle 10 Prognostisch aussagekräftige Faktoren beim nicht-kleinzelligen Bronchialkarzinom

- Krankheitsstadium
- Allgemeinzustand
- Gewichtsverlust
- Vorangegangene Strahlentherapie
- Knochenbeteiligung
- Laborwerterhöhung (LDH)

Tabelle 11 Wesentliche, aktive Substanzen in der Therapie des nicht-kleinzelligen Bronchialkarzinoms.

Carboplatin	Ifosfamid
Cisplatin	Mitomycin C
Doxorubicin	Vinblastin
Etoposid	Vindesin

Ansprechraten 15–25% (CR < 5%)

Tabelle 12 Auswahl wirksamer Kombinationen von Zytostatika für die Behandlung des nicht-kleinzelligen Bronchialkarzinoms.

Cisplatin, Etoposid	CE
Cisplatin, Vindesin	CV
Cisplatin, Ifosfamid	CI
Ifosfamid, Vindesin	IV
Ifosfamid, Etoposid	IE
Vindesin, Etoposid	VE
Cyclophosphamid, Adriamycin, Cisplatin (P)	CAP
Mitomycin C, Cisplatin, Vindesin	MCV
Mitomycin C, Cisplatin, Vinblastin	MCV
Cisplatin, 5-Fluorouracil	CF

Bronchialkarzinoms [8]. Die Kombination von 2–3 aktiven Substanzen (Tab. 12) ergibt in Abhängigkeit von der Ausgangssituation des untersuchten Patientenkollektivs Ansprechraten zwischen 15 und 70%, meist aber werden Zahlen zwischen 35 und 40% angegeben.

Der Vergleich zwischen supportiver Therapie und zytostatischer Polychemotherapie wurde in einer Reihe kontrollierter randomisierter Studien untersucht [5, 13, 27, 30], wobei in allen Untersuchungen ein Überlebensvorteil für die zytostatisch behandelte Gruppe gezeigt wurde, der allerdings nur in 2 Studien statistisch signifikant war [5, 27]. Orientierend läßt sich eine Verlängerung des medianen Überlebens von 2–5 Monaten auf 5–12 Monate für die Gesamtgruppe der chemotherapierten Patienten angeben (Tab. 13).

Tabelle 13 Orientierende mediane Überlebenszeiten für Patienten mit nicht-kleinzelligem Bronchialkarzinom.

Unbehandelt	Polychemotherapie		
	Gesamt	Responder	Nonresponder
2–5 Mo	5–12 Mo	10–18 Mo	2–6 Mo

Tabelle 14 Neuere Therapieansätze in der Behandlung des nicht-kleinzelligen Bronchialkarzinoms.

– Radiochemotherapie
– neoadjuvante Chemotherapie
– neoadjuvante Radiochemotherapie
– adjuvante Chemotherapie
– adjuvante Radiochemotherapie

Von der Vielzahl der untersuchten Therapiekombinationen (vgl. Tab. 12), insbesondere mit Cisplatin, Etoposid, Ifosfamid, Mitomycin C und Vincaalkaloiden, scheint die Kombination Cisplatin mit Etoposid als eine Standardtherapie gut untersucht [12, 15, 16, 22]. Die Kombination von Ifosfamid und Etoposid scheint bei besserer Therapieverträglichkeit vergleichbare Ergebnisse zu liefern [7], doch stehen direkt randomisierte Therapievergleiche weitgehend aus.

Die mäßige Verlängerung der medianen Überlebenszeit ist nicht ausreichend, um eine grundsätzliche Indikationsstellung zur Chemotherapie bei nicht-kleinzelligen Bronchialkarzinomen zu begründen. Doch werden verstärkt Anstrengungen unternommen, die Chemotherapie in multimodale Therapiekonzepte einzubeziehen (Tab. 14).

In mehreren Untersuchungen wurde versucht, durch Kombination von Chemotherapie und Strahlentherapie die Ergebnisse beim nicht-kleinzelligen Bronchialkarzinom zu verbessern. Die dadurch erreichten höheren Ansprechraten von etwa 60–70% wurden allerdings mit einer höheren Therapietoxizität erkauft, ohne daß gegenwärtig ein Vorteil in bezug auf das Gesamtüberleben gesichert werden konnte [2, 6]. Von den zu dieser Fragestellung initiierten größeren multizentrischen Studien ist lediglich eine Untersuchung der Calb abgeschlossen, wobei die Kombination von Strahlentherapie mit Vinblastin und Cisplatin einen Überlebensvorteil gegenüber der lediglich bestrahlten Patientengruppe zeigt [6]. Allerdings fehlt hier der Vergleich mit einer Gruppe mit alleiniger Chemotherapie. Erste, nicht randomisierte Pilotuntersuchungen scheinen einen positiven Effekt einer neoadjuvanten Chemotherapie oder neoadjuvanten Radiochemotherapie zu zeigen, doch bedarf dieser Therapieansatz ebenso wie die Durchführung einer adjuvanten postoperativen Therapie in Form der Chemo- oder Radiochemotherapie noch der Bestätigung durch vergleichende Studien.

Therapiekonzept beim nicht-kleinzelligen Bronchialkarzinom

Nur bei unzureichenden Erfolgsaussichten für lokoregionale Therapieverfahren sollte gegenwärtig die Indikation zur Chemotherapie außerhalb von Studien erwogen werden. Insbesondere bei Patienten mit günstigen Prognosefaktoren ist die Durchführung einer Chemotherapie gerechtfertigt. Bei Progredienz nach zwei Therapiezyklen sollte auf die Fortführung – auch mit einer anderen Kombination von Medikamenten – zugunsten einer lediglich supportiven Therapie verzichtet werden. Bei Tumorrückbildung sollte die Therapie in der Regel nicht über ein halbes Jahr ausgedehnt werden.
Bei weit fortgeschrittener, metastasierter Erkrankung (Stadium IV) und reduziertem Allgemeinzustand ist eine Chemotherapie nur selten sinnvoll.

Schlußbemerkung

Die Chemotherapie stellt einen wesentlichen Pfeiler in der Behandlung des kleinzelligen Bronchialkarzinoms dar. Gegenwärtig aktivierte und zukünftige Studien dienen vor allem der Validierung multimodaler Therapieansätze, um den Anteil erreichter Vollremissionen zu verbessern, wobei neben der Chemotherapie die Operation und Strahlentherapie zur Anwendung kommen. Darüber hinaus gilt es zu prüfen, durch welche Therapieansätze die Langzeitprognose der Patienten nach erreichter Vollremission verbessert werden kann.
Demgegenüber ist bei den nicht-kleinzelligen Bronchialkarzinomen der Stellenwert einer Chemotherapie im interdisziplinären Therapiekonzept noch weitgehend offen. Die gegenüber einer alleinigen supportiven Therapie geringe Verlängerung der medianen Überlebenszeit ist unbefriedigend und sollte nicht zur kritiklosen Anwendung der Chemotherapie beim lokal fortgeschrittenen oder metastasierten, nicht-kleinzelligen Bronchialkarzinom führen. Der mögliche additive Effekt der Chemotherapie zu Operation und Strahlentherapie bedarf noch der weiteren Überprüfung im Rahmen von Studien.

Literatur

[1] Abrams, J., L. A. Doyle, J. Aisner: Staging, prognostic factors, and special considerations in small cell lung cancer. Sem. Oncol. **15** (1988) 261–277.
[2] Alberti, W., N. Niederle, M. Stuschke, K. Konietzko, H. Sack: NSCLC – Prospective randomized study comparing immediate radiotherapy (RT), combined

chemo and radiotherapy (CT+RT) and delayed radiotherapy. J. Cancer Res. Clin. Oncol. **114** (1988) 155.

[3] Batist, G., D.C. Ihde, A. Zabell et al.: Small-cell carcinoma of lung: Reinduction therapy after late relapse. Ann. Int. Med. **98** (1983) 472–474.

[4] Batist, G., D.N. Carney, K.H. Cowan et al.: Etoposid (VP16) and cisplatin in previosly treated small-cell lung cancer: Clinical trial and in vitro correlates. J. Clin. Oncol. **4** (1986) 982–986.

[5] Cormier, Y., D. Bergeron, J. La Forge et al.: Benefits of polychemotherapy in advanced non-small-cell bronchogenic carcinoma. Cancer **50** (1982) 845–849.

[6] Dillman, R.O., S.L. Seagren, K. Propert et al.: Protochemotherapy improves survival in regional non-small cell lung cancer. Proc. Am. Soc. Clin. Oncol. **6** (1987) 195.

[7] Drings, P., U. Abel, H. Bülzebruck et al.: Experience with ifosfamide combinations (etoposide or DDP) in non-small cell lung cancer. Cancer Chemother. Pharmacol. **18** (1986) 34–39.

[8] Drings, P.: Ifosfamide in the treatment of bronchial carcinoma. Contr. Oncol. **26** (1987) 294–318.

[9] Einhorn, L., F.A. Greco, H. Cohen, R. Birch: Late consolidation with cisplatin plus vp-16 following induction chemotherapy with cyclophosphamide, adriamycin and vincristine in limited small cell lung cancer. Proc. Am. Soc. Clin. Oncol. **6** (1987) 166.

[10] Ettinger, D.S., C.R. Mehta, M.D. Abeloff, et al.: A randomized comparison of conventional chemotherapy with immwediate alternation of non-cross-resistant chemotherapy in extensive disease small cell lung cancer. Proc. Am. Soc. Clin. Oncol. **5** (1986) 170.

[11] Finkelstein, D.M., D.S. Ettinger, J.C. Ruckdeschel: Long-term survivors in metastatic non-small cell lung cancer: An eastern cooperative oncology group study. J. Clin. Oncol. **4** (1986) 702–709.

[12] Folman, R.S., M. Rosman: The role of chemotherapy in non-small cell lung cancer: The community perspective. Sem. Oncol. **15** (1988) 16–22.

[13] Ganz, P.A., R.A. Figlin, C.M. Haskell et al.: Supportive care vs. supportive care plus chemotherapy in advanced metastatic lung cancer: Response, survival, and quality of life. Proc. Am. Soc. Clin. Oncol. **6** (1987) 171.

[14] Gazdar, A.F., R.I. Linnoila: The pathology of lung cancer – changing concepts and newer diagnostic techniques. Sem. Oncol. **15** (1988) 215–225.

[15] Gralla, R.J., E.S. Capar, D.P. Kelsen et al.: Cisplatin and vindesine combination chemotherapy for advanced carcinoma of the lung: A randomized trial investigating two dosage schedules. Ann. Int. Med. **95** (1981) 414–420.

[16] Gralla, R.J., M.G. Kris, M.T. Burke et al.: The influence of the addition of mitomycin to vindesine plus cicplatin in a random assignment trial in 120 patients with non-small cell lung cancer. Proc. Am. Soc. Clin. Oncol. **5** (1986) 182.

[17] Havemann, K., M. Wolf, R. Holle et al.: Alternating versus sequential chemotherapy in small cell lung cancer. Cancer **59** (1987) 1072–1082.

[18] Humblet, Y., M. Symann, A. Bosly et al.: Late intensification chemotherapy with autologous bone marrow transplantation in selected small cell carcinoma of the lung: a randomized study. J. Clin. Oncol. in press.

[19] Johnston, M.R.: Selecting patients with lung cancer for surgical therapy. Sem. Oncol. **15** (1988) 246–254.

[20] Ihde, D.C.: Current status of therapy for small cell carcinoma of the lung. Cancer **54** (1984) 2722–2728.

[21] Ihde, D. C., A. B. Deisseroth, A. S. Lichter et al.: Late intensive combined modality therapy followed by autologous bone marrow ifusion in extensive-stage small-cell lung cancer. J. Clin. Oncol. **4** (1986) 1443–1454.
[22] Klastersky, J., J. P. Sculier, P. Ravez et al.: A randomized study comparing a high and a standard dose of cisplatin in combination with etoposide in the treatment of advanced non-small-cell lung carcinoma. J. Clin. Oncol. **4** (1986) 1780–1786.
[23] Livingston, R. L.: Small cell carcinoma of the lung. Blood **56** (1980) 575–584.
[24] McVie, J., O. Dalesio, A. Kirkpatrick et al.: EORTC 08825: Induction versus induction plus manintenance chemotherapy in small cell lung cancer. Proc. Am. Soc. Clin. Oncol. **5** (1986) 188.
[25] Morstyn, G., D. C. Ihde, A. S. Lichter et al.: Small cell lung cancer 1973–1983: Early progress and recent obstacles. Int. J. Rad. Oncol. Biol. Phys. **10** (1984) 515–539.
[26] Mountain, C. F.: A new international staging system for lung cancer. Chest **89** (1986) 225–233.
[27] Rapp, E., J. L. Pater, A. Willan et al.: Chemotherapy can prolong survival in patients with advanced non-small-cell lung cancer – report of a Canadian multicenter randomized trial. J. Clin. Oncol. **4** (1988) 633–641.
[28] Seifter, E. J., D. C. Ihde: Therapy of small cell lung cancer: A perspective on two decades of clinical research. Sem. Oncol. **15** (1988) 278–299.
[29] Spitzer, G., P. Farha, M. Valdivieso et al.: High-dose intensification therapy with autologous bone marrow support for limited small-cell bronchogenic carcinoma. J. Clin. Oncol. **4** (1986) 4–13.
[30] Woods, R. L., J. A. Levi, J. Page et al.: Non small cell cancer: A randomised comparison of chemotherapy with no chemotherapy. Proc. Am. Soc. Clin. Oncol. **4** (1985) 177.

Strahlentherapie des Bronchialkarzinoms

S. Thalhofer, Ch. Bassir, P. Dorow

Einleitung

Das Bronchialkarzinom gehört zu den häufigsten Todesursachen in der westlichen Welt. Die meisten Patienten stellen sich dem Arzt erst mit fortgeschrittener Erkrankung vor, so daß der Primärtumor bereits die Mediastinalorgane mit einbezogen hat oder eine Fernmetastasierung eingetreten ist. Nur ca. 1/5 aller Patienten kommen für eine kurative Therapie in Frage, den restlichen Patienten kann nur noch mit einer palliativen Therapie zur Linderung ihrer Symptome geholfen werden. Die Strahlentherapie kann allerdings diesen Patienten einen ausreichenden Lebensstandard sichern helfen. Um auf die unterschiedlichen Manifestationen des Bronchialkarzinoms reagieren zu können, wurden in der Radiotherapie im Laufe der Zeit differenzierte Therapieformen entwickelt und mit der zunehmenden Verfügbarkeit besserer Bestrahlungsanlagen und Planungstechniken weiterentwickelt. Obgleich sich die Tele-Kobald-Bestrahlung in der Vergangenheit als durchaus erfolgreich gezeigt hat, wird heute die Megavolt-Bestrahlung mit Linearbeschleuniger bevorzugt. Die Megavolt-Technik erlaubt es, die erforderliche Dosis mit nur geringer Hautreaktion in kürzerer Zeit zu applizieren. Durch die exaktere Positionierbarkeit und den steileren Dosisabfall an den Feldgrenzen läßt sich in Verbindung mit computertomographischer oder kernspintomographischer Lokalisierung, Bestrahlungsplanungsrechnern und Bestrahlungs-Simulatoren eine wesentlich bessere räumliche Dosisverteilung erreichen. Dieses Vorgehen erlaubt somit die geringst mögliche Belastung des Patienten bei maximaler therapeutischer Effizienz.

Patientenauswahl

Für die Entscheidung zur Strahlentherapie, gleichgültig ob die Zielsetzung eine kurative, palliative oder symptomatische Therapie darstellt, ist es notwendig, sowohl den histologischen Typ des Tumors als auch seine Ausdehnung lokal und systematisch zu erkennen. Die histologische Klassifizierung der WHO ist am verbreitetsten [43] (Tab. 1).

Tabelle 1 WHO – Typisierung bösartiger epithelialer Lungentumore nach lichtmikroskopischen Gesichtspunkten [Sobin 1977, 43].

1.	Plattenepithelkarzinome Spindelzellkarzinome
2.	Kleinzellige Karzinome
2.1.	oat-cell-Karzinom
2.2.	Karzinom vom intermediären Zelltyp
2.3.	kombiniertes oat-cell-Karzinom
3.	Adenokarzinome
3.1.	azinäres Adenokarzinom
3.2.	papilläres Adenokarzinom
3.3.	bronchiolo-alveoläres Karzinom
3.4.	solides Karzinom mit Schleimbildung
4.	Großzellige Karzinome
4.1.	Riesenzellkarzinome
4.2.	Klarzellkarzinom
5.	adenosquamöse Karzinome

Von besonderer Bedeutung ist hier, daß es Mischtumoren unterschiedlicher Histologie gibt, die dem Pathologen die Klassifizierung deutlich erschweren und häufig für unerwartete Verläufe oder gar Therapieversager verantwortlich sind.
Wegen der deutlich höheren Metastasierungsrate der kleinzelligen Bronchialkarzinome und ihrer höheren Strahlensensibilität gegenüber den anderen histologischen Typen hat sich aus strahlentherapeutischer Sicht die Unterteilung in kleinzellige und nicht-kleinzellige Bronchialkarzinome bewährt.

Kurative Therapie des nicht-kleinzelligen Bronchialkarzinoms

Nur etwa 20% aller Patienten, die an einem Bronchialkarzinom leiden, können einer kurativen Therapie zugeführt werden. Hierzu dürfen allerdings keine Fernmetastasen vorliegen. Dies muß durch klinische und radiologische Untersuchungen (zumindest Röntgen-Thorax, Abdomen-Sonographie, Skelett-Szintigraphie und Computertomogramm) sichergestellt sein. Die Therapie wird in den meisten Fällen eine chirurgische sein, nur wenn die Patienten aufgrund einer eingeschränkten kardio-respiratorischen Funktion, aus Altersgründen oder aus topographischen Gründen nicht operiert werden können, bleibt die radikale Radiotherapie als Alternative. Für die Tumorvernichtung sind hohe Strahlendosen erforderlich. Das umgebende Gewebe (Lunge, Herz, Rückenmark) ist jedoch strahlenempfindlich und verträgt keine hohen Dosen. Bei der

Lunge muß oberhalb einer Dosis von 25 Gy mit der Pneumonitis und nachfolgender Lungenfibrose gerechnet werden, die Toleranzgrenze des Rückenmarkes für fraktionierte Bestrahlungen mit Einzeldosen von 2 bis 2,5 Gy liegt bei 40 Gy in vier Wochen. Für die kurative Primärbehandlung ist nach Heilmann und Bühnemann eine Zielvolumendosis von 60 bis 70 Gy erforderlich [17, 20, 22, 23]. Um solch hohe Dosen einstrahlen zu können, muß das Behandlungsvolumen drastisch verkleinert werden. Über eine Rotations- oder Mehrfeldbestrahlung wird nur die eigentliche Tumorregion bestrahlt unter weitgehender Schonung von Lunge und Rückenmark.

Für die exakte Bestrahlungsplanung bei der Radikaltherapie ist die Kenntnis der genauen topographischen Lage und Ausdehnung des Tumors von ausschlaggebender Bedeutung. Hierzu hat sich die Computertomographie mit nachfolgender rechnergestützter Planung der räumlichen Dosisverteilung zunehmend bewährt. Bei der Mehrfelderbestrahlung wird meist eine isozentrische Zwei- oder Dreifelderbestrahlung benutzt, wobei die Felder so angeordnet sein sollten, daß das Rückenmark sowie die gesunde Lungenseite eine möglichst niedrige Strahlendosis erhalten. Die Bestrahlung der nicht-kleinzelligen Bronchialkarzinome erfolgt meist mit ultraharter Photonenstrahlung der Beschleuniger, nach Möglichkeit nicht unter 8 MeV [39]. Schnelle Elektronen werden ebenfalls verwendet [29, 40]. Es werden in jeder Sitzung alle Felder bestrahlt. Die radikale Strahlentherapie wird von den meisten Patienten relativ gut toleriert. Am häufigsten beklagen die Patienten Müdigkeit und Abgeschlagenheit. Übelkeit findet sich selten. Gelegentlich werden interkurrente Infektionen beobachtet. Bei der Verwendung von Megavolt-Strahlung treten normalerweise keine Hautreaktionen auf. Ca. 2 Wochen nach der Einleitung der Bestrahlung kann eine Dysphagie aufgrund einer Strahlenösophagitis auftreten, welche sich meist leicht beherrschen läßt.

Postoperative Bestrahlung des nicht-kleinzelligen Bronchialkarzinoms

Die postoperative Bestrahlung ist bei Patienten ohne Nachweis von Lymphknotenbefall (NO) nicht indiziert [38]. Auch nach Angaben anderer Autoren hat die routinemäßige Anwendung der postoperativen Bestrahlung bisher keine Verbesserung der Behandlungsergebnisse gebracht [10, 21, 24, 27, 28].

Bei fraglicher oder sicherer mediastinaler Metastasierung sowie bei makroskopisch oder mikroskopisch unvollständiger Tumorentfernung sollte eine postoperative Radiotherapie angeschlossen werden [28, 38]. Bei hilärer Beteiligung wird in der Regel eine postoperative Radiotherapie empfohlen. Die Bestrahlung muß dann schonend (z. B. 9 Gy pro Woche in fünf Fraktionen) durchgeführt werden. Die Höhe der Einzeldosis (1,8 bis 2 Gy) ist bei kurativer Intention besonders wichtig. Eine Gesamtdosis von 60 bis 66 Gy darf nach v. Rottkay [35] keinesfalls in weniger als fünf Wochen gegeben werden.

Kurative Therapie des kleinzelligen Bronchialkarzinoms

Die Therapie des kleinzelligen Bronchialkarzinoms ist im Moment aufgrund einer sich im Wandel befindlichen Einschätzung der therapeutischen Möglichkeiten im Umbruch begriffen. Eine kurative Therapie ist nur bei Fällen der Klassifikation „limited disease" möglich [1, 2, 3, 4, 5, 8, 37, 44]. Aufgrund der hohen Chemosensibilität steht die Chemotherapie des kleinzelligen Bronchialkarzinoms im Vordergrund. Wegen der hohen Lokalrezidivrate nach alleiniger Chemotherapie empfehlen einige Autoren den Tumor nach dem Ansprechen auf eine Chemotherapie zu operieren und anschließend das Mediastinum zu bestrahlen. Frommhold stellte die Operation beim Stadium I und II an den Anfang, danach die Chemotherapie, dann die Strahlentherapie [14, 15].

Eine Strahlentherapie der thorakalen Absiedlungen des kleinzelligen Bronchialkarzinoms sollte folglich nach Möglichkeit als konsolidierende Bestrahlung erst nach Abschluß der Chemotherapie in Vollremission erfolgen. Für die Vernichtung des relativ strahlensensiblen kleinzelligen Bronchialkarzinoms sind Strahlendosen von 45 bis 50 Gy erforderlich [16, 17, 18, 19]. Nach erreichter Vollremission sollte die Strahlentherapie als konsolidierende Behandlung erfolgen. Sie erstreckt sich auf das gesamte Mediastinum mit einer Dosis von 30 Gy in drei Wochen. Danach wird das Zielvolumen verkleinert und unter Schonung des Rückenmarkes werden auf die Region des Primärtumors und der nachgewiesenen Metastasen weitere 15 bis 20 Gy gegeben. Die Mediastinalbestrahlung wird meist in Gegenfeldtechnik am Linearbeschleuniger durchgeführt. Zusätzlich kommen als zur Aufsättigung die Mehrfeldtechnik mit zwei oder drei Bestrahlungsfeldern sowie die Rotationsmethode zum Tragen [37, 38].

Wenn die Chemotherapie auch nach zweimaligem Wechsel des therapeutischen Schemas nicht zur Vollremission führt, sollte gleich zur Strahlentherapie übergegangen werden [37, 44]. Die Prognose ist dann jedoch deutlich schlechter.

Seit 1973 wird weltweit als vorsorgliche Behandlung die Neurokraniumbestrahlung angewandt. Die Hirnmetastasenfrequenz kann von 25 bis 30% bis auf 5 bis 8% gesenkt werden. Durch diese Maßnahmen wird jedoch die Überlebenszeit in der Regel nicht verlängert. Die Bestrahlung wird in Form einer Ganzhirnbestrahlung mit einer Dosis von ca. 30 bis 40 Gy [11, 20, 31] durchgeführt.

Palliative Strahlentherapie des kleinzelligen Bronchialkarzinoms

Ziel der palliativen Strahlentherapie ist es, Symptome der erkrankten Patienten zu mildern bzw. aufzuschieben. Die meisten dieser Patienten haben nur noch wenige Monate zu leben [13, 26]. Die palliative Therapie sollte deshalb keine zusätzlichen Symptome hervorrufen. Bei der palliativen Radiotherapie kommt die konventionelle Technik mit Einzeldosen von 2 Gy, welche 5 mal pro Woche bis zum Erreichen einer Gesamtstrahlendosis von 40–45 Gy appliziert werden, zum Tragen. Als Alternativdosierung kann eine Strahlentherapie mit Einzelfraktionen von 1 mal 5 Gy pro Woche angewendet werden [40]. Die Gesamtstrahlendosis liegt ebenfalls bei 40–45 Gy. Dieses Behandlungsschema wird ebenfalls empfohlen, sofern eine erneute Strahlentherapie nach einem Intervall von drei Monaten notwendig erscheint.

Technik und Dosierung sind immer gleich, unabhängig von dem histologischen Typ des Tumors. Im allgemeinen gilt, daß die Beeinflußbarkeit durch die Radiotherapie um so höher ist, je niedriger differenziert ein Tumor und je schneller seine Wachstumsrate ist. Die häufigsten klinischen Symptome, die eine palliative Strahlentherapie erfordern, bestehen in Husten, Hämoptysen, Dyspnoe und Brustschmerzen. Auf einige spezielle Gegebenheiten wird später eingegangen.

Die meisten Patienten können bei der Megavolt-Technik mit zwei bis drei isozentrischen Feldern bestrahlt werden. Hier lassen sich Standardfelder einsetzen, welche sich entweder nach dem konventionellen p. a. Thoraxbild orientieren oder die noch besser aufgrund einer individuellen Planung nach Computertomogramm angelegt werden. Das Computertomogramm kann zusätzlich nützliche Hinweise geben. Sofern der Patient an einer ventilatorischen Funktionsstörung, z. B. auf Grund einer chronisch obstruktiven Bronchitis oder einem obstruktivem Emphysem leidet, muß dieser Faktor in die Bestrahlungsplanung (Feldgröße) miteinbezogen werden, da die applizierte Strahlendosis in der Lage ist, eine Strahlenpneumonitis und später eine Strahlenfibrose zu verursachen.

Bronchopulmonale Infektionen sollten vor der Strahlentherapie unter Kontrolle gebracht werden. Für poststenotische Pneumonien ist die Beseitigung der Tumorstenose mit Hilfe der perkutanen Radiotherapie oder der Lasertherapie und anschließender endobronchialen Kleinraumbestrahlung die Therapie der Wahl. Eine Anämie (Hb < 9 g/dl) ist vor einer Radiotherapie auszugleichen.

Die palliative Strahlentherapie wird im allgemeinen gut toleriert, Übelkeit und Erbrechen treten kaum auf. Durch die Einführung der Megavolttechniken werden kaum noch Hautreaktionen beobachtet. Eine Nebenwirkung stellt die Strahlenösophagitis dar, welche eine brennende Dysphagie ca. zwei Wochen nach der Einleitung der Bestrahlung hervorruft. Dieses Krankheitsbild ist jedoch nur von kurzer Dauer und läßt sich normalerweise gut durch schmerzlindernde lokal wirkende Medikamente beeinflussen. Sofern die Patienten eine bronchopulmonale Infektion unter Strahlentherapie entwickeln, ist es das Günstigste, die Behandlung so lange zu unterbrechen, bis die Infektion, z. B. mit Hilfe von Antibiotika, unter Kontrolle gebracht wurde [20, 27, 37, 38].

Strahlentherapie spezieller Krankheitsbilder des Bronchialkarzinoms

Obere Einflußstauung

Das Vorliegen einer oberen Einflußstauung stellt zweifellos einen strahlentherapeutischen Notfall dar. Die obere Einflußstauung wird meistens durch Tumormassen im rechten oberen Mediastinum hervorgerufen, welche die obere Hohlvene komprimieren. Die obere Einflußstauung findet sich am häufigsten beim Bronchialkarzinom, tritt jedoch auch bei Lymphomen, Thymomen oder in sehr seltenen Fällen bei nicht malignen Prozessen auf [9]. Im Falle der oberen Einflußstauung besteht ein venöser Rückstau mit Ödemen des Kopfes, Halses und der Arme. Typisch sind ferner Kollateralgefäße auf der Brustwand. Unter einer palliativen Strahlentherapie bessert sich der klinische Zustand gewöhnlich rasch [7, 12]. Nach Szur kommt es jedoch in etwa 20% dieser Patienten zum Rezidiv [45]. In einigen Fällen ist bei diesen Patienten eine erneute Strahlentherapie nach einem Mindestintervall von 3 Monaten erfolgreich. Für die Planung der Strahlentherapie bei dem Vorliegen einer oberen Einflußstauung ist es wichtig, das Bestrahlungsfeld hoch genug zu legen, um die gesamte Obstruktion zu erfassen. Dies bedeutet, daß das Bestrahlungsfeld normalerweise über die rechte Clavicula hinaus ausgedehnt werden muß [7, 12, 27, 37, 38].

Pancoast-Syndrom

Das Pancoast-Syndrom wird durch ein Lungenspitzenkarzinom hervorgerufen, welches durch eine Mitbeteiligung des Plexus brachialis sowie des zervikalen sympatischen Systems charakterisiert ist [32]. Typischerweise treten Schmerzen im Arm sowie ein Horner-Syndrom auf. Die Strahlentherapie des Pancoast-Syndroms war lange Zeit umstritten. 1968 berichtete Rowlandson, daß das Pancoast Syndrom durch die Strahlentherapie nicht zu beeinflussen sei. Paulson [33], Mantell [25] sowie Morris [30] zeigten auf, daß eine Strahlentherapie mit mittleren bis hohen Dosierungen zu einer sehr guten Schmerzbekämpfung führt. Je nach Arbeitsgruppe variierten die applizierten Strahlendosen zwischen 30 und 60 Gy, welche jeweils in Fraktionen von 2–3 Gy unterteilt wurden. In wenigen Fällen gelingt es, durch eine vorherige Strahlentherapie die Patienten einer kurativen operativen Therapie zuzuführen [30].

Verlegung der Atemwege

Die Atemwege können durch intraluminales Wachstum eines Tumors oder durch Kompression von außen verlegt werden. Sofern die Trachea oder beide Hauptbronchien eingeengt werden, stellt diese Situation einen lebensbedrohlichen Zustand dar. Die Obstruktion kann häufig durch eine sofort eingeleitete Strahlentherapie behoben werden. In manchen Fällen kommt es jedoch zu einer Verschlechterung. Diese Verschlechterung wird einem strahleninduzierten Ödem zugeschrieben. Cameron et al. zeigte [6], daß eine Verschlechterung der 1-Sekundenkapazität (FEV1) durch die Strahlentherapie eintritt. Diese Veränderung kann durch eine Begleittherapie mit 20 mg Prednisolon pro Tag kupiert werden. Andere Autoren empfehlen die Applikation von 4 mg Dexamethason in sechsstündigen Abständen. Neben der perkutanen Strahlentherapie stellt die endobronchiale Kleinraumbestrahlung nach dem Afterloading-Verfahren eine sehr gute Möglichkeit dar, um einen drohenden Verschluß der Atemwege zu verhindern [34, 41, 42].
Beim Vorliegen einer kompletten Verlegung großer Bronchien ist die Lasertherapie die Alternative zur perkutanen Strahlentherapie, um eine Wiederbelüftung der nachgeschalteten Atemwege zu erreichen [34, 41, 42].

Hautmetastasen

Hautmetastasen finden sich vor allem bei anaplastischen Tumoren. Sofern sie störend oder schmerzvoll von den Patienten empfunden werden, lassen sie sich durch eine Strahlentherapie gut beeinflussen [27, 37, 38].

Lebermetastasen

Beim Vorliegen von Lebermetastasen ist eine Strahlentherapie üblicherweise nicht effektiv. Treten jedoch Schmerzen durch eine Kapselspannung oder ein Ikterus auf, so kann mit einer niedrig dosierten Radiotherapie durchaus eine symptomatische Besserung erreicht werden. Sofern sich klinisch keine Besserung zeigt, ist die Strahlentherapie frühzeitig abzubrechen [27, 37].

Metastasen des zentralen Nervensystems

Hirnmetastasen finden sich häufig beim Bronchialkarzinom. Beim kleinzelligen Bronchialkarzinom ist die klinische Manifestation der Hirnmetastasen oft der erste Hinweis auf ein Tumorleiden. Die dramatische Verbesserung der klinischen

Erscheinungsbilder (Desorientiertheit, Sprachstörungen, motorische oder sensorische Störungen sowie Krampfanfälle) lassen sich häufig dramatisch durch die sechsstündliche Gabe von Dexamethason verbessern. Hieraus läßt sich ableiten, daß die neurologischen Ausfälle vor allem durch ein begleitendes Hirnödem verursacht werden und weniger durch eine direkte Zerstörung von Nervengewebe durch die Metastasen. Unter der Vorstellung, auf die Dexamethason-Gaben verzichten zu können, wird deshalb von vielen Autoren eine Hirnbestrahlung mit insgesamt 30–40 Gy durchgeführt. Zeigt sich unter der hochdosierten Dexamethason-Therapie keine Verbesserung der klinischen Symptomatik, so ist es zweifelhaft, ob eine Hirnbestrahlung überhaupt gerechtfertigt ist, es sei denn zur Therapie schwerster Kopfschmerzen. Da sich bei ca. 50% aller Patienten mit kleinzelligem Bronchialkarzinom Hirnmetastasen finden [31] wird von vielen Autoren zusätzlich zur Chemotherapie eine prophylaktische Hirnbestrahlung durchgeführt. Durch dieses Vorgehen scheint sich zwar die Zahl der Hirnmetastasen zu reduzieren, die Gesamtlebenserwartung wird jedoch nicht verbessert. Andere Arbeitsgruppen [37, 38] lehnen deshalb die begleitende Bestrahlung des Gehirns ab. Da das Auftreten von Hirnmetastasen jedoch häufig schwere klinische Symptome hervorruft, die meistens einen Krankenhausaufenthalt nach sich ziehen, erscheint eine begleitende Bestrahlung des Gehirns zumindest für die Patienten, die auf die Chemotherapie ansprechen, für gerechtfertigt [11].

Die Wirbelsäule wird häufig von Metastasen der Bronchialkarzinome befallen. Durch ein Zusammensintern oder Spontanfrakturen kann eine Querschnittssymptomatik auftreten. Ferner kann es zum direkten Einbruch der Metastasen in den Spinalkanal und damit zur Kompression des Rückenmarks kommen. Eine frühzeitig eingeleitete Strahlentherapie kann bei Vorliegen von Metastasen in der Wirbelsäule diese Folgeschäden vermeiden helfen [27, 37].

Schlußfolgerung

Durch sorgfältige Patientenauswahl nach den Kriterien kurativ bzw. palliativ und kleinzelliges bzw. nicht-kleinzelliges Bronchialkarzinom wird eine effektive Strahlentherapie ermöglicht. Bei Patienten mit nicht-kleinzelligen Bronchialkarzinom kann eine Tumorvernichtung neben der Operation auch durch eine hochdosierte Strahlentherapie erreicht werden. Eine kurative Therapie des kleinzelligen Bronchialkarzinoms erscheint durch Kombinationen von Chemotherapie, Strahlentherapie und evtl. Operation möglich, doch wird wegen der sehr hohen Metastasierungsrate dieses Tumors zumeist nur eine adjuvante Chemo- und palliative Strahlentherapie in Frage kommen. Notfallsituationen der Strahlentherapie stellen die obere Einflußstauung und die Verlegung der

Atemwege dar. Hier kann eine rechtzeitige Radiotherapie lebensrettend sein. Insbesondere beim kleinzelligen Bronchialkarzinom wird wegen seiner häufigen Metastasierung ins Gehirn oft eine prophylaktische oder bei erwiesenen Metastasen eine gezielte Neurokraniumbestrahlung empfohlen.

Literatur

[1] Arnold, H., M. Wannenmacher, H. Bodemann et al.: Phase-III-Studie zur Bedeutung der Strahlentherapie in der Behandlung kleinzelliger Bronchialkarzinome „Limited Disease". Verh. Dtsch. Krebs. Ges. **5** (1984) 361–366.

[2] Bleehen, N. M., P. A. Bunn, J. D. Cox et al.: Role of radiation therapy in small cell anaplastic carcinoma of the lung. Cancer Treat Rep **67** (1983) 11–19.

[3] Bünemann, H., H. P. Heilmann: Tumoren der Atmungsorgane (Trachea, Bronchien, Lunge). In: H. P. Heilmann (Hrsg.): Spezielle Strahlentherapie maligner Tumoren. Handbuch der Medizinischen Radiologie, Bd. XIX, Teil 5, S. 299–451. Springer, Berlin–Heidelberg–New York–Tokyo 1984.

[4] Bunn, P. A., D. C. Ihde: Small cell bronchogenic carcinoma: a review of therapeutic results. In: R. B. Livingstone (Hrsg.): Lung cancer 1, S. 169–208. Matinus Nijhoff. The Hague, Boston, London 1981.

[5] Byhardt, R. W., J. D. Cox, P. Y. Holoye et al.: The role of consolidation irradiation in combined modality therapy of small cell carcinoma of the lung. Int. J. Radiat. Oncol. Biol. Phys. **8** (1982) 1271–1276.

[6] Cameron, S. J., I. W. B. Grant, W. Lutz, J. G. Pearson: The early effect of irradiation on ventilatory function in bronchial carcinoma. Clin. Rad. **20** (1969) 12–18.

[7] Carabell, S. C., R. L. Goodman: Oncologic emergencies: Superior vena caval syndrome: In: V. T. DeVita, S. Hellman, S. A. Rosenberg (Hrsg.): Cancer, principles and practice of oncology, S. 1582–1586. Lippincott, Philadelphia, Toronto 1982.

[8] Chack, Ly, J. R. Daniels, B. I. Sikic: Patterns of failure in small cell carcinoma of the lung. Cancer **50** (1982) 1857–1863.

[9] Chajik, T., M. Fainaru: Behçet's disease with decreased fibrinolysis and superior vena caval occlusion. Brit. Med. J. **1** (1937) 782–783.

[10] Chung, C. K., J. A. Stryker, M. O'Neil Jr., W. E. De Muth Jr.: Evaluation of adjuvant postoperative radiotherapy for lung cancer. Int. J. Radiat. Oncol. Biol. Phys. **8** (1982) 1877–1880.

[11] Cox, J. D., K. Stanley, Z. Petrovich et al.: Cranial irradiation in cancer of the lung of all cell types. JAMA **245** (1981) 469–472.

[12] Dombernowsky, P., H. H. Hansen: Combination chemotherapy in the management of superior cava canal obstruction in small-cell anaplastic carcinoma of the lung. Acta Med. Scand. **204** (1978) 513–516.

[13] Emami, B., J. E. Munzenrider, D. J. Lee, J. B. Rene: Radical radiation therapy of advanced lung cancer. Evaluation of prognostic factors and results of continous and split course treatment. Cancer **44** (1979) 446–456.

[14] Frommhold, H., G. M. Salzer, H. Huber: Strahlentherapie beim kleinzelligen Bronchialkarzinom. In: W. Frommhold, P. Gerhadt: Tumoren der Lunge, S. 125–130. Thieme, Stuttgart 1987.

[15] Frommhold, W., P. Gerhardt: Tumoren der Lunge (Klinisch-radiologisches Seminar, Bd.: XVII). Thieme, Stuttgart 1987.

[16] Heilmann, H.-P.: Strahlentherapie der Tumoren der Lunge. In: E. Scherer: Strahlentherapie – radiologische Onkologie, 3. Aufl. Springer, Berlin 1987.
[17] Heilmann, H.-P., H. Bünemann: Strahlentherapie des nicht-kleinzelligen Bronchialkarzinoms. In: W. Frommhold, P. Gerhardt: Tumoren der Lunge, S. 131–137. Thieme, Stuttgart 1987.
[18] Heilmann, H. P., E. Doppelfeld, H. J. Fernholz et al.: Ergebnisse der Strahlenbehandlung des Bronchialkarzinoms. Dtsch. Med. Wochenschr. **101** (1976) 1557–1562.
[19] Heilmann, H. P., M. L. Arnal, H. Bünemann et al.: Kombinierte Chemotherapie-Radiotherapie-Studie des kleinzelligen Bronchuskarzinoms (CCR-Studie): Chemo-/Radiotherapie gegen Radio-/Chemotherapie. Strahlentherapie **157** (1983) 152–155.
[20] Hope-Stone, H. F.: Radiotherapy in Clinical Practice. Butterworth 1986.
[21] van Houtte, P., P. Rocmans, P. Smets et al.: Postoperative radiation in lung cancer. A controlled trial after resection of curative design. Int. J. Radiat. Oncol. Biol. Phys. **6** (1980) 983–986.
[22] Hugh-Jones, Ph.: Photoradiation for bronchial carcinoma. In: M. Bates: Bronchial Carcinome. Springer, Berlin 1984.
[23] Katz, H. R., R. W. Alberts: A comparison of high-dose continuous and split-course irradiation in non-oat-cell carcinoma of the lung. Am. J. Clin. Oncol. Cancer Clin. Trials **6** (1983) 445–457.
[24] Kirsh, M. M., H. Sloan: Mediastinal metastases in bronchogenic carcinoma: influence of postoperative irradiation, celltype and localisation. Ann. Thorac. Surg. **33** (1982) 459–463.
[25] Mantell, B. S.: Superior sulcus (Pancoast) tumours: results of radiotherapy. British Journal of Diseases of the Chest **67** (1973) 315–318.
[26] Mantell, B. S.: Radiotherapie for dysphagia due to gastric carcinoma. British Journal of Surgery **69** (1982) 69–70.
[27] Mantell, B. S.: Intrathoracic tumours. In: H. F. Hope-Stone (Hrsg.): Radiotherapy in Clinical Practice, S. 145–177. Butterworths London, Boston, Durban 1986.
[28] Martini, N., B. J. Flehinger, M. B. Zamam et al.: Results of resection in non-oat-cell-carcinoma of the lung with mediastinal lymph node metastases. Ann. Surg. **198** (1983) 386–387.
[29] Minet, P., P. Chevallier: Traitement des cancers bronchiques par électronthérapy. Essai rondomisé en fonction du frachtiounement. J. Belge. Radiol. **56** (1973) 139–142.
[30] Morris, R. W., R. Abadir: Pancoast tumor: the value of high dose radiation therapie. Radiology **132** (1979) 717–719.
[31] Nugent, J. L., P. A. Bunn Jr., M. J. Matthews: CNS metastases in small-cell bronchogenic carcinoma: increasing frequency and changing pattern with lengthening survial. Cancer **44** (1979) 1885–1899.
[32] Pancoast, H. K.: Superior pulmonary sulcus tumor characterised by pain, Horner's syndrome, destruction of bone and atrophy of hand muscles. Journal of the American Medical Association **99** (1932) 1391–1396.
[33] Paulson, D. L.: Carcinoma in the superior pulmonary sulcus. J. Thorac. Cardiovasc. Surg. **70** 1095–1104.
[34] Riess, G., P. Kneschaurek, H. P. Emslander, M. Bader: Erste Ergebnisse des alleinigen oder mit Laserbehandlung kombinierten High-dose-rate 1^{92}Iridium-Afterloadingverfahrens bei Tumoren der Respirations- und oberen Digestivtrakte. Strahlenther. Onkol. **162** (1986) 555–560.

[35] von Rottkay, P.: Resmissionen und akute Toxizität bei beschleunigt fraktionierter Bestrahlung nichtkleinzelliger Bronchialkarzinome. Strahlenther. Onkol. **162** (1986) 300–307.
[36] Rowlandson, R.: Results of treatment of pain down the arm associated with lung tomours. Brit. J. Dis. Chest **62** (1968) 135–138.
[37] Scherer, E.: Strahlentherapie – radiologische Onkologie, 3. Auflage, Springer, Berlin 1987.
[38] Scherer, E.: Einführung in die Strahlentherapie, Thieme 1989.
[39] Schnabel, K., I. Vogt-Moykopf, W. Berberich, U. Abel: Vergleich einer Neutronen- mit einer Photonenbestrahlung des Bronchialkarzinoms. Strahlentherapie **159** (1983) 458–464.
[40] Schumacher, W.: The use of high-energetic electrons in the treatment of inoperable lung- and bronchogenic carcinoma. In: S. Kramer, N. Suntharalingam, G. F. Zinninger (Hrsg.): High-energy photons and electrons: Clinical applications in cancer management. Wiley, New York 1976.
[41] Schumacher, W., K. Koch, D. Frost, L. Michel: Neue Möglichkeiten der Strahlentherapie endobronchialer Tumoren mit Hilfe des Afterloading-Verfahrens auch in Kombination mit der Lasertechnik. Strahlentherapie **161** (1985) 663–668.
[42] Schumacher, W.: Laserstrahlen und die Erweiterung der strahlentherapeutischen Möglichkeiten durch die Kombination von Afterloadingverfahren mit Laserstrahlen und perkutaner Strahlentherapie. 2 Jahre Erfahrungen. Symposium Berlin 20.–22. Juni 1985.
[43] Sobin: In: H. Matthys (Hrsg.): Pneumologie, S. 223. Springer-Verlag, New York, London, Paris, Tokyo 1988.
[44] Souhami, R. L., D. M. Geddes, S. G. Spiro et al.: Radiotherapy in small-cell cancer of the lung treated with combination chemotherapy: a controlled trial. British Medical Journal **288** (1984) 1643–1646.
[45] Szur, L., L. L. Bromley: Obstructions of the superior vena cova in carcinoma of bronchus. Brit. Med. J. **2** (1956) 1273–1276.

Afterloading-Therapie

R. Schürmann, S. Thalhofer, P. Dorow

Einführung

Die Palette unterschiedlichster, kurativer und palliativer, teils einander ergänzender Verfahren zur Therapie des Bronchialkarzinoms erfuhr in den letzten Jahren eine maßgebliche Erweiterung durch zunehmende Anwendung der inneren Strahlenbehandlung.
Während die perkutane Bestrahlung des Bronchialneoplasmas und seiner Metastasen seit Jahrzehnten einen Grundpfeiler der Behandlung bildet, standen der breiten Anwendung der inneren Strahlentherapie in der Pneumologie technische Hindernisse im Weg, die durch Verbreitung der Bronchofiberskopie, Einführung der Laser-Technik und nicht zuletzt durch Verwendung hoch aktiver Strahlenquellen weitgehend beseitigt werden konnten.
Die temporäre Brachytherapie ist im Begriff, auch in der endobronchialen Anwendung eine ähnliche Bedeutung zu gewinnen, wie sie sie z. B. in der Gynäkologie schon längst besitzt. Es sei in diesem Zusammenhang daran erinnert, daß die Grundlagen der Nachladetechnik auf die Arbeiten von Strebel und Abbé aus den Jahren 1903 bzw. 1910 zurückgeführt werden können [1, 6].
Aufgrund der bis heute vorliegenden Erfahrungen hat die Afterloading-Therapie des Bronchialkarzinoms einen palliativen Effekt bei primärer technischer Inoperabilität, Inkurabilität infolge nachgewiesener Fernmetastasen sowie bei funktioneller und bei allgemeiner Inoperabilität infolge Multimorbidität. Berichte über Einzelfälle, in denen primäre technische Inoperabilität durch fehlende Tumorfreiheit der Absetzungsebene vorlag, jedoch nach Vorbehandlung mittels externer Bestrahlung, Laser-Anwendung und endobronchialer Kleinraumbestrahlung eine erfolgreiche Resektion durchgeführt werden konnte, geben der Methode zumindest einen kurativen Aspekt [4, 3].

Technik

Das Prinzip der endobronchialen Kleinraumbestrahlung nach der Afterloading-Technik besteht darin, den Strahler in den Tumor bzw. in dessen größtmögliche Nähe zu bringen. Dazu wird der Patient zuächst nach inhalativer Lokalanäs-

thesie über das Bronchofiberskop orotracheal intubiert. Der Applikator, eine semiflexible Kunststoffröhre von 4 mm Durchmesser, wird durch den Tubus in das Bronchialsystem eingeführt. Anschließend erfolgt sogleich die Extubation unter Belassung des Applikators. Durch Manipulation mit der Fiberoptik wird der Applikator in die richtige Position gebracht, fixiert und an den Safe angeschlossen.
Nachdem das Personal den strahlensicheren Raum verlassen hat, erfolgt ferngesteuert der Vorschub des Strahlers aus dem Safe in den Applikator. Nach Ablauf der Expositionszeit erfolgt – wiederum ferngesteuert – der Rückzug in den Safe, und der Applikator kann entfernt werden (Abb. 1).

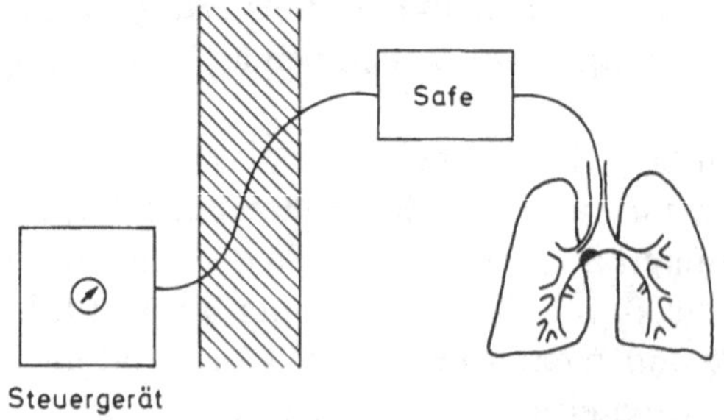

Abb. 1 Schema der endobronchialen Kleinraumbestrahlung nach dem Afterloading-Verfahren.

Wir verwenden als Strahlenquelle Iridium 192 high dose mit einer Anfangsaktivität von 20 Ci. Die hohe spezifische Aktivität ermöglicht es, mit dem erforderlichen geringen Quellendurchmesser von 1 mm zu arbeiten. Ein weiterer Vorteil liegt in der extrem kurzen Expositionszeit von etwa zwei Minuten, durch die die physische und psychische Belastung des Patienten minimiert werden konnte.
Die Gamma-Strahlung dieses Radio-Nuklids erfährt infolge guter Absorption im Gewebe einen steilen Dosisabfall und macht es dadurch ideal zur Brachytherapie des Bronchialkarzinoms; eine Eigenschaft, die z. B. in der Gynäkologie als nachteilig angesehen wird, da keine ausreichende Bestrahlung der Beckenwand erfolgt [2]. Durch rechnergestützte Festlegung der Isodosen wird die Forderung nach hoher Tumordosis bei weitgehender Schonung des gesunden Gewebes erfüllt.
Die Afterloading-Therapie erfordert einen hohen apparativen, baulichen und personellen Aufwand, der die Anwendung auf einige wenige Zentren begrenzt. Dieser Nachteil der After-Loading-Therapie wird durch eine Reihe von Vorteilen mehr als aufgewogen.

- Die Belastung des Patienten ist kaum größer als bei einer üblichen Bronchofiberskopie.
- Durch extreme Schonung des gesunden Gewebes findet die endobronchiale Brachytherapie auch nach Ausschöpfen der perkutanen Höchstdosen noch Anwendung.
- Erst durch Endoradiatio läßt sich häufig die desobliterierende Wirkung der Laser-Anwendung, insbesondere bei schnellwachsenden Tumoren, für längere Zeit erhalten.
  Andererseits ist häufig eine Laser-Desobliteration von Afterloading-Behandlung nötig, um einen Kanal für den Applikator in den Tumor zu legen. Gleichzeitig wird durch Koagulation das Blutungsrisiko verringert.
  Laser und Afterloading ergänzen sich somit in idealer Weise.
- Nicht zuletzt stellt der Wegfall der Strahlenbelastung des Personals einen nicht zu unterschätzenden Vorteil dar.

Indikation zur After-Loading-Therapie

Inoperable Plattenepithelkarzinome stellen die Hauptindikation für die endobronchiale Kleinraumbestrahlung dar (Tab. 1). Mit großem Abstand folgen die anderen nichtkleinzelligen Bronchialkarzinome und das kleinzellige Bronchialkarzinom. Auch nichtbronchogene, die Atemwege stenosierende, maligne Prozesse können gelegentlich eine Indikation für die endobronchiale Brachytherapie bilden.

Tabelle 1 Mittels endobronchialer Kleinraumbestrahlung behandelte Tumore nach Histologie (nach Hermes-Husemann 1987 [3]).

	Patienten	%
Plattenepithel-Ca	39	73,5
großzell. Karzinom	7	13,2
Adenokarzinom	1	1,9
adenoid-zyst. Karzinom	1	1,9
kleinzell. Karzinom	1	1,9
Larynxkarzinom	2	3,8
Schilddrüsenkarzinom	2	3,8

Diese Zahlen sind sowohl durch die Häufigkeitsverteilung der Bronchialkarzinome als auch durch deren biologisches Verhalten begründet. So wird beim kleinzelligen Bronchialkarzinom in der Regel zunächst der Versuch einer zytostatischen Polychemotherapie sowie perkutaner Radiotherapie unternommen und erst bei nicht ausreichendem Ansprechen oder als Notfallmaßnahme mit

Laser-Therapie und/oder Brachytherapie kombiniert. Andererseits ist das Plattenepithelkarzinom, sofern es nicht operabel ist, eine Indikation zur primären Strahlentherapie. Seine relativ hohe Resistenz gegenüber zytostatischen Substanzen erfordert ein so aggressives Regime, daß wir die Indikation hierfür auf Ausnahmen beschränken.
Unabhängig von der Art des Tumors findet sich eine relativ gleichförmige klinische Symptomatik vor der Afterloading-Therapie. Hierbei stehen Dyspnoe und Husten im Vordergrund, wobei es sich in der Regel um ein multifaktorielles Geschehen handelt (Tab. 2). Beim überwiegenden Teil der Patienten ist ein jahrelanger Nikotinabusus vorausgegangen mit vorbestehender chronischer Entzündung der Atemwege, Insuffizienz der mukoziliaren Clearance, konsekutiver obstruktiver Ventilationsstörung und nachfolgender Lungenüberblähung. Dyspnoe, zumindest solange sie nur bei Belastung auftritt, und chronischer Husten werden daher von diesen Patienten häufig lange Zeit nicht als Krankheitszeichen empfunden, so daß oftmals erst weit fortgeschrittene, stenosierende Prozesse zu entsprechenden Klagen führen.

Tabelle 2 Klinische Symptomatik vor endobronchialer Kleinraumbestrahlung (nach Hermes-Husemann 1987 [3]).

deutliche Dyspnoe	32
schwerer Husten	29
Fieber (eitrige Bronchitis, Pneumonie)	20
Hämoptysen	18
Stridor	12

Die häufigste Ursache für Fieber ist bei Bronchialkarzinomträgern eine poststenotische Pneumonie. Gelegentlich sehen wir allerdings auch transiente Fieberschübe nach der Afterloading-Therapie infolge Tumorzerfall.
Durch die insgesamt guten Ergebnisse der endobronchialen Kleinraumbestrahlung, über die abschließend zu berichten sein wird, sehen wir uns zunehmend veranlaßt, wenn möglich die endoskopische Radiointervention schon vor dem Auftreten entsprechender Symptome durchzuführen.

Ergebnisse

Es sind unterschiedliche Ansätze unternommen worden, um die Effekte der endoskopischen temporären Brachytherapie, hier in Kombination mit Laser-Therapie, zu objektivieren. Bei den hier gezeigten Zahlen war die Teilremission als 50%ige Verbesserung der funktionellen Parameter und/oder Öffnung einer Atelektase definiert. Selbstverständlich muß bei Bewertung der ventilatorischen

Funktion berücksichtigt werden, daß in vielen Fällen gleichzeitig mit der Tumorbehandlung auch erstmals eine effektive antiobstruktive, antiinflammatorische und mukolytische Therapie zur Anwendung kommt. Zusätzlich zum objektivierbaren Effekt der Afterloading-Therapie stellen wir wie auch andere Autoren [3] oft eine wesentliche, morphologisch nicht faßbare, subjektive Befundbesserung fest (Tab. 3, 4).

Tabelle 3 Klinischer, röntgenologischer und funktioneller Effekt der endobronchialen Kleinraumbestrahlung in Verbindung mit Laser (nach Macha 1985 [5]).

	n	%
partial remission	16	41
minor response	5	12,8
no change	6	15,5
progressive disease (M 1)	7	17,9
Verlauf noch nicht beurteilb.	5	12,8
		100

Tabelle 4 Ergebnisse der endobronchialen Bestrahlung (nach Hermes-Husemann 1987 [3]).

	n	%
Lumenerweiterung	20	37,8
gleichbleibendes Lumen bei rückläufiger Wandinfiltration	28	52,8
weitere Stenosierung	5	9,4

Eine unmittelbare Erfolgskontrolle bietet die Beurteilung der endobronchialen Befundänderung. Während in nur 9,4% der Fälle eine weitere Stenosierung erfolgte, so war in zusammen 90,6% die Lumenerhaltung bei rückläufiger Wandinfiltration bzw. sogar eine Lumenerweiterung möglich.

Schlußfolgerung

Die endobronchiale Kleinraumbestrahlung nach dem Afterloading-Verfahren stellt eine wirksame Palliativmaßnahme dar, die nach Ausschöpfen bzw. bei Fehlen kurativer Therapiemöglichkeiten angewendet werden soll. Insbesondere in der Kombination mit einer vorangegangenen Lasertherapie kann die endobronchiale Kleinraumbestrahlung helfen, Tumorstenosen und ihre Folgen zu eliminieren.

Durch die Möglichkeit der sinnvollen Kombination mit anderen Therapiekonzepten ist sie eine wertvolle Bereicherung unseres Repertoirs der Karzinombehandlung, die den Patienten nur gering belastet und einen weiteren Brükkenschlag zwischen Pneumologie und Radiologie, aber auch Onkologie und Thoraxchirurgie darstellt.

Literatur

[1] Abbé, R.: News Note. Arch. Roentg. Ray **15** (1910) 74.
[2] Alth, G.: Technik des Nachladeverfahrens, Wien 1977.
[3] Hermes-Husemann, E.: Endobronchiale Kleinraumbestrahlung von stenosierenden Tumoren der Trachea und Hauptbronchien mit und ohne Lasertherapie. Prax. Klin. Pneumol. **41** (1987) 803–804.
[4] Kaiser, D.: Verbesserung der lokalen Operabilität durch endobronchiale Kleinraumbestrahlung – Wunschtraum oder Realität? Prax. Klin. Pneumol. **41** (1987) 805–806.
[5] Macha, H. N.: Endobronchiale Kleinraumbestrahlung in Kombination mit Laser bei Patienten mit stenosierenden Tumoren der großen Atemwege. Prax. Klin. Pneumol. **39** (1985) 580–581.
[6] Strebel, K.: Vorschläge zur Radiotherapie. Dtsch. med. Z. **24** (1903) 1145–1146.

Endobronchiale Laser-Therapie beim Bronchialkarzinom

R. Dierkesmann

Einleitung

Nachdem vor etwa 10 Jahren [25, 26] die ersten Berichte über die endobronchiale Anwendung eines Nd-YAG-Lasers aus Frankreich gekommen waren, hat sich diese Methode inzwischen weltweit verbreitet; endobronchial wird der Laser vorwiegend zur Rekanalisation von Atemwegen eingesetzt und zwar meistens bei malignen Tumoren. Recht gute Erfahrungen hat man allerdings auch bei benignen Tumoren und bei narbigen Veränderungen gemacht. Im folgenden wird kurz die Technik der endobronchialen Laserbehandlung beschrieben; danach wird auf die Indikation und die Komplikationen eingegangen.

Technik der endobronchialen Lasertherapie

Ein Laser-Strahl stellt ein monochromatisches, parallel verlaufendes Licht dar, das eine relativ hohe Energie über größere Strecken berührungsfrei übertragen kann. Die Wellenlänge des endobronchial am meisten verwendeten Nd-YAG-Lasers liegt im unsichtbaren infraroten Bereich.

Die Absorptionsrate des Nd-YAG-Laserstrahls im Gewebe ist relativ gering, so daß der Strahl bis zu etwa 5 mm tief in das Gewebe eindringen kann. Durch Konvektion kann dann ein größeres Stück Gewebe so erhitzt werden, daß auch tiefer gelegene Gefäße koagulieren. Mit höherer Energie kann man das Gewebe dann verdampfen. Auf diese Weise gelingt es, endobronchiales Tumorgewebe zu entfernen, ohne daß es zu relevanten Blutungen kommt. Ein weiterer Vorteil des Laserstrahls liegt darin, daß die Energie berührungsfrei übertragen werden kann und somit die Sicht in dem engen Bronchialsystem nicht behindert ist, und im Gegensatz zu den konventionellen Thermosonden die Katheterspitze nicht an der Oberfläche des Gewebes hängen bleibt.

Die endobronchiale Laser-Bestrahlung wird üblicherweise in Allgemeinnarkose durchgeführt [8, 9, 14, 27]. Dadurch gelingt es meistens, bereits in einer Sitzung soviel Tumorgewebe zu entfernen, daß eine gute Rekanalisation des Bronchus erreicht wird. Bei einer solchen Behandlung sollte für eine gute Analgesie gesorgt werden; es kann infolge der Erwärmung des Gewebes zu sehr unangenehmen Schmerzen kommen. Wir führen die endobronchiale Laser-Therapie in der Regel mit dem starren Bronchoskop [8, 24, 27] in Allgemeinnarkose durch. Das starre Instrument stellt dabei einen großen Sicherheitsfaktor dar [9, 24], wenn es z. B. blutet oder sonstige Komplikationen auftreten (s. u.).

Indikation

Bei der endoskopischen Anwendung des Laserstrahls wird endobronchial sichtbares Gewebe bestrahlt. Bei malignen Tumoren bedeutet dies, daß der Tumor nur soweit reseziert werden kann, wie er in das Lumen hereinragt oder auf die Bronchuswand beschänkt ist. Die meisten malignen Tumoren sind endoskopisch jedoch nur zu einem kleinen Teil sichtbar; der größte Teil solcher Tumoren befindet sich meistens außerhalb des Bronchus. Insofern kann also in der Regel immer nur ein relativ kleiner Teil eines solchen malignen Tumors endoskopisch entfernt werden. Es handelt sich also um eine in der Regel palliative Methode. Es gibt allerdings vereinzelt Meldungen über sogenannte „Frühkarzinome“, die möglicherweise mit dem Laser vollständig entfernt worden sind. Zumindest hat man in einigen Fällen über mehrere Jahre hinweg kein Tumorrezidiv erkennen können, nachdem mit dem Laser bestrahlt worden war [19]. Größere Tumoren lassen sich jedoch mit dem Laser nicht vollständig beseitigen; dies gilt auch für die fotodynamische Therapie unter Zuhilfenahme von HPD [3, 16, 17].

Wenn man also bei malignen Tumoren den palliativen Charakter dieser Behandlungsmethode zugrunde legt, beschränkt sich die Indikation einer solchen Behandlung auf Fälle, bei denen die Rekanalisation von Atemwegen einen Funktionsgewinn erwarten läßt [6] und andere Methoden zur eventuell vollständigen Tumorresektion nicht infrage kommen.

Ein Funktionsgewinn ist bei relevanten Stenosen der Trachea immer zu erwarten: Hochgradige Trachealstenosen sind lebensbedrohlich, so daß auf jeden Fall eine Rekanalisation erfolgen muß. Solche Trachealstenosen sind also immer eine Indikation zur Rekanalisation. Bei den tumorösen Trachealstenosen handelt es sich meistens um Schilddrüsen- oder Ösophagus-Karzinome oder um große Lymphknoten-Durchbrüche im Bereich des rechten Tracheobronchialwinkels. Solche Rekanalisationen der Trachea sind mit den konventionellen Methoden wegen der Blutungsgefahr immer ein riskantes Unternehmen gewesen. Die endoskopische Laser-Abtragung stellt bei dieser Indikation einen großen Fortschritt dar. Es lassen sich in der Regel bereits bei einer Sitzung sehr eindrucksvolle Erfolge erzielen.

Bei den mindestens paarigen Atemwegen, d. h. also distal der Trachea müssen zusätzliche Bedingungen erfüllt sein, um den Funktionsgewinn durch eine

Rekanalisation abschätzen zu können. So muß z. B. sichergestellt sein, daß die dazu gehörige Pulmonalarterie durchgängig ist; andernfalls kann auch nach der Rekanalisation des Bronchus ein Gasaustausch in dem Versorgungsbereich nicht stattfinden. Gegebenenfalls muß vor der endobronchialen Laser-Bestrahlung eine Pulmonalis-Angiographie durchgeführt werden. Eine szintigraphische Perfusions-Untersuchung genügt nicht.

Derjenige Teil des Lungenparenchyms, der von dem tumorbefallenen Bronchus versorgt wird, soll ausreichend ventilierbar sein; bei einem gleichzeitig vorliegenden Erguß oder z. B. einer Zwerchfell-Parese wird man mit einer Rekanalisation funktionell nicht viel erreichen können.

Ein weiteres Problem sind langstreckige Stenosen. In solchen Fällen muß man damit rechnen, daß der Tumor relativ schnell breitbasig in das Lumen wieder hereinwächst, so daß der Behandlungserfolg nur für kurze Zeit erhalten bleibt. In solchen Situationen ist die endobronchiale Kleinraum-Bestrahlung eine wertvolle Ergänzung [22].

Bei abgewinkelten Atemwegen ergeben sich technische Schwierigkeiten, da der Lichtleiter nur eine begrenzte Biegsamkeit hat. Größere Tumoren, die z. B. den Abgang des rechten Oberlappenbronchus verlegen, sind häufig nur schwer zu rekanalisieren. Hinzu kommt, daß die Segmentkarinen meistens in den Tumor mit einbezogen sind und sich deswegen anatomisch kaum mehr darstellen lassen.

Peripher gelegene Tumoren sind mit den derzeitigen Methoden unter palliativen Gesichtspunkten keine Indikation zur endobronchialen Laser-Behandlung. Einerseits ist der Funktionsgewinn nur minimal und andererseits muß man damit rechnen, daß das kleine Lumen der peripheren Bronchien schnell wieder zugewachsen ist. Rekanalisiert werden deswegen üblicherweise nur Atemwege bis zur vierten Generation (= Segmentbronchien). Dabei lassen sich auch sehr gute Sofortergebnisse erzielen [7, 11, 12, 13, 18, 21].

Eine Ausnahme von den beschriebenen Indikationsgrenzen stellen rezidivierende poststenotische Pneumonien dar. In solchen Fällen muß das poststenotische Empyem drainiert werden, unabhängig davon, ob das Lungenparenchym anschließend noch funktionstüchtig ist oder nicht. Poststenotische Pneumonien lassen sich häufig antibiotisch nur vorübergehend beherrschen und stellen meistens eine erhebliche Beeinträchtigung des Allgemeinbefindens dar, so daß durch die Rekanalisation auf jeden Fall ein palliativer Effekt erzielt wird.

Ergebnisse

Wir haben inzwischen über 800 endobronchiale Laserbehandlungen bei über 600 Patienten durchgeführt (s. Tab. 1). Endobronchiales Tumorgewebe ließ sich, zumindest in den größeren Atemwegen, immer resezieren. Wenn man also eine

Tabelle 1 860 Bronchoskopische Laser-Behandlungen bei 733 Fällen

Plattenepithel-Karzinom	305
Schilddrüsen-Karzinom	30
Ösophagus-Karzinom	14
sonstige maligne Tumore	154
Karzinoid/Zylindrom	52
Papillomatose	91
narbige Trachealstenose	51
sonstige	36
	733

Erweiterung des Lumens der Atemwege als Maßstab für den Erfolg nimmt, dann ist die Erfolgsrate nahezu 100%. Bei strenger Indikationsstellung ist nach entsprechenden Voruntersuchungen eine funktionelle Verbesserung in mehr als 80% zu erzielen. Verschiedentlich wird auch subjektiv eine deutliche Besserung nach der endobronchialen Rekanalisation angegeben, ohne daß sich diese mit den üblichen Meßmethoden objektivieren läßt.
Ob die endobronchiale Laser-Bestrahlung von malignen Tumoren eine Lebensverlängerung bewirkt, ist nicht untersucht. Es ist auch kaum möglich, eine kontrollierte Studie durchzuführen. Wenn rezidivierend Pneumonien auftreten, die man mit einer solchen Rekanalisation verhindern kann, ist eine Lebensverlängerung zumindest wahrscheinlich. Eine Funktionsverbesserung hat in der Regel eine bessere Lebensqualität zur Folge.

Komplikationen

Die häufigsten Komplikationen sind Blutungen. Man kann zwar mit dem Laser tiefer gelegene Gefäße koagulieren; dies gilt jedoch nur für Gefäße bis zu einer Tiefe von etwa 5 mm. Wenn bei anschließenden Manipulationen tiefer gelegenes Gewebe aufgerissen wird, kommt es zu Blutungen. Besonders gefährlich sind auch solche Blutungen, bei denen z. B. eine zentrale Nekrose vorliegt, die eine Verbindung zu dem Gefäßsystem hat. Es können dann durchaus lebensbedrohliche Blutungen auftreten, wenn der äußere Bereich eines solchen zentral nekrotischen Tumors mit dem Laser entfernt wird. Solche Blutungen können nur wesentlich besser mit dem starren Instrument beherrscht werden. Die Mortalität bei solchen Manipulationen ist sicher größer, wenn nur mit dem flexiblen Instrument gearbeitet wird. So gibt es in der Literatur Mortalitätsraten bis zu 10% der durchgeführten endobronchialen Laser-Behandlungen [1]! Wir haben bei insgesamt über 800 endobronchialen Laser-Behandlungen zwei tödliche Blutungen gehabt, wobei der eine Patient bereits vorher eine lebensbedrohliche Blutung hatte; bei dem Versuch, den endobronchialen Tumor zu koagulieren, ist diese Blutung wieder aufgebrochen und war nicht mehr zu beherrschen. Wir haben 5 große Blutungen gehabt, von denen 3 mit Erfolg tamponiert werden konnten. Zwei Patienten haben wir an einem akuten Myokardinfarkt einmal während der Narkose und einmal einen Tag nach der Laser-Behandlung verloren.

Ein weiteres Problem stellt die Rauchentwicklung bei dem Verdampfen von Tumorgewebe dar. Bei Patienten mit irritablem Bronchialsystem können schwere Asthma-Anfälle auftreten. Wir haben einen Patienten verloren, der zunächst ebenfalls eine schwere Bronchialobstruktion bekommen hatte; danach entwickelte sich eine diffuse interstitielle Reaktion; der Patient mußte beatmet werden und ist dann nach 4 Wochen verstorben.

Perforationen des Bronchialsystems sind bei vorsichtiger Anwendung selten [9, 15, 21]. Tumorgewebe, das durch die Schleimhaut hindurch in das Lumen hereinwächst, ist mit der Schleimhaut fest verbunden, so daß hier keine Undichtigkeit entsteht. Man kann jedoch nach einer endobronchialen Laser-Behandlung gelegentlich große Nekrosehöhlen sehen; dies insbesondere, wenn zusätzlich eine transkutane Strahlenbehandlung durchgeführt worden ist. Besonders Plattenepithel-Karzinome neigen zu zentralen Nekrosen, die durch eine Strahlentherapie wahrscheinlich noch verstärkt werden kann. Solche Nekrosehöhlen sind nur insofern mittelbare Folgen der Laser-Behandlung, als die bereits vorhandene Nekrosehöhle eröffnet wird. Bei einigen Patienten mit einem Ösophaguskarzinom, das in die Trachea durchgewachsen war, haben wir breitflächige Perforationen gesehen, die mit einer ösophagealen Endothese überbrückt werden mußten. Auch hierbei hat es sich um nekrotisches Tumorgewebe gehandelt, das die Trennschichten zwischen Ösophagus und Trachea zerstört hatte. Peachey et al. berichten über eine Luftembolie im Rahmen einer endobronchialen Lasertherapie [23]; dabei handelt es sich offenbar um ein extrem seltenes Ereignis.

Bei 6 Patienten haben wir einen Pneumothorax und bei 3 Patienten ein Mediastinalemphysem gesehen, ohne daß eine Perforationsstelle im Bronchialsystem zu erkennen gewesen wäre. Diese Komplikationen hatten jeweils keine schwerwiegenden Folgen und bildeten sich spontan zurück.

Schwerwiegende Komplikationen haben wir insgesamt bei weniger als 2% unserer Patienten gehabt; die Mortalität lag bei weniger als 1%. Diese Komplikationsrate ist gering, wenn man berücksichtigt, daß es sich in der Regel um schwerkranke Tumorpatienten häufig mit Begleiterkrankungen gehandelt hat. Bei sorgfältiger Auswahl der Patienten und gewissenhafter Anwendung des Laserstrahls sind die Komplikationen relativ gering [10, 15].

Eine sehr schwer beherrschbare Komplikation sind endobronchiale Verbrennungen [2, 4, 5, 20, 28]. Diese sind bisher nur bei der Verwendung von brennbaren, flexiblen Tuben beschrieben worden. Insbesondere, wenn dann in der Inspirationsluft noch Sauerstoff zugemischt wird, kann sich der kohlenstoffhaltige Staub bei der Verbrennung von Tumorgewebe endobronchial entzünden; dabei kann auch ein solcher Tubus Feuer fangen, und es gelingt meistens nicht, solch einen brennenden Tubus schnell genug und vollständig zu entfernen. Es sind mehrere Todesfälle beschrieben.

Es sei nochmals darauf hingewiesen, daß bei der endobronchialen Laser-Anwendung schwere Komplikationen auftreten können. Insbesondere schwere Blutungen lassen sich nur mit dem starren Instrument beherrschen. Auch endobronchialen Verbrennungen kann man am besten vorbeugen, wenn man keine flexiblen Tuben benutzt, sondern das starre Bronchoskop.

Zusammenfassung

Die endobronchiale Laser-Therapie hat heute ihren festen Platz in der palliativen Behandlung maligner Tumoren des Tracheobronchialsystems. Der Laserstrahl wird vorwiegend zur Beseitigung endobronchialer Tumoranteile und damit zur Rekanalisation eingesetzt. Da es sich um eine palliative Methode handelt, muß durch entsprechende Voruntersuchungen sichergestellt werden, daß die Rekanalisation eine funktionelle Verbesserung mit sich bringt. Bei strenger Indikationsstellung und vorsichtiger Anwendung durch einen erfahrenen Endoskopeur ist die Palliation gut und die Komplikationsrate gering.

Literatur

[1] Arabian, A., S. V. Spagnolo: Laser therapie in patients with primary lung cancer. Chest **86** (1984) 519–523.

[2] Casey, K. R., W. R. Fairfax, S. J. Smith et al.: Intratracheal fire ignited by the Nd-YAG laser during treatment of tracheal stenosis. Chest **84** (1983) 295–296.

[3] Cortese, D. A., J. H. Kinsey: Bronchoscopic phototherapy using hematoporphyrin derivative. Surg. Clin. North. Am. **64** (1984) 941–946.

[4] Cozine, K., L. M. Rosenbaum, J. Askanazi et al.: Laser-induced endotracheal tube fire. Anesthesiology **55** (1981) 583–585.

[5] Denton, R. A., H. V. Dedhia, H. L. Abrons et al.: Long-term survival after endobronchial fire during treatment of severe malignant airway obstruction with the Nd: YAG laser. Chest **94** (1988) 1086–1088.

[6] Deutsche Gesellschaft für Pneumologie und Tuberkulose, Empfehlungen zur endobronchialen Lasertherapie. Prax. Klin. Pneumol. **41** (1987) 105–107.

[7] Dierkesmann, R.: Rekanalisierung bronchialer Tumorstenosen mit dem Md-YAG-Laser. Internist **23** (1982) 283–286.

[8] Dierkesmann, R.: The Rigid Bronchoscope in Nd: YAG Laser Therapie under Gerneral Anesthesia. Tumor. Diagnostik & Therapie **7** (1986) 10–12 (Suppl. 1).

[9] Dierkesmann, R., A. Huzly: Side effects of endobronchial laser treatment. Endoscopy **17** (1985) 49–53.

[10] Dumon, J. F., S. Shapshay, J. Bourcereau et al.: Principles for safety in application of neodymium-YAG laser in bronchology. Chest **86** (1984) 163–168.
[11] Emslander, H. P., H. Schlehe, M. Wittmann et al.: Palliative intrabronchiale Laser-Behandlung maligner Bronchusstenosen mit dem Fiberbronchoskop. Fortschr. Med. **101** (1983) 1084–1090.
[12] Gelb, A. F., D. P. Tashkin, J. D. Epstein et al.: Nd-YAG laser surgery for severe tracheal stenosis physiologically and clinically masked by severe diffuse obstructive pulmonary disease. Chest **91** (1987) 166–170.
[13] George, P. J., P. Garret, M. R. Hetzel: Role of the neodymium YAG laser in the management of tracheal tumours. Thorax **42** (1987) 440–444.
[14] George, P. J., P. Garret, C. Nixon et al.: Laser treatment for tracheobronchial tumors: local or general anaesthesia? Thorax **42** (1987) 656–660.
[15] Goodman, R. L., W. C. Hulbert, E. G. King: Canine tracheal injury by neodym-YAG-laser irradiation. Chest **91** (1987) 745–748.
[16] Hayata, Y., H. Kato, C. Konaka et al.: Photoradiation therapie with hematoporphyrin derivate in early and stage 1 lung cancer. Chest **86** (1984) 169–177.
[17] Hayata, Y., H. Kato, C. Konaka et al.: Fiberoptic bronchoscopic photoradiation in experimentally induced canine lung cancer. Cancer **51** (1983) 50–56.
[18] Häussinger, K., F. Cujnik, E. Held et al.: Bronchoskopische Laserkoagulation zur Therapie des zentralen Bronchusverschlusses. Prax. Klin. Pneumol. **36** (1982) 471–474.
[19] Kato, H., C. Konaka, N. Kawate et al.: Five-year disease-free survival of a lung cancer patient treated only by photodynamic therapy. Chest **90** (1986) 768–770.
[20] Krawtz, S., A. C. Mehta, H. P. Wiedemann et al.: Nd-YAG laser-induced endobronchial burn. Management and longterm follow-up. Chest **95** (1989) 916–918.
[21] Kvale, P. A., M. S. Eichenhorn, J. R. Radke et al.: YAG laser photoresection of lesions obstructing the central airways. Chest **87** (1985) 283–288.
[22] Macha, H. N., J. Mai, M. Stadler et al.: Neue Wege der Strahlentherapie des Bronchialkarzinoms. Die endobronchiale Kleinraumbestrahlung mit der Iridium-192-High-dose-After-loading-Technik in Kombination mit dem Neodym-YAG-Laser. Dtsch. Med. Wochenschr. **111** (1986) 687–691.
[23] Peachey, T., J. Eason, J. Moxham et al.: Systemic air embolism during laser bronchoscopy. Anaesthesia **43** (1988) 872–875.
[24] Personne, C., A. Colchen, M. Leroy et al.: Indications and technique for endoscopic laser resections in bronchology. A critical analysis based upon 2,284 resections. J. Thorac. Cardiovasc. Surg. **91** (1986) 710–715.
[25] Toty, L., C. Personne, P. Hertzog et al.: Utilisation d'un faisceau laser (Yag) e conducteur souple, pour le traitement endoscopique de certaines lesions tracheobronchiques. Rev. Fr. Mal. Respir. **7** (1979) 57–60.
[26] Toty, L., C. L. Personne, P. Hertzog et al.: Utilisation d'un faisceau laser (YAG) a conducteur souple, pour le traitement endoscopique de certaines lesions tracheobronchiques. Rev. Fr. Mal. Respir. **7** (1979) 475–482.
[27] Vourc'h, G., M. Fischler, C. Personne et al.: Anesthetic management during Nd-YAG laser resection for major transbronchial obstructing tumors [letter]. Anesthesiology **61** (1984) 636–637.
[28] Vourc'h, G., M. Tannieres, G. Freche: Ignition of a tracheal tube during laryngeal laser surgery [letter]. Anaesthesia **34** (1979) 685.

Verbesserung der Operabilität durch Vorbehandlung

D. Kaiser

Bei der Beurteilung der Operabilität ist zwischen der funktionellen Operabilität aufgrund der funktionellen Reserven des Patienten und der lokalen Operabilität durch die Tumorausbreitung zu differenzieren.

Verbesserung der funktionellen Operabilität

Die funktionelle Operabilität eines Patienten ist durch folgende praeoperative Vorbehandlung zu verbessern:

1. Stoffwechselerkrankungen müssen medikamentös eingestellt, kardiale Schädigungen therapiert werden.
2. Eine Obstruktion ist medikamentös zu beseitigen oder mindestens zu bessern, wobei der Therapieerfolg lungenfunktionell zu kontrollieren ist.
3. Überblähungszustände der Lunge müssen durch Atmen gegen Widerstand am besten mittels Überdruckinhalation bei vorgeschalteter Ausatmungsstenose gebessert werden. Auch hier ist die Effektivität der Vorbereitungsmaßnahme mittels Lungenfunktionsuntersuchung zu kontrollieren.
4. Es gilt als selbstverständlich, daß frühzeitige Nikotinkarenz eingehalten werden muß, entsprechende rechtzeitige Aufklärungsgespräche über Operationsrisiken verbessern die Motivation des Patienten.
5. In Gruppen oder Einzelbehandlungen erlernen die Patienten Atem- und Hustentechnik sowie Möglichkeiten der postoperativen Schmerzlinderung. Ebenso wird der Umgang mit dem Assistor geübt. In einem Krankengymnastik- und Atemtherapiepaß wird der Erfolg dieses praeoperativen Trainings festgehalten und überwacht.
6. Tumor im Absetzungsrand disponiert ebenso zur Bronchusstumpfinsuffizienz wie eine akute eitrige Bronchitis. Durch Biopsie der geplanten Resektionsebene ist beides auszuschließen.
7. Ebenso ist bronchoskopisch Sekret zur bakteriologischen Untersuchung zu gewinnen. Eine eitrige Bronchitis ist medikamentös zu behandeln und der Therapieerfolg praeoperativ nachzuweisen.

8. Bei chronischen eitrigen Entzündungen, wie wir sie bei Bronchiektasen finden, muß das Bronchialsystem physikalisch gereinigt werden, sei es durch wiederholte bronchoskopische Absaugungen oder Lagerungsdrainage.

Verbesserung der lokalen Operabilität

Ob durch bestimmte praeoperative Maßnahmen im Sinne einer neoadjuvanten Therapie die lokale Operabilität oder das Tumorstadium verbessert werden können, ist fraglich (Abb. 1).

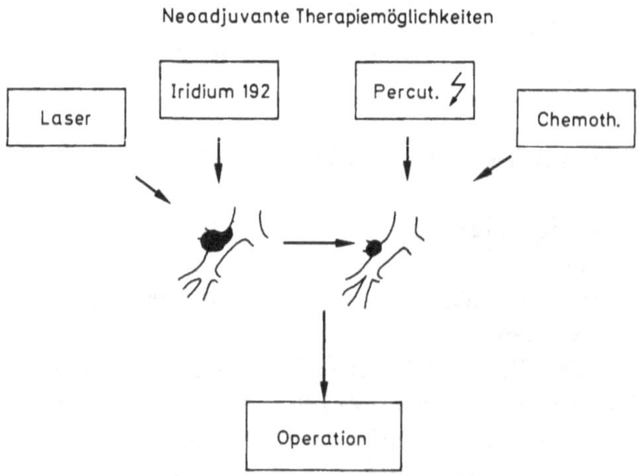

Abb. 1 Möglichkeiten der praeoperativen Vorbehandlung zur Verbesserung der lokalen Operabilität

Wir haben in der Vergangenheit durch unterschiedliche Vorbehandlungen bei einzelnen Patienten versucht, die Sicherheit der Resektionsebene zu verbessern bzw. das Tumorstadium günstig zu beeinflussen. Hierbei wurde bei endobronchialem Tumor die Kombination von Laser und endobronchialer Kleinraumbestrahlung und bei peribronchialem Tumorwachstum und Lymphknotenbefall die perkutane Bestrahlung oder Chemotherapie bevorzugt. Ich möchte Ihnen über unsere Erfahrungen anhand einzelner Fälle berichten (Tab. 1).
Inoperabilität bei Patienten mit Bronchialkarzinom kann operativ technisch oder funktionell bedingt sein, je nachdem, ob aufgrund des zentralen bronchialen Tumorwachstums eine tumorfreie Resektionsebene nicht erzielt werden kann, oder ob der für dieses Ziel größtnötige Eingriff dem Patienten aus funktionellen Gründen nicht zugemutet werden darf.

Tabelle 1 Präoperative Vorbehandlung zur Verbesserung der lokalen Operabilität (Abteilung Thoraxchirurgie Lungenklinik Heckeshorn, n = 21).

Endobronchiale Kleinraumbestrahlung		n = 6
Percutane Bestrahlung	zentral	n = 1
	Ausbrecher	n = 2
Chemotherapie nicht-kleinzelliges B. C.		n = 2/4
Chemotherapie kleinzelliges B. C. (N_2)		n = 10/8

Endobronchiale Kleinraumbestrahlung

Eine Gruppe von 6 Patienten, bei denen aufgrund des bronchoskopischen Befundes für den jeweils größtmöglichen Eingriff primär keine tumorfreie Resektionsebene zu erwarten war, wurde nach folgendem interdisziplinären Therapiekonzept behandelt:

Nach Abtragen des Tumors mit dem Laser wurde 2–3 mal eine Afterloadingtherapie mit Iridium 192 und Applikation einer Dosis von je 2–3 mal 15 Gy in 3 mm Tiefe durchgeführt. Bei der Hälfte der Fälle erfolgte wegen Tumorkompression des Bronchialsystems von außen die Kombination mit einer perkutanen Strahlentherapie. Nachdem in der vorgesehenen Resektionsebene bronchoskopisch kein Tumorwachstum mehr nachweisbar war, wurde die Operation durchgeführt (Tab. 2).

Einmal erfolgte eine erweiterte Pneumonektomie rechts, dreimal eine obere und zweimal eine untere Sleeveresektion. Bei 3 Patienten fanden sich Tumorausläufer in der Resektionsebene, weswegen die Anastomose mit Iridium 192 oder perkutan nachbestrahlt wurde. Einmal verblieb Tumorrest im Bereich der Oesophaguswand durch invasiv wachsende Lymphknoten.

Bemerkenswert erscheint, daß es in keinem Fall zu einem Rezidivtumor im Anastomosenbereich, ausgehend vom Primärtumor kam. Lediglich ein Patient entwickelte im Laufe des Beobachtungszeitraumes ein Anastomosenrezidiv, wobei es sich um durchgebrochene Bifurkationslymphknoten handelte. Dieser Patient war postoperativ nicht bestrahlt worden. Ein Patient lebt seit mehr als 39 Monaten tumorfrei. Ein Patient mit einer Manschettenresektion verstarb postoperativ an einer Arrosionsblutung wegen Abszeß in der Anastomose. 4 Patienten starben in einem Zeitraum von 10–42 Monaten an diffuser Metastasierung.

In 5 von 6 Fällen ist es gelungen, durch praeoperative Kleinraumbestrahlung das Ausmaß der Resektion zu begrenzen und somit die Resektabilität zu verbessern, wobei allerdings 3mal Tumorrest in der Resektionsebene in Kauf genommen werden mußte. Interessant erscheint hierbei, daß in keinem Fall von diesem Tumorrest ausgehend ein Lokalrezidiv entstand, vielmehr dieses

Tabelle 2 Ergebnisse nach Verbesserung der lokalen Operabilität durch endobronchiale Kleinraumbestrahlung.

Pat.	TNM	Operation	p. o.	ÜLZ	Tumorprogress
1	pT3 N2 R1	erw. Pneumonekt. re.	15 Gy perc.	† 29 Mo	Oesphagus + L. K.
2	pT3 R1 N2	O. L. Sleeve re.	48 Gy	† 42 Mo	diffuse Metastasierg.
3	pT2 N2	U. L. Sleeve li.	0	† 19 Mo	Bifurkat. L. K. Anastomose, Knochen
4	pT2 R1 N1	unt. Sleeve-Bilob.	1 × 15 Gy Aft. 48 Gy perc.	† 10 Mo	Haut, Leber, Thorax
5	pT3 R1 N1	ob. Sleeve-Bilob.	0	† 23 Tg	Anastomosen-Abszeß, Arrosionsblutg.
6	pT3 N0	ob. Sleeve-Bilob.	0	> 39 Mo	–

Leben tumorfrei 1/6 † Tumorprogress 4/6 † postoperativ 1/6

durch die postoperative Strahlentherapie zu verhindern war. Limitierend für die Patienten war somit immer der systemische Tumorprogreß.

In der Literatur wird von Kato und Mitarb. über eine andere erfolgreiche endobronchiale Behandlungstechnik berichtet. Mit Hilfe der praeoperativen photodynamischen Therapie gelang es ihnen, die lokale Resektabilität zu verbessern [8]. 4 von 5 Patienten mit ursprünglich inoperablem Befund konnten einer operativen Behandlung nach dieser Therapie noch zugeführt werden.

Bromley und Szur konnten bereits 1955 zeigen, daß nach Vorbestrahlung mit 45 Gy bei 46% der operierten Patienten im Resektionspräparat kein Tumor mehr nachweisbar war [2]. Eichhorn bestätigte 1975 die Wirksamkeit der praeoperativen Strahlentherapie mit einer durch die Operation gesicherten Rückbildungsrate von 29%. Er senkte damit zwar die Lokalrezidivrate, erhöhte aber nicht die Resektionsquote [3]. Sherman und Mitarb. konnten bei Patienten mit grenzwertig resektablen Befunden durch eine praeoperative Bestrahlung mit 30 – 40 Gy und anschließender Resektion 5 Jahres-Überlebensraten erzielen wie bei primär resektablen Befunden [18]. Eine praeoperative Vorbestrahlung erniedrigt nach unserer Erfahrung die Lokalrezidivquote, aber erhöht die Resektabilität nur bedingt bei intrabronchialer Tumorausbreitung und Anwendung der endobronchialen Kleinraumbestrahlung.

Perkutane Vorbestrahlung

Bei einem Patienten in schlechtem Allgemeinzustand wurde bei zentralem Tumor im rechten Hauptbronchus primär Inoperabilität angenommen, weswegen eine perkutane Bestrahlung bis 30 Gy erfolgte. Wegen deutlicher Besserung des Allgemeinzustandes entschlossen wir uns danach zur Operation in Form einer erweiterten Pneumonektomie rechts.
8 Tage postoperativ kam es zu einer Stumpfinsuffizienz mit mischinfiziertem Pleuraempyem, welches primär durch Spülbehandlung und sekundär durch Thoraxfensterung und Tamponadebehandlung therapiert wurde. Die Empyemhöhle und Bronchusstumpffistel konnte nach einem Jahr durch Thorakoplastik zur Ausheilung gebracht werden. Zu diesem Zeitpunkt war der Patient nach wie vor tumorfrei. Tragisch ist die Tatsache, daß er die wiedergewonnene Lebensfreude zu einem Erholungsurlaub an der Nordsee nutzte und dort an den Folgen einer Pneumonie mit Rechtsherzversagen starb.
Wir glauben, daß die Vorbestrahlung mit ursächlich für das Auftreten der Stumpfinsuffizienz war, da hierbei zwei wesentliche negative Faktoren zusammen kamen, nämlich die gestörte Durchblutung aufgrund der strahlentherapeutisch bedingten Sklerosierung und der scharfen Skelettierung des Bronchus bei zentraler Tumorausdehnung.
Außerdem wissen wir, daß gerade der rechte Hauptbronchusstumpf besonders gefährdet ist. So traten 50% der Stumpfinsuffizienzen in unserem Freiburger Krankengut nach rechtsseitiger Pneumonektomie auf. Die Stumpfinsuffizienzrate von 0,9% ist im Vergleich zur Weltliteratur extrem niedrig (Abb. 2).
Durch Anwendung der automatischen Klammernahtgeräte ist das Insuffizienzrisiko heute deutlich gesenkt worden.
Zwei Patienten mit makroskopischem Ausbrechertumor haben wir vor der geplanten en bloc-Resektion mit je 30 Gy vorbehandelt. Hier dient die Vorbestrahlung dem Ziel, die Lymphabflußwege in der Thoraxwand zu veröden und damit einem Lokalrezidiv vorzubeugen (Abb. 3, Tab. 3).

Bronchusstumpfinsuffizienzen
nach maschineller Bronchusnaht
TA 30 / TA 55

U.K. Freiburg / Abteilung Lungenchirugie
1973 - VII 1985

8 / 883 – 0,9 %

5 × Pneumonektomie	4 × re / 1 × li	3 × TU / 2 × TB
3 × Lobektomie	3 × entzündlich	
0 × Segment		

Abb. 2 Bronchusstumpfinsuffizienzen nach Bronchusstumpfverschluß mittels maschineller Klammernaht (Abteilung Lungenchirurgie U. K. Freiburg (1973–1985)

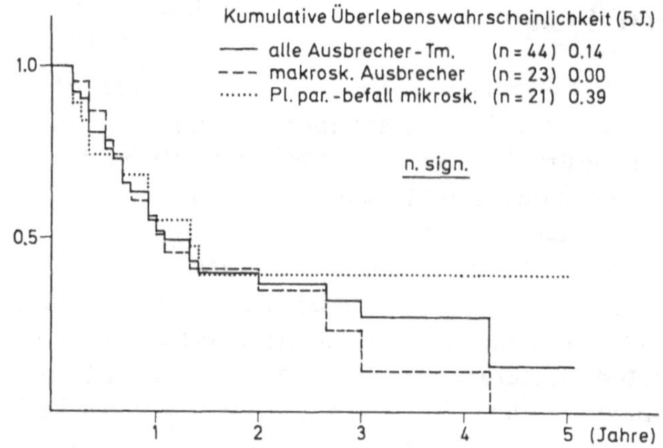

Abb. 3 Überlebenswahrscheinlichkeit (Kaplan-Meier) nach operativer Behandlung von Ausbrechertumoren, n = 44

Tabelle 3 Ergebnisse der Literatur nach operativer Behandlung (en bloc-Resektion) von Ausbrechertumoren.

		n	†	5-JÜLZ	T3 N0	T3 N1–2
Paone, J. F.*	1982	32	3,1%	35%		
Patterson, G. A.*	1982	35	8,5%	38%		
Piehler, J. M.	1982	66	15,2%	32,9%	53,7%	7,4%
Trastek, V. F.	1984	73	12,3%	39,7%		
Mc Caughan, B. G.	1985	125	4%	40%	56%	21%
Wright, C. D.	1987	21	14%	27%		
Shahian, D. M.*	1987	18	0%	56%		

* Effektivität der Bestrahlung ist gesichert

In den Jahren 1980–1986 wurden an der Thoraxchirurgischen Abteilung unserer Klinik 44 Patienten mit Ausbrechertumor operiert. Die 5 Jahresüberlebensrate von 14% ist deutlich schlechter als die in der Literatur angegebene. Lediglich bei mikroskopischem Befall der Pleura parientalis ohne makroskopische Tumorinvasion der tieferen Thoraxwandschichten konnten Überlebenszeiten von 39% erreicht werden. Auch Mc Caughan und Mitarb. sowie Paone und Mitarb. berichten über deutlich bessere Ergebnisse beim mikroskopischen Ausbrechertumor im Vergleich zum makroskopischen Ausbrechertumor [10, 14]. Gerade wegen der schlechteren Prognose der makroskopischen Ausbrechertumore sollte diese Gruppe von Tumorpatienten praeoperativ vorbestrahlt werden, wobei vor allem das NMR ein nahezu sicheres bildgebendes Verfahren zur Beurteilung der malignen Thoraxwandinfiltration darstellt [1]. Durch eine

Reihe von Veröffentlichungen wird der Vorfall der praeoperativen Vorbestrahlung und postoperativen Aufsättigung gestützt [17, 21, 23], so daß sie meines Erachtens unbedingt durchgeführt werden sollte.

Neoadjuvante Chemotherapie beim nicht-kleinzelligen Bronchialkarzinom

Bei 2 Patienten mit nicht-kleinzelligem Bronchialkarzinom wurde wegen des fortgeschrittenen Tumorstadiums bei fehlender Fernmetastasierung eine primäre Chemotherapie versucht. Bei der nach zwei Chemotherapiezyklen durchgeführten Operation war einmal eine radikale Resektion nicht möglich, so daß Tumorrest belassen werden mußte und zusätzlich Radiojodseeds implantiert wurden (Abb. 4).

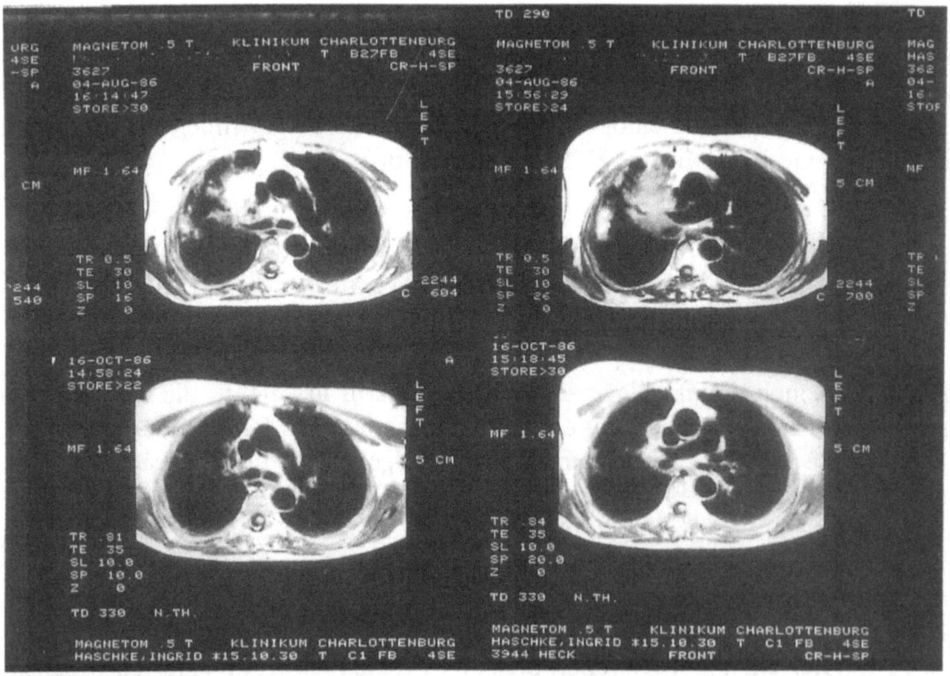

Abb. 4 Kernspintomographie beim nicht-kleinzelligen Bronchialkarzinom.
oben: Einengung der Vena cava superior durch Lymphome
unten: Besserung des Befundes nach 2 Zyklen Chemotherapie
(Die Aufnahmen verdanke ich der Abteilung Röntgendiagnostik, Klinikum Rudolf Virchow, Standort Charlottenburg, Ärztl. Direktor Prof. Dr. Felix.)

Bei der 2. Patientin schien aufgrund der massiven mediastinalen Lymphome der Verdacht einer Vena cava superior-Infiltration berechtigt. Nach 2 Zyklen Cisplatin und Etoposid konnte der Befund radikal mittels erweiterter Pneumonektomie rechts reseziert werden. Durch die vorangegangene Chemotherapie konnte zwar die Tumormasse deutlich reduziert werden, allerdings veränderte sich das Tumorstadium nicht. Postoperativ erfolgte eine Nachbestrahlung des Mediastinums. Die Patientin lebt seit mehr als 27 Monaten.
Tayler und Mitarb. konnten zeigen, daß durch eine neoadjuvante Therapie mit Cisplatin und Fluorouracil beim nicht-kleinzelligen Bronchialkarzinom des Stadiums III in über 50% ein Ansprechen zu erzielen ist. Sie ergänzten die Therapie durch eine Bestrahlung des Mediastinums mit 40 Gy. 61% der Patienten wurden anschließend operiert. Bei 23% der operierten Patienten wurde histologisch kein Tumor mehr gesehen. Die mediane Überlebenszeit aller Patienten betrug 16 Monate [20].
Wir glauben, daß bei ausgedehnter mediastinaler Tumormasse beim nicht-kleinzelligen Bronchialkarzinom in Einzelfällen durch eine vorgeschaltete Chemotherapie die lokale Resektabilität erleichtert werden kann. Die Therapiekonzepte müssen bei diesen Grenzfällen unbedingt interdisziplinär festgelegt werden. Wenn zum jetzigen Zeitpunkt überzeugende Aussagen über Lebenszeitverlängerung noch nicht möglich sind, so muß doch berücksichtigt werden, daß durch dieses Vorgehen deutliche Lebensqualität zu gewinnen ist. Immerhin ist die gezeigte Patientin sei 27 Monaten tumorfrei.

Neoadjuvante und adjuvante Chemotherapie beim operierten kleinzelligen Bronchialkarzinom

Auch beim nicht-kleinzelligen Bronchialkarzinom gilt heute die stadienbezogene Operation verbunden mit einer Chemotherapie als Behandlung der Wahl. Bereits 1982 konnten Shields und Mitarb. zeigen, daß durch dieses Vorgehen Überlebenszeiten nahezu wie beim operierten nicht-kleinzelligen Bronchialkarzinom möglich sind [19] (Tab. 4). Während das therapeutische Prozedere für das kleinzellige Bronchialkarzinom im Stadium I und II in der Literatur unstrittig ist [4, 5], herrscht über die Behandlung des Stadiums III a noch kein Konsenz.
Als Vorläufer einer mittlerweile bundesweit laufenden kontrollierten prospektiven Studie haben wir in Zusammenarbeit mit unserer internistisch-onkologischen Abteilung in den vergangenen 3 1/2 Jahren Patienten mit kleinzelligem Bronchialkarzinom des Tumorstadiums III a, also mit ipsilateralem mediastinalem Lymphknotenbefall praeoperativ chemotherapiert, anschließend reseziert sowie nach erneuter Chemotherapie mediastinal bestrahlt. Kontralaterale

Tabelle 4 Ergebnisse nach operativer Behandlung des kleinzelligen Bronchialkarzinoms (Literaturübersicht)

		n	Stadium	5-J. ÜLZ	Zusatztherapie
Jenny, H.	1971	101	I–III	13,8%	keine
Greschuchna, D.	1978	37	I–III	18,9%*	Chemoth./Rad.
Buchberger, R.	1979	110	I–III	7,2%*	keine
Konrad, R. M. et al.	1980	21	I–III	14%	keine
		22	I–III	14%	Chemoth.
Shore, D. F., M. Paneth	1980	40	I–III	25%	
Shields, T. W. et al.	1982	132	I–III	23%	Chemoth.
Meyer, J. A. et al.	1982	10	I+II	30%	Chemoth.
Shephard, F. A. et al.	1983	28	I–III	24%	Chemoth.
Baudrexl, A. et al.	1984	284	I–III	24%	Chemoth.
			I	40%	
			II/III	19%	
Maassen, W. et al.	1985	109	I–III	22,3%*	Chemoth.
			I	32%	
			II	25%	
			III	14%	

* 3 J. ÜLZ ** 10 J. ÜLZ

Lymphknotenmetastasen (N3) wurden prinzipiell vor Chemotherapiebeginn mediastinoskopisch ausgeschlossen.

In der Hälfte der Fälle fanden wir bei der Resektion ein niedrigeres Tumorstadium als praeoperativ (Tab. 5). 4 von 6 Patienten leben zwischen 8 und 27 Monaten tumorfrei. 2 Patienten leben mit Tumorrezidiv bzw. Metastasen zwischen 16 und 19 Monaten. 4 Patienten sind bereits verstorben. Bei 2 von 10 Patienten wurde die praeoperative Diagnose eines kleinzelligen Bronchialkarzinoms nicht bestätigt, sondern ein Adenokarzinom festgestellt. Wir wissen heute, daß Bronchialkarzinome nicht nur aus Zellen unterschiedlicher Differenzierung, sondern zu 30% aus unterschiedlichen Zellpopulationen bestehen können und somit eine diagnostische Biopsie nicht unbedingt repräsentativ für die erforderliche Therapiemaßnahme sein muß [12, 13]. Hierin sehen wir ein zusätzliches Argument für die operative Behandlung auch des kleinzelligen Bronchialkarzinoms, sofern es lokoregionär begrenzt ist.

Wenn wir die beiden Adenokarzinome und den inoperablen, auf Chemotherapie schlecht ansprechenden Patienten nicht berücksichtigen, so leben von 7 Patienten mit kleinzelligem Bronchialkarzinom nach kombinierter Therapie noch 4 ohne und 1 mit Metastasen. 2 Patienten sind nach 5 bzw. 11 Monaten gestorben. Die mittlere mediane Überlebenswahrscheinlichkeit aller Patienten beträgt 15,5 Monate, wobei ein Patient bereits 27 Monate überlebt.

Tabelle 5 Ergebnisse nach operativer Behandlung des kleinzelligen Bronchialkarzinoms Stadium III a in Kombination mit neoadjuvanter und adjuvanter Chemotherapie (n = 10). (Abteilung Thoraxchirurgie Lungenklinik Heckeshorn)

Pat.	cTNM	Chemo	OP	pyTNM	Kompl.	p. o. Chemo	p. o.	Rez.	ÜLZ
48 J. ♂	T_3 N_2	4 ×	UL li.	pyT_1 N_0	–	6 ×	48 Gy	–	>27 Mo
44 J. ♂	T_2 N_2	4 ×	UL re.	pyT_2 N_2	–	3 ×	40 Gy	Knochen	5 Mo †
56 J. ♂*	T_2 $N_{2/3}$	5 ×	UL Sleeve li	pyT_2 N_2 R_1*	–	3 ×	31 Gy	diffus	6 Mo †
56 J. ♂	T_2 N_2	3 ×	UL Sleeve re. UL + ML re.	pyT_1 N_0	Insuff. + Nachresekt.	3 ×	45 Gy	–	>19 Mo
39 J. ♂	T_2 N_2	3 ×	Pneum. li.	pyT_2 N_2	–	1 ×	31 Gy	Thoraxwand	11 Mo †
55 J. ♂*	T_2 N_2	3 ×	OL Sleeve li	pyT_1 N_1*	–	2 ×	30 Gy	Anastomose	>19 Mo
53 J. ♂	T_2 N_1	3 ×	erw. Pneum. re.	pyT_1 N_0	–	7 ×	–	Filiae li. Lg.	>16 Mo
38 J. ♀	T_1 N_2	5 ×	erw. Pneum. li.	pyT_1 N_2 R_1	–	20 ×	51 Gy	–	>15 Mo
51 J. ♂	T_2 N_2	2 ×	erw. Pneum. li.	pyT_1 N_0	Rhythmus	4 ×	–	–	> 8 Mo
52 J. ♂	T_2 N_2	3 ×	Probeth.	pyT_3 N_2	Atelektase	2 ×	40 Gy	diff. Metast.	10 Mo †

* p. o. Histologie: Adeno-Karzinom

Wir glauben, daß aus heutiger Sicht die Fortsetzung dieses aggressiven Therapieschemas vorläufig berechtigt ist, obwohl aus der Literatur nur Einzelhinweise auf den Erfolg dieses Vorgehens existieren [11].

Zusammenfassung

1. Die funktionelle Operabilität läßt sich durch Vorbehandlung verbessern. Die Maßnahmen sind obligat.
2. Durch Vorbehandlung mit endobronchialer Kleinraumbestrahlung nach vorangegangener Laserabtragung kann die Lokalrezidivrate wie bei perkutaner Bestrahlung gesenkt werden. Eine Verbesserung der lokalen Resektabilität ist nach endobronchialer Kleinraumbestrahlung und hauptsächlich intrabronchialem Tumorwachstum bedingt möglich.
3. Durch perkutane Vorbestrahlung ist das Risiko einer Stumpfinsuffizienz erhöht. Die technische Resektabilität scheint nicht verbessert zu werden. Die Literaturberichte sprechen für eine Senkung der Lokalrezidivrate.
4. Ausbrecherkrebse sollten in Zukunft generell mit 30–40 Gy vorbestrahlt und nach der en bloc-Resektion einer Dosisaufsättigung unterzogen werden.
5. Eine neoadjuvante Chemotherapie bei nicht-kleinzelligen Bronchialkarzinomen scheint in Einzelfällen bei großen Tumormassen die lokale Operabilität zu erleichtern.
6. Beim kleinzelligen Bronchialkarzinom Stadium III a könnten sich in der Zukunft durch die Kombination von Chemotherapie, Operation und Strahlentherapie bessere Therapiechancen ergeben.
7. Neoadjuvant behandelte Bronchialkarzinome erfordern bei der Resektion besonders ausgereifte und subtile Operationstechnik. Die Eingriffe sollten deswegen in einer entsprechenden Spezialklinik durchgeführt werden.

Literatur

[1] Bittner, R., W. Schöner, B. Sander et al.: Maligne Thoraxwandinfiltration in der MR: Vergleich mit CT und operativen Befunden. Im Druck.

[2] Bromley, L. L., L. Szur: Combined radiotherapy and resection for carcinoma of the bronchus. Cancer **269** (1955) 937.

[3] Eichhorn, H. J., H. Eule, A. Lessel, W. Menne: Ergebnisse eines kontrollierten klinischen Versuchs über den Wert der intensiven praeoperativen Bestrahlung beim operablen Bronchialkarzinom. Arch. Geschwulstforschg. **45** (1975) 376.

[4] Kaiser, D.: Operative Therapie des Bronchialkarzinoms. In: Arbeitsgruppe „Bronchialkarzinom" des Tumorzentrums Berlin e. V. (Hrsg.): Richtlinien für die Diagnostik, Therapie und Nachsorge des Bronchialkarzinoms, S. 23–33. 1988.

[5] Kaiser, D.: Chirurgie des Bronchialkarzinoms. In: Bundesverband der Pneumologen (Hrsg.): Mitteilungen zur Berufspolitik und Praxisführung **11**, 1988.

[6] Kaiser, D., J. Mai, M. Hussels, S. Liebig, A. Gabler †, K. Koch: Verbesserung der lokalen Operabilität durch endobronchiale Kleinraumbestrahlung – Wunschtraum oder Realität? Prax. Klin. Pneumol. **41** (1987) 805–806.
[7] Kaiser, D., K. Pörschke, U. Küstner, M. Hussels: Überlebenschancen nach kurativer Resektion beim fortgeschrittenen Bronchialkarzinom. J. Thorac. Cardiovasc. Surg., Suppl. I, Vol. **36** (1988) 10–11.
[8] Kato, H., Ch. Konaka, J. Ono et al.: Praeoperative laser photodynamic therapie in combination with operating in lung cancer. J. Thorac. Cardiovasc. Surg. **90** (1985) 420–429.
[9] Macha, H. N., J. Mai, M. Stadler et al.: Neue Wege der Strahlentherapie des Bronchialkarzinoms. Die endobronchiale Kleinraumbestrahlung mit der Iridium 192-High-dose-After-loading-Technik in Kombination mit dem Neodym-Yag-Laser. D. M. W. **111** (1986) 687–691.
[10] McCaughan, B. C., N. Martini, M. S. Bains et al.: Chest wall invasion in carcinoma of the lung. J. Thorac. Cardiovasc. Surg. **89** (1985) 836–841.
[11] Meyer, J. A., R. L. Comis, S. J. Ginsberg et al.: Phas II trial of extended indications for resection in small cell carcinoma of the lung. J. Thorac. Cardiovasc. Surg. **83** (1982) 12–19.
[12] Meyer, J. A., Ph. M. Ikins, J. J. Gullo et al.: Histologic alterations in small cell carcinoma of the lung after two cycles of intensiv chemotherapy. J. Thorac. Cardiovasc. Surg. **87** (1984) 283–290.
[13] Müller, K. M.: Histologische Klassifikation und Histogenese des Lungenkrebses. In: S. Seeber, N. Niederle (Hrsg.): Interdisziplinäre Therapie des Bronchialkarzinoms, S. 55–73. Springer Verlag, Berlin–Heidelberg 1985.
[14] Paone, J. F., E. K. Spees, Ch. G. Newton et al.: An Appraisal of En Bloc Resection of Peripheral Bronchogenic Carcinoma Involving the Thoracic Wall. Chest **81** (1982) 203–207.
[15] Patterson, G. A., R. Ilves, R. J. Ginsberg et al.: In Value of adjuvant Radiotherapy in pulmonary and chest wall Resection for bronchogenic carcinoma. The Annals of Thoracic Surgery **34** (1982) 692–697.
[16] Piehler, J. M., P. C. Pairolero, L. H. Weiland et al.: Bronchogenic Carcinoma with Chest Wall Invasion: Factors Affecting Survival Following en Bloc Resection. The Annals of Thoracic Surgery **34** (1982) 684–690.
[17] Shahian, D. M., W. B. Neptune, F. H. Ellis jr.: Pancoast Tumors: Improved Survival with Preoperative and Postoperative Radiotherapy. Ann. Thorac. Surg. **43** (1987) 32–38.
[18] Sherman, D. M., W. Neptune, R. Weichselbaum, St. E. Order, A. J. Piro: An aggressive approach to marginally resectable lung cancer. Cancer **41** (1978) 2040.
[19] Shields, Th. W., G. A. Higgins, M. J. Matthews, R. J. Keehn: Surgical resection in the management of small cell carcinoma of the lung. J. Thorac. Cardiovasc. Surg. **84** (4) (1982) 481–488.
[20] Taylor, S. G., M. Trybula, P. D. Bonomi et al.: Simultaneous Cisplatin Fluorouracil Infusion and Radiation Followed by Surgical Resection in Regionally Localized Stage III, Non-Small Cell Lung Cancer. Ann. Thorac. Surg. **43** (1987) 87–91.
[21] Uhlschmid, G. K.: Ergebnisse nach kombinierter Strahlen- und Resektionsbehandlung von Lungenspitzentumoren (Pancoast-Tumoren). In: Schweizerische Rundschau für Medizin **69** Nr. 45 (1980) 1642–1648.
[22] Wright, C. D., A. C. Moncure, J.-A. Shepard et al.: Superior sulcus lung tumors. J. Thorac. Cardiovasc. Surg. **94** (1987) 69–74.

Immuntherapie

A. Ziegler

Die Häufigkeit von Bronchialkarzinomen nimmt weltweit zu. So haben z. B. in einigen Bundesstaaten der U. S. A. Lungentumoren der Frau bereits das Mammakarzinom an Häufigkeit überschritten. Leider ist trotz anfänglicher Behandlungserfolge mittels Chemotherapie und Bestrahlung seit mehreren Jahren eine Stagnation der Behandlungsergebnisse zu verzeichnen. Zu einer Änderung dieser Situation könnten auch Methoden der Immuntherapie beitragen, die hier vorgestellt werden sollen. Allerdings illustriert die Tatsache, daß das 1988 erschienene ausgezeichnete Buch „Lung Tumors" [5] im Inhaltsverzeichnis nicht einmal ein Stichwort „Immunotherapy" enthält, die Bedeutung dieses Ansatzes in der heutigen Therapie des Bronchialkarzinoms. Trotzdem wird die Immuntherapie m. E. auch bei diesen Tumoren in Zukunft an Bedeutung gewinnen.

Grundsätzlich lassen sich zwei Typen der Immuntherapie voneinander unterscheiden, die unspezifische und die spezifische. Mit unspezifischer Immuntherapie wird das Ziel verfolgt, das Immunsystem bei der Bekämpfung von Tumorzellen zu unterstützen, etwa durch das Verstärken unspezifischer Effektormechanismen, die durch Makrophagen oder natürliche Killer (NK)-Zellen vermittelt werden. Die subkutane, intravenöse oder intrapleurale Injektion von BCG oder bakteriellen Extrakten, etwa von Corynebacterium parvum, bei Patienten mit Lungentumoren führte aber weder zu einer Tumorreduktion noch zu deutlich verlängertem Überleben der Patienten. Es stellten sich vielmehr schwere Nebenwirkungen ein [9, 11], die bei einer anderen Studie sogar zu deren vorzeitigem Abbruch führten [1]. Obwohl Studien mit intrapleuraler Verabreichung von BCG noch fortgeführt werden, sind die Ergebnisse, welche die unspezifische Immuntherapie bei Lungentumoren bisher erbracht hat, sehr enttäuschend [2].

Tabelle 1 Spezifische Immuntherapie

1. Monokonale Antikörper
2. Lymphokin-aktivierte Killer (LAK)-Zellen
3. Tumor-infiltrierende Lymphozyten (TIL)-Zellen
4. Erhöhung der Expression von Histokompatibilitätsantigenen oder Tumor-assoziierten Molekülen durch Zytokine (z. B. Interferone)

Deshalb erhofft man sich vom Einsatz spezifischer Immuntherapeutika (Tab. 1) eine deutliche Verbesserung der Behandlung [2]. Unabhängig davon, ob monoklonale Antikörper [7] oder zelluläre Reagenzien [17, 18] *in vivo* zum Einsatz gelangen, ist das Vorhandensein von Molekülen auf der Oberfläche von Tumorzellen erforderlich, welche von diesen Reagenzien erkannt werden können und damit die spezifische Zerstörung des Tumors ermöglichen. Natürlich sollten diese Antigene auf normalen Zellen in möglichst geringem Ausmaße exprimiert werden. Die Herstellung geeigneter monoklonaler Antikörper scheint allerdings bei Lungentumoren bisher sehr schwierig zu sein [22, 20].
Falls monoklonale Antikörper der Maus oder Ratte mit ausreichender Spezifität für verschiedene Bronchialkarzinomtypen hergestellt werden könnten, wobei es sich meiner Auffassung nach nur um eine Frage der Zeit handeln sollte, so ergeben sich mehrere Möglichkeiten des therapeutischen Einsatzes (Tab. 2). Es ist z. B. denkbar, die Reagenzien ohne direkte Kopplung an toxische Moleküle einzusetzen. Hierbei stellt sich der Tumorzell-zerstörende Effekt nach Aktivierung der Komplement-Kaskade oder durch Antikörper-abhängige zellvermittelte Zytotoxizität (ADCC) ein. Das Hauptanwendungsgebiet solcher Reagenzien dürfte aber *in vitro* in der selektiven Zerstörung von Knochenmark-infiltrierenden Tumorzellen im Rahmen von autologen Knochenmarktransplantationen liegen [23, 14]. Monoklonale Antikörper können jedoch auch *in vivo* als „magic bullets" eingesetzt werden, wobei Radionuklide [19], Protein-Toxine [15] oder Chemotherapeutika [6] an ihren Wirkungsort gebracht werden. Auf ein fundamentales Problem bei der Anwendung solcher Konjugate *in vivo* wurde kürzlich hingewiesen [4]: Nur ein sehr kleiner Teil der i. v. injizierten Konjugatmenge (0,005%/g Tumorgewebe) läßt sich später tatsächlich im Tumor nachweisen. Diese Werte liegen etwa 100 – 1000 × niedriger als im

Tabelle 2 Monoklonale Antikörper als Therapeutika

1. Direkte Zytotoxizität von MOAKs*
1.1 Komplement-abhängig
1.2 Zell-abhängig („ADCC")
2. MOAK – Radionuklid – Konjugate
z. B. ^{125}J, ^{90}Yt
3. MOAK – Toxin – Konjugate
z. B. Ricin A-Kette, Gelonin
4. MOAK – Drogen – Konjugate
z. B. Vinca-Alkaloide
5. Entfernung von Micrometastasen *in vitro* im Rahmen von autologer Knochenmarks- bzw. Stammzelltransplantation
6. Antiidiotypische MOAKs
7. MOAKs mit Spezifität für Wachstumsfaktoren oder deren Rezeptoren

* MOAK: Monoklonaler Antikörper

Nacktmausmodell mit humanen Tumorxenotransplantaten. Eine entscheidende Verbesserung der spezifischen Lokalisierung von Immuntoxinen im Tumorgewebe ist deshalb unerläßlich, bis solche Konjugate *in vivo* erfolgversprechend eingesetzt werden können.

Auch anti-idiotypische monoklonale Antikörper sollten sich für therapeutische Zwecke verwenden lassen [8]. Hierbei wird ein monoklonales Reagenz („AK1") hergestellt, das gegen eine antigene Determinante auf der Tumorzelle gerichtet ist. Ein weiterer monoklonaler Antikörper („AK2") wird nun gegen den Antigen-bindenden Bereich von AK1 produziert (sog. anti-idiotypischer Antikörper). Bei richtiger Auswahl wird AK2 in seinem Antigen-bindenden Bereich strukturell dem auf der Tumorzelle exprimierten Antigen entsprechen. AK2 könnte in beliebigen Mengen hergestellt werden und sollte, nach Immunisierung des Patienten, u. a. die Bildung von humanen anti-idiotypischen Antikörpern hervorrufen, die jetzt allerdings auch gegen das Tumorantigen gerichtet sein sollten und zur Zerstörung von Tumorzellen beitragen könnten.

Zunehmende Bedeutung wird insbesondere auch solchen monoklonalen Antikörpern beigemessen, die Wachstumsfaktoren oder deren Rezeptoren auf Tumorzellen erkennen. Hierbei soll die Tatsache ausgenutzt werden, daß das Wachstum von Tumorzellen durch autokrine oder parakrine Regelkreise beeinflußt wird [21]. Einige Beispiele mit potentieller therapeutischer Bedeutung für Bronchialkarzinome sind in Tabelle 3 aufgeführt. So ist z. B. für den Insulin-ähnlichen Wachstumsfaktor I-Rezeptor (IGF-IR) bekannt, daß dieses Protein beim kleinzelligen Bronchialkarzinom in sehr viel größerem Ausmaße exprimiert wird als auf dem entsprechenden normalen Gewebe [12]. Ein monoklonaler Antikörper, der die Bindung des Faktors an den Rezeptor verhindert, ohne selbst die Zelle zu stimulieren, sollte therapeutisch einsetzbar sein. Eine Phase I-Studie mit einem monoklonalen Antikörper gegen den Rezeptor für den epidermalen Wachstumsfaktor (EGF-R), der bei Plattenepithelkarzinomen sehr stark zur Expression gelangt, wird seit Ende 1987 am Memorial Sloan Kettering Institute in New York durchgeführt, bisher offenbar mit Erfolg [10]. Es wird angenommen, daß monoklonalen Antikörpern gegen Wachstumsfaktor-Rezeptoren in Zukunft eine besondere Rolle bei der Tumortherapie zukommen wird [10].

Tabelle 3 Wachstumsfaktor – Rezeptor – Systeme mit potentieller therapeutischer Bedeutung bei Lungentumoren

1. Transferrin	(Transferrin-Rezeptor)
2. Insulin-ähnlicher Wachstumsfaktor I (IGF-I)	(IGF-IR)
3. Insulin-ähnlicher Wachstumsfaktor II (IGF-II)	(IGF-IIR)
4. Epidermaler Wachstumsfaktor (EGF)	(EGF-R)
5. Nerven-Wachstumsfaktor (NGF)	(NGF-R)
6. Bombesin-ähnliche Peptide	(gastrin-releasing peptide-R)

Einen anderen Weg geht man bei der adoptiven Immuntherapie, bei der aus peripherem Blut Lymphozyten [17] oder Tumor-infiltrierende Lymphozyten [18] gewonnen, *in vitro* mit Hilfe von Interleukin-2 stimuliert und schließlich dem Patienten zurückgegeben werden. Diese Zellen sind für Tumorzellen zytotoxisch und führen im Nacktmausmodell zur Regression von Tumorxenotransplantaten. Die für die Therapie benötigten Zellzahlen (10^{11} bzw. 10^{10} Lymphozyten) bedingen allerdings einen beträchtlichen logistischen Aufwand, so daß der allgemeine Einsatz dieser Technik nur schwer durchführbar sein sollte.

Schließlich ist auch eine Kombination von monoklonalen Antikörpern und zellulärer Therapie denkbar: Die Grundlage bildet ein monoklonaler Antikörper gegen ein Tumor-assoziiertes Antigen. Aus diesem Reagenz und einem weiteren monoklonalen Antikörper, z. B. gegen den T-Zellrezeptor oder das CD3-Molekül, welche beide auf zytotoxischen T-Zellen vorkommen, läßt sich ein „Heteroantikörper“ konstruieren, der sowohl das Tumorantigen als auch (mit dem anderen „Arm“) das T-Zellantigen erkennt. Retransfusion von Tumor-infiltrierenden Lymphozyten zusammen mit dem bispezifischen Reagenz sollte zu einer zielgerichteten und effizienten Lyse von Tumorzellen führen.

Leider befinden sich die meisten dieser Immuntherapie-Konzepte aber noch in der Anfangsphase, und es soll auch nicht verschwiegen werden, daß es zahlreiche Probleme gibt, die hier mit ihren denkbaren Lösungen nur ganz unzureichend angesprochen werden können.

Es ist z. B. möglich, daß die Zellen eines Tumors sich in der Expression von Antigenen unterscheiden [13], so daß die Verwendung eines Gemischs monoklonaler Antikörper geboten sein könnte. Letzteres mag auch in Fällen von Antigenmodulation eine effiziente Zerstörung von Tumorzellen sicherstellen. Die Expression von Histokompatibilitätsantigenen als Interaktionsstrukturen für zytotoxische Zellen oder von Tumor-assoziierten Molekülen auf den malignen Zellen könnte allerdings durch Zytokine wie etwa Interferon gamma beeinflußt werden.

Ein ernstes potentielles Problem stellt weiterhin die Verwendung von nichthumanen monoklonalen Antikörpern für die Therapie beim Menschen dar. Hier könnten humane Reagenzien [24] oder „humanisierte“ Maus-(Ratten)-Antikörper [16] Abhilfe schaffen, deren Herstellung allerdings mit großen Schwierigkeiten verbunden ist. Schließlich könnte eine ungenügende Kooperation von Antikörpern und Lymphozyten bei der ADCC durch die Produktion von sog. „switch“-Varianten der Antikörper-produzierenden Zelle aufgehoben werden. So läßt sich z. B. aus einer Maus-IgG_1-produzierenden Zellinie eine solche selektionieren, die IgG_{2a} sezerniert, welches in der ADCC mit humanen Lymphozyten besser reagiert als IgG_1 [3].

Diese kurze Darstellung der vielen Möglichkeiten, immunologische Reagenzien für therapeutische Zwecke bei Lungentumoren einzusetzen, kann naturgemäß nicht erschöpfend sein. In absehbarer Zukunft allerdings wird die Immuntherapie die bereits etablierten Therapieformen wie z. B. Chirurgie, Chemotherapie und Strahlentherapie nicht ersetzen können. Eine Verbesserung der Therapie durch Kombination dieser verschiedenen Methoden erscheint aber durchaus möglich. Sicher ist jedoch, daß bei Bronchialkarzinomen besonders die ungenügende Kenntnis der Biologie dieser Tumoren eine spezifische Immuntherapie heute noch sehr erschwert. Deshalb sind auf diesem Gebiet noch weitere grundlegende Forschungsarbeiten erforderlich.

Gefördert durch den Bundesminister für Forschung und Technologie (Förderkennzeichen 01GA8806) sowie die Deutsche Forschungsgemeinschaft (SFB120/A4, Zi268/2-1). Ich danke Frau Dr. B. Uchanska-Ziegler und Herrn A. Rehm für die kritische Durchsicht des Manuskripts.

Literatur

[1] Anthony, H. M., H. J. Mearns, M. K. Mason et al., in: Thorax **34** (1979) 4.
[2] Beck, L. K., M. A. Kane, P. A. Bunn, in: Semin. Oncol. **15** (1988) 300.
[3] Bosslet, K., N. Döring, G. Seemann et al., in: Int. J. Cancer: Suppl. **2** (1988) 85.
[4] Epenetos, A. A., C. Kosmas, in: Br. J. Cancer **59** (1989) 152.
[5] Hoogstraaten, B., B. J. Addis, H. H. Hansen et al. (Hrsg.): Lung Tumors. Springer Verlag, Berlin 1988.
[6] Johnson, D. A., B. C. Laguzza, in: Cancer Res. **47** (1987) 3118.
[7] Köhler, G., C. Milstein, in: Nature **256** (1975) 495.
[8] Koprowski, H., D. Herlyn, M. Lubeck et al., in: Proc. Natl. Acad. Sci. U. S. A. **81** (1984) 216.
[9] Law, M. R., S. G. Spiro, G. M. Geddes et al., in: Thorax **36** (1981) 236.
[10] Merz, B., in: JAMA **259** (1988) 957.
[11] Mikulski, S. W., W. P. McGuire, C. Aurther et al.: Immunotherapy of lung cancer II. Review of clinical trials in small cell carcinoma. Cancer Treat. Rev. **6** (1979) 125.
[12] Minuto, F., P. DelMonte, A. Barreca et al., in: Cancer Res. **46** (1986) 985.
[13] Momburg, F., A. Ziegler, J. Harpprecht, et al., in: J. Immunol. **142** (1989) 352.
[14] Okabe, T., T. Kaizu, K. Ozawa, in: Cancer Res. **45** (1985) 1930.
[15] Ozawa, S., M. Ueda, N. Ando et al., in: Int. J. Cancer **43** (1989) 152.
[16] Riechmann, L., M. Clark, H. Waldmann, in: Nature **332** (1988) 323.
[17] Rosenberg, S. A., in: Cancer Treat. Rep. **68** (1984) 233.
[18] Rosenberg, S. A., P. Spiess, R. Lafreniere, in: Science **233** (1986) 1318.
[19] Schlom, J., in: JAMA **261** (1989) 744.
[20] Schol, D. J., W. J. Mooi, A. A. van der Gugten et al., in: Int. J. Cancer: Suppl. **2** (1988) 34.
[21] Sporn, M. B., G. J. Todaro, in: N. Engl. J. Med. **308** (1980) 878.
[22] Souhami, R. L., P. C. L. Beverley, L. G. Bobrow, in: Lancet **2** (1987) 325.
[23] Stahel, R. A., M. Mabry, K. Sabbeth, in: Int. J. Cancer **35** (1985) 587.
[24] Thompson, K. M., in: Immunol. Today **9** (1988) 113.

Schmerztherapie beim Bronchialkarzinom

M. Strumpf, M. Zenz

Zusammenfassung

An erster Stelle der Schmerztherapie beim Bronchialkarzinompatienten steht die Kausaltherapie durch Operation, Bestrahlung, Chemotherapie und Maßnahmen, die über eine Verkleinerung des Tumors zu einer Schmerzlinderung führen können. Auf diese kausaltherapeutischen Maßnahmen folgt die palliative Schmerztherapie. Regionalanästhesien oder neurolytische Nervenblockaden spielen bei der Schmerztherapie des Bronchialkarzinompatienten eine untergeordnete Rolle. Im Mittelpunkt steht die orale Medikation (nicht-narkotische und/oder narkotische Analgetika). Die Furcht, daß die Gabe der zentral wirkenden Opioide eine vorbestehende respiratorische Insuffizienz verstärkt, ist unberechtigt. Eine Atemdepression haben wir auch bei Lungentumorpatienten nie gesehen. Opioide sind hier grundsätzlich genauso zu empfehlen wie für jeden anderen Tumorpatienten. Die unbegründete Angst vor einer Atemdepression darf den rechtzeitigen Einsatz von Opioiden auch beim Patienten mit Lungenkarzinom nicht verhindern.
Ein einfaches Stufenschema stellt die Palette von Maßnahmen dar, mit denen sich nahezu jeder Schmerz durch Lungentumoren oder deren Metastasen ausreichend beherrschen läßt.

Einleitung

Die Ursache für Schmerzen bei Tumorpatienten stellen Begleitreaktionen dar, die auf den Tumor selbst oder auf die Krebstherapie zurückzuführen sind [6, 7, 13]. Gerade bei Krebspatienten im Finalstadium sind Schmerzen häufig, obwohl geeignete schmerztherapeutische Verfahren zur Verfügung stehen, die zu einer Schmerzreduktion führen und die Lebensqualität der Patienten damit steigern können. Hierzu gehören regionalanaesthesiologische Maßnahmen (rückenmarksnah oder peripher) und Medikamente (nicht-narkotische Analgetika, Opioide, evtl. Psychopharmaka).
Die Fehleinschätzung von Wirkungen und Nebenwirkungen schmerzreduzierender Therapieverfahren führt häufig zu deren zögerlicher Anwendung. Daher treten Schmerzen beim finalen Krebspatienten häufig verstärkt in Erscheinung.

Forderungen

Die Schmerztherapie muß folgenden allgemeinen Anforderungen standhalten: Die Schmerzfreiheit soll nicht mit Sedierung erkauft werden. Der Patient soll wach sein und seinen Neigungen wieder nachgehen können, ohne sich durch eine „Schmerzbremse“ beeinträchtigt zu fühlen. Der Patient wird ambulant behandelt, nicht hospitalisiert. Er bleibt in seiner Familie integriert [1]. Die Schmerztherapiemethode muß darauf abgestimmt sein, dem Patienten bei guter Effektivität und geringen Nebenwirkungen die größtmögliche Unabhängigkeit von Therapie und Therapeut zu erhalten. Daher ist z. B. eine intravenöse Injektion von Medikamenten bei Krebsschmerzpatienten nicht zu empfehlen.
Vor der Auswahl einer geeigneten Schmerztherapiemethode erhebt man die genaue Schmerzanamnese.

Anamnese

Im Mittelpunkt der Schmerzanamnese stehen die Fragen nach Schmerzlokalisation und -ausstrahlung, Schmerzqualität, Vorboten und Begleitsymptomatik des Schmerzes. Ferner werden der zeitliche Verlauf der Schmerzen und die Schmerzintensität erfragt und in Tagesprotokollen festgehalten. Die Medikamentenanamnese und eine Bestandsaufnahme früherer schmerztherapeutischer Behandlungsversuche ist ebenfalls von Bedeutung.
Es ist nicht ausschlaggebend, ob es sich bei dem zugrundeliegenden Tumor um ein niedrig oder hoch differenziertes Karzinom handelt, oder ob der Schmerz durch den Primärtumor selbst oder dessen Metastasen hervorgerufen wird.

Diagnostik und Kausaltherapie

Eine umfassende Tumordiagnostik darf nicht vernachlässigt werden. Allein die grobe Unterscheidung zwischen zentral oder peripher gelegenem Bronchialkarzinom kann Einfluß auf kausaltherapeutische Maßnahmen besitzen. Ein gut abgrenzbarer peripherer Befund kann eventuell durch eine Operation kurativ angegangen werden. Das zentral gelegene Bronchialkarzinom wird dagegen strahlen- oder chemotherapeutsichen Verfahren zugeführt. In beiden Fällen kann das Auftreten von Schmerzen somit durch eine Kausaltherapie hinausgezögert werden. Diagnostik und Kausaltherapie stehen an der Basis jeglicher schmerztherapeutischer Bemühungen.

Stufenplan zur palliativen Schmerztherapie

Ein einfaches Stufenschema zur Schmerztherapie stellt eine gezielte Aufeinanderfolge verschiedener palliativer Schmerzbehandlungen dar, die den individuellen Bedürfnissen des Patienten angepaßt sind (Abb. 1).
Der von uns vorgestellte Stufenplan umfaßt dabei nicht nur die Richtlinien der WHO zum Einsatz nicht-narkotischer oder narkotischer Analgetika in der Krebsschmerztherapie [15], sondern beginnt bereits mit der Kausaltherapie. Es endet beim intrazerebroventrikulären Einsatz von Opioiden, der in einzelnen Ausnahmefällen nötig sein kann.

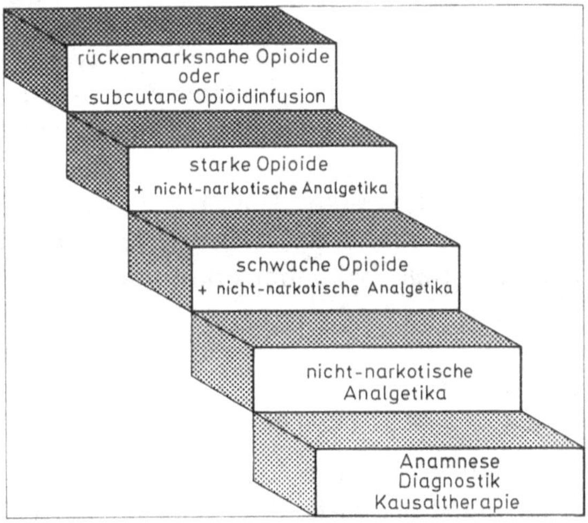

Abb. 1 Stufenschema der Krebsschmerztherapie.

Blockaden und Neurolysen

Auswahlkriterium für bestimmte Schmerztherapieverfahren ist die Schmerzlokalisation. Handelt es sich um einen segmental eingrenzbaren, radikulären Schmerz, können Blockadetechniken eingesetzt werden. Solche Blockaden werden mit lang wirksamen Lokalanästhetika (z. B. Bupivacain) oder neurolytisch mit Alkohol durchgeführt.
Anwendungsgebiete sehen wir z. B. in der Neurolyse des Plexus coeliacus beim Pankreaskopfkarzinom oder der intrathekalen Neurolyse S3–S5 beim Rektumkarzinom. Hierdurch kann eine bis zu einem halben Jahr andauernde Schmerzfreiheit erreicht werden, ohne Nachblockierungen durchführen oder begleitende Medikationen einsetzen zu müssen.

Die möglichen Komplikationen thorakaler Neurolysen lassen dieses Verfahren als problematisch erscheinen. Neurochirurgische Operationen zur Schmerzausschaltung [10] bieten sich für Bronchialkarzinompatienten ebenfalls nur begrenzt an. Die Indikation für Blockaden oder Neurolysen bleibt somit wenigen Einzelfällen vorbehalten. Orale Medikamente stehen im Zentrum der Tumorschmerztherapie.

Vorteile der oralen Applikation

Durch orale Applikation von Medikamenten wird der Patient am wenigsten belastet. Wiederholte Injektionen bleiben ihm erspart. Die Unabhängigkeit ist gewahrt. Der Patient muß nicht auf die nächste Injektion warten [3, 5, 9].
Andauernde Schmerzen erfordern eine sog. Schmerzprophylaxe: Man kommt dem Schmerz mit einer rechtzeitigen Medikamentengabe zuvor. Mehrmals täglich werden die Medikamente nach einem festgesetzten Zeitplan, nicht „nach Bedarf", eingenommen. Die Einnahmezeiten richten sich nach der Wirkdauer des gewählten Präparates [12].
Eine Dauertherapie chronisch schmerzkranker Tumorpatienten mit mehrmaligen täglichen Injektionen ist nicht zumutbar. Je intensiver der Patient das Gefühl der Selbstkontrolle vermittelt bekommt, desto weniger erlebt er Schmerz. Die Eigenaktivität steigt.

Orale nicht-narkotische Analgetika

An erster Stelle einer medikamentösen, oralen Tumorschmerztherapie stehen immer nicht-narkotische Analgetika. Sie wirken bei Knochenmetastasen und entzündlichen Begleitreaktionen besser als Opioide. Dies kann auch für den Bronchialkarzinompatienten Bedeutung erlangen, wenn durch frühzeitige hämatogene Aussaat Fernmetastasen am Knochensystem entstanden sind.
Wichtig ist die ausreichend hohe Dosierung der nicht-narkotischen Analgetika (etwa 4 g/Tag). Eine Dosis unter 4 g/Tag zeigt nicht weniger Nebenwirkungen als eine Dosis von 4 g. Sie wirkt jedoch schlechter. Eine Dosissteigerung auf 6 g/Tag kann gelegentlich notwendig sein. Dosierungen deutlich über 6 g/Tag können zu spezifischen Nebenwirkungen dieser Substanzen führen.
Bei Azetylsalizylsäure wurden von uns klinisch imponierende Magen-Darm-blutungen an einem untersuchten Kollektiv von Tumorschmerzpatienten ($n > 700$) erstaunlicherweise nicht gesehen. Die Lebertoxizität von Paracetamol ist bei sehr langfristiger Gabe und eingeschränkter Leberfunktion und Dosierungen über 10 g/Tag klinisch bedeutsam. Metamizol stellt vielfach eine gute Alternative hierzu dar. Deshalb hat es ungeachtet kontroverser Diskussionen in der Krebsschmerztherapie seinen festen Platz.

Nicht-narkotische Analgetika werden aufgrund ihrer spezifischen Wirksamkeit bei Knochenmetastasen in den nächsten, übergeordneten Schritten einer medikamentösen Stufentherapie nicht durch Opioide ersetzt, sondern mit ihnen kombiniert.

Orale Opioide

Narkotische Analgetika sind immer dann angezeigt, wenn andere Methoden zur Schmerzbekämpfung nicht ausreichend wirksam sind. Abhängigkeit von Opioiden ist beim finalen Krebspatienten mit inkurablen Schmerzen kein Diskussionspunkt und stellt ein außergewöhnlich seltenes Ereignis dar [8].
Außerdem bleibt der Patient dem Prinzip „Schmerzprophylaxe" zufolge kontinuierlich im Bereich der Analgesie. Er entwickelt kein Bedürfnis auf die nächste Schmerzmittelgabe, wenn die rechtzeitige Gabe des Medikamentes das Wiederaufflammen des Schmerzes verhindert.
Von den schwächeren narkotischen Analgetika können Codein, das retardierte Codein oder Dextropropoxyphen eingesetzt werden. Substanzen wie Tramadol oder Tilidin-Naloxon sind zwar wegen fehlender BtMVV-Pflicht einfach zu verschreiben, eignen sich wegen zu kurzer und zu schwacher Wirkung aber nicht für eine Langzeittherapie bei schwersten Schmerzen.
In der Krebsschmerztherapie müssen ausreichend starke und lang wirksame Opioide Verwendung finden (Tab. 1). Lange Wirkdauer bedeutet gute Patientencompliance. Langzeitstudien mit Buprenorphin (Temgesic®) [18] oder der retardierten Form der Referenzsubstanz Morphin (MST®) [19] haben die hohe Effizienz der heute möglichen oralen Tumorschmerztherapie erwiesen.

Tabelle 1 Stark wirksame Opioide

Freiname	Einzeldosis	Wirkdauer
Morphin	5–500 mg	4 h
Morphin-Retard	10–500 mg	8–12 h
Buprenorphin	0,2–1,2 mg	6–8 h

BtmVV-pflichtig!

Wir beginnen in der Regel mit Buprenorphin in einer Dosierung von 0,216 mg (entsprechend einer Sublingualtablette) dreimal (maximal viermal) täglich in streng achtstündigem Rhythmus. Ist die erreichte Schmerzreduktion nicht ausreichend, wird die Dosis durch Verdopplung erhöht (z. B. auf 4 × 2 Tab. tgl.). Zu zaghafte Erhöhungen – und damit bleibende Schmerzen – führen zum Vertrauensverlust beim Patienten. Alternativ kommt eine Einstellung auf retardiertes orales Morphin infrage. Die häufigste von uns eingesetzte Anfangsdosis beträgt 3 × 30 mg/tgl. In der Einstellungsphase, die zwei bis drei Wochen andauert, müssen Dosierungen häufig erhöht werden. Entscheidend für die individuelle Dosis ist nicht ein hypothetischer Opiat-Plasmaspiegel, sondern das individuelle Schmerzniveau.

Dosiserhöhungen können erforderlich sein, falls die Progredienz der zugrundeliegenden Erkrankung neue Schmerzen herbeiführt. Eine Dosisbegrenzung nach oben hin existiert in der Praxis nur wegen der Betäubungsmittelverschreibungsverordnung (BtMVV), die eine für den betroffenen Patienten und den behandelnden Arzt unerträgliche Behinderung in der Versorung darstellt. Eine wiederholte Opioidapplikation führt bei gesunden, schmerzfreien Probanden, die akuten Schmerzreizen ausgesetzt sind, zwar zu nachlassender Wirksamkeit der Opioide [17]. Für den chronisch schmerzkranken Patienten trifft dies nicht in dem Maße zu. Beobachtungen in Langzeitstudien [18, 19] und der täglichen Praxis lassen die Annahme einer zwangsläufigen Toleranz bei wiederholter Opioidgabe nicht zu. Oft muß die Dosis eines Opioids im Laufe einer Therapie sogar erniedrigt werden. Opioide zeigen jedoch eine „selektive Toleranz“: Analgesie und Obstipation lassen nicht nach, Müdigkeit, Schwindel und Erbrechen verschwinden häufig von selbst nach der Einstellungsphase [11].

Können wir beim Lungen- bzw. Bronchialtumorpatienten mit dem Einsatz zentral wirksamer Analgetika eine lebensgefährliche Situation provozieren? Bekommt dieser Patient, der ohnehin starken obstruktiven und restriktiven Ventilationsstörungen ausgesetzt ist, eine Atemdepression? Der gesunde Proband wird unter Opioiden zyanotisch und vermindert ansprechbar. Opioide setzen die CO_2-Empfindlichkeit der Atemregulation herab. Es kommt zur chronischen Hyperkapnie. Die erwartete Steigerung der physiologischen Atemantwort ist unzureichend. Das Atemminutenvolumen steigt nicht adäquat an (Abb. 2).

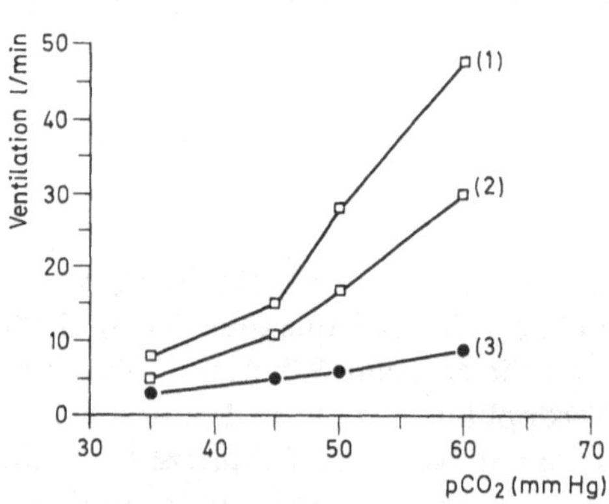

Abb. 2. Veränderung der Atemantwort unter Therapie mit Opioiden.

Die Erfahrung mit Tumorpatienten zeigt: Hier ist nicht mit einer opiatbedingten zentralen Atemdepression zu rechnen. Die Atemmechanik wird durch eine wirksame Schmerztherapie verbessert, die Atemexkursionen nicht mehr durch Schmerzen behindert. Eine Normoventilation ist die Folge.

Orale adjuvante Medikation

Die Therapie der Obstipation unter Opiattherapie ist häufig schwieriger als die Schmerztherapie selbst [12]. Die spastische Obstipation nimmt im Laufe einer Opiattherapie zu. Eine Obstipationsprophylaxe begleitet die Opiattherapie über ihre gesamte Dauer. Wir setzen von Beginn der Therapie an regelmäßig Laxanzien ein. Andere Nebenwirkungen wie Übelkeit, Erbrechen oder Schwitzen gehen im Laufe der Therapie zurück. Empfehlenswert ist eine initiale antiemetische Abschirmung (z. B. Domperidon) über die Dauer der Einstellungsphase, die wir mit 14–21 Tagen ansetzen. Andere Nebenwirkungen wie Müdigkeit oder Schwindel treten – wenn überhaupt nur – in dieser Phase auf.
Die adjuvante Medikation mit trizyklischen Antidepressiva oder Neuroleptika führt nicht zum Einsparen von Opioiden (4, 14]. Antidepressiva und Neuroleptika sind ebenfalls kein Ersatz für eine adäquate psychologische Betreuung des Krebspatienten!
Kortikoide können bei Nervenkompressionen (Prednison) oder Hirndruck (Dexamethason) angezeigt sein.

Alternativen

Bestehen beim Patienten Schluckstörungen, so daß die Medikation oral nicht mehr aufgenommen werden kann, ist die subkutane Applikation eine Alternative. Wir bevorzugen die subkutane Opioidinfusion mit angeschlossenem Pumpensystem. So ist zu vermeiden, daß dem Patienten z. B. alle vier Stunden eine schmerzhafte subkutane Morphininjektion verabreicht werden muß. Man legt eine 27 G „Butterfly"-Nadel in die Bauchhaut, die alle 14 Tage gewechselt wird. Diese Methode ist in jedem Fall weitaus besser als Alternative zur oralen Opiattherapie geeignet als bspw. die intravenöse Applikation. Hier bestehen Gefahren durch eine akzidentelle Überdosierung oder Diskonnektion.
Die peridurale Opiatanalgesie ist eine weitere Alternative [2]. Wir setzen sie ein, wenn stärkste Schmerzen schnell und wirksam gedämpft werden müssen oder die systemische Opiatgabe die Schmerzen nicht mehr ausreichend beherrscht. Wir benötigen nur 10 mg peridural injiziertes Morphin, um dieselbe Wirksamkeit zu erreichen wie bei 150 mg oral appliziertem Morphin. Die Dauer der analgetischen Wirkung kann dabei verdoppelt oder gar verdreifacht sein [16]. Auch wenn das Nebenwirkungsspektrum der periduralen Opiatanalgesie

dem der systemischen Applikation gleicht, treten Nebenwirkungen bei vergleichbaren Dosierungen in geringerem Umfang auf.
Meist reicht die peridurale Applikationsform als „Ultima ratio“ in der Tumorschmerztherapie aus. Die Patientencompliance ist bei diesem Verfahren als gut zu beurteilen. Nach der stationären Phase mit Anlage des Katheters und Anlernphase für die Opiatinjektionen über den Katheter entlassen wir die Patienten.
Wir legen den Katheter prinzipiell lumbal an. Müssen wir beim Patienten mit Bronchialkarzinom auch thorakale Segmente ausschalten, geben wir ein höheres Injektionsvolumen. Mit dieser Methode sind Segmente bis zu Th 2 ausgeschaltet worden [16].
Wir haben einen Patienten mit Pancoast-Tumor nach Versagen der systemischen Opioidgabe mit einem lumbalen Periduralkatheter versorgt und den Hauptanteil der Schmerzen ausschalten können. Lediglich die Schmerzausstrahlung in den Arm durch Mitbefall des Armplexus stieß auf Schwierigkeiten. An zusätzlichen Möglichkeiten können dann periphere Analgetika, Antidepressiva, Neuroleptika, Kortikoide oder auch Lymphdrainagen eingesetzt werden.

Schlußfolgerungen

Wir empfehlen die peridurale Opiatanalgesie als Schmerztherapie der „zweiten Wahl“ auch bei Patienten mit Lungentumoren. Intrathekale oder intrazerebroventrikuläre Opiatanalgesie bleiben nur absoluten schmerztherapeutischen Ausnahmezuständen vorbehalten.
Im Zentrum der Tumorschmerztherapie steht die orale Medikation. Dies gilt auch für den Patienten mit Bronchialkarzinom. Hierbei nehmen Opioide, die rechtzeitig in ausreichender Dosierung und ausreichender Stärke gegeben werden müssen, die Hauptstellung ein.
Der Patient ist durch eine wirksame Schmerztherapie in der Lage, alten Neigungen wieder nachzugehen, die er mit Beginn der Schmerzen bereits abgelegt hatte. Hierdurch kann der Arzt dem Patienten einen Teil der Hoffnungslosigkeit nehmen, die Tumorpatienten sonst bis zu ihrem Lebensende begleitet.

Literatur

[1] Ferrel, B. R., C. Schneider: Experience and management of cancer pain at home. Cancer Nursing **11** (2) (1988) 84.
[2] Ferrer-Brechner, T.: Anesthetic techniques for the management of cancer pain. Cancer **63** (1989) 2343.
[3] Foley, K. M.: Controversies in cancer pain – medical perspectives. Cancer **63** (1989) 2257.

[4] Hanks, G. W., P. I. Thomas, T. Trueman: The myth of haloperidol potentiation. Lancet **2** (1983) 523.
[5] Inturrisi, C. E.: Management of cancer pain – pharmacology and principles of management. Cancer **63** (1989) 2308.
[6] Payne, R.: Cancer pain – anatomy, physiology, and pharmacology. Cancer **63** (1989) 2266.
[7] Portenoy, R. K.: Cancer pain – epidemiology and syndromes. Cancer **63** (1989) 2298.
[8] Porter, J., H. J. Jick: Addiction rare in patients treated with narcotics. New Engl. J. Med. **302** (1980) 123.
[9] Stokes, S. H.: Pharmacologic management of chronic pain in the cancer patient. Alabama Medicine, The Journal of MASA (1988) 42.
[10] Sundaresan, N., G. V. Digiacinto, J. E. O. Hughes: Neurosurgery in the treatment of cancer pain. Cancer **63** (1989) 2365.
[11] Taub, A.: Opioid Analgesics in the Treatment of Chronic Intractable Pain of Non-Neoplastic Origin. In: L. M. Kitahata, J. G. Collins (Hrsg.): Narcotic Analgesics in Anaesthesiology, S. 199. Williams and Wilkens.
[12] Twycross, R. G.: Opioid analgesics in cancer pain: current practice and controversies. Cancer Surveys **7** (1) (1988) 29.
[13] Wall, P. D.: Neurological mechanisms in cancer pain. Cancer Surveys **7** (1) (1988) 127.
[14] Willweber-Strumpf, A., M. Zenz: Antidepressiva in der Schmerztherapie. Schmerz **3** (1989) 148.
[15] World Health Organization (1986) Cancer Pain Relief. WHO, Geneva.
[16] Zenz, M.: Peridurale Morphin-Analgesie zur Schmerztherapie bei Karzinompatienten. In: M. Zenz (Hrsg.): Peridurale Opiat-Analgesie, S. 83. Fischer Stuttgart – New York 1981.
[17] Zenz, M.: Schmerztherapie mit Opiaten. In: M. Zimmermann, H. O. Handwerker (Hrsg.): Schmerz – Konzepte und ärztliches Handeln, S. 189. Springer Berlin – Heidelberg – New York – Tokio 1984.
[18] Zenz, M., S. Piepenbrock, M. Tryba et al.: Langzeittherapie von Krebsschmerzen – Kontrollierte Studie mit Buprenorphin. Dtsch. med. Wschr. **110** (1985) 448.
[19] Zenz, M., M. Strumpf, M. Tryba et al: Retardiertes Morphin zur Langzeittherapie schwerer Tumorschmerzen. Dtsch. med. Wschr. **114** (1989) 43.